Jing Bian Guo Jia Yao Dian Yao Wu Cai Se Tu Dian

精编国家药典药物

彩色图典

第二卷

主编 周 尚 周重建

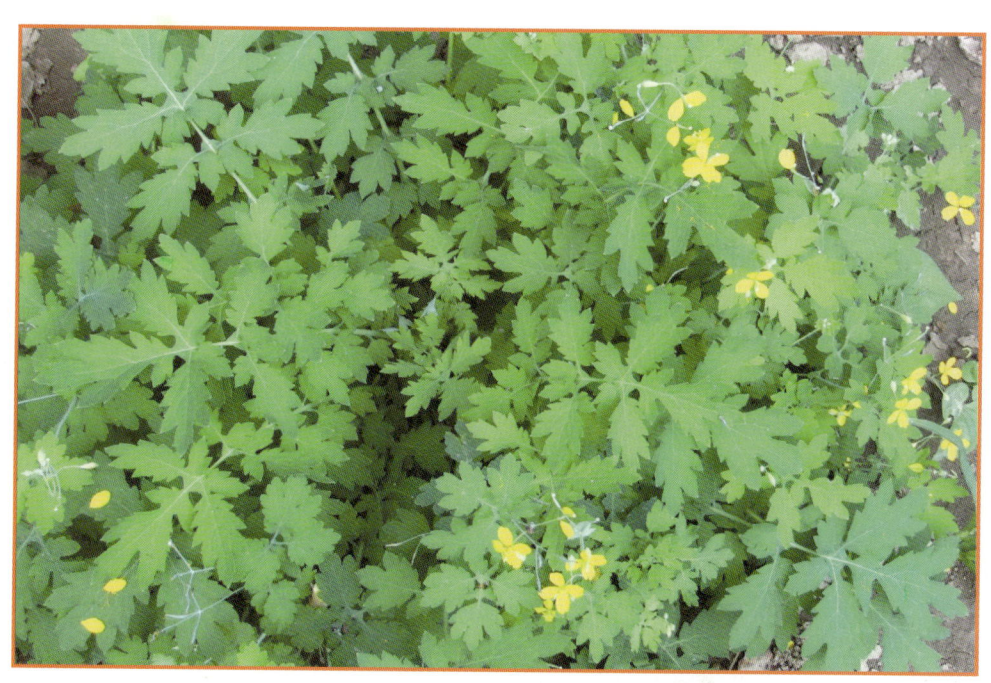

天津出版传媒集团

天津科学技术出版社

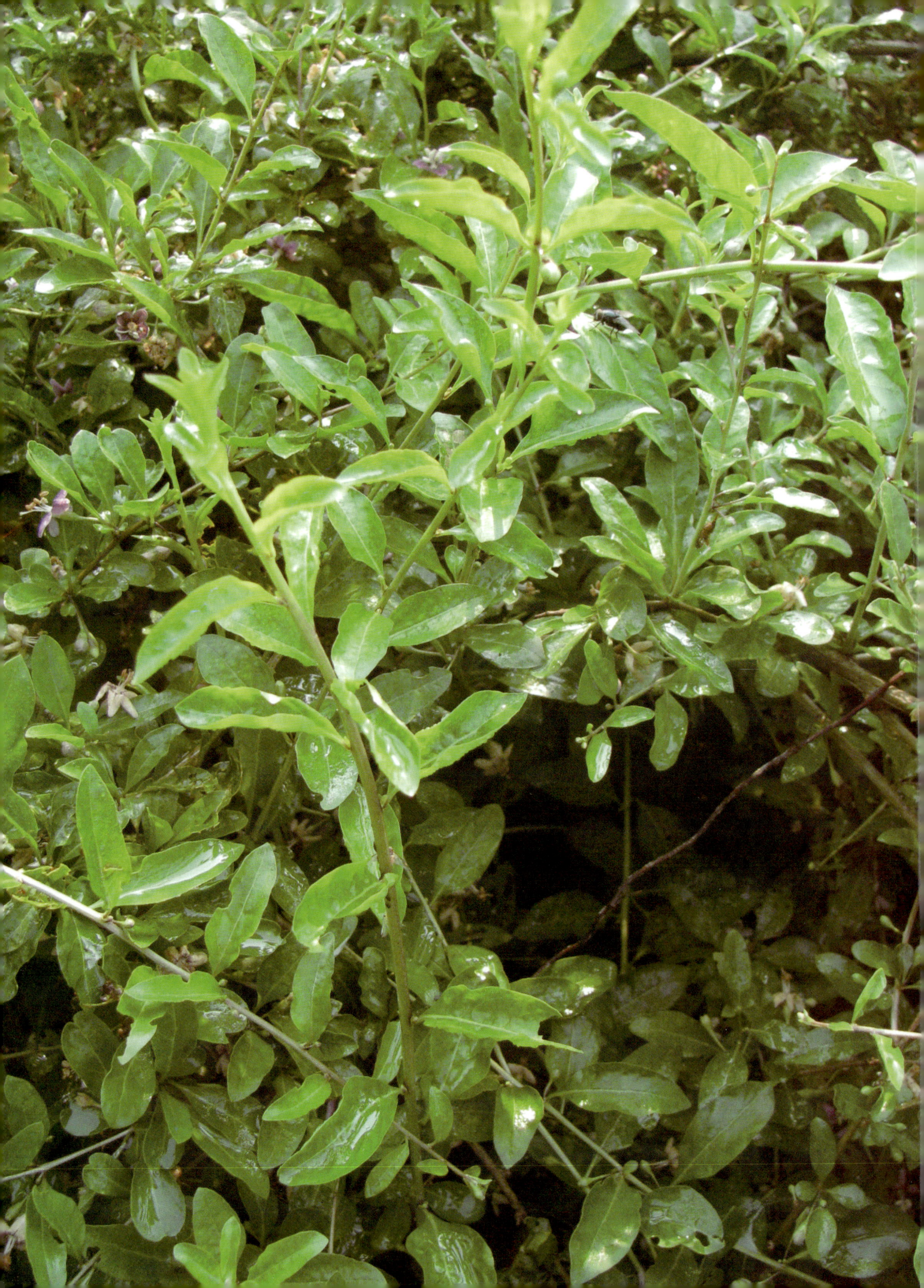

四季青

- **别名** 油叶树、红冬青、树顶子。
- **来源** 本品为冬青科常绿乔木冬青 *Ilex chinensis* Sims 的干燥叶。

【形态特征】常绿乔木,高可达12米。树皮灰色或淡灰色,无毛。叶互生;叶柄长5～15厘米;叶片革质,通常狭长椭圆形,长6～10厘米,宽2～3.5厘米,先端渐尖,基部楔形,很少圆形,边缘疏生浅锯齿,上面深绿色而有光泽,冬季变紫红色,中脉在下面隆起。花单性,雌雄异株,聚伞花序着生长于叶腋外或叶腋内;花萼4裂,花瓣4,淡紫色;雄蕊4;子房上位。核果椭圆形,长6～10毫米,熟时红色,内含核4颗,果柄长约5毫米。花期5月,果熟期10月。

【生境分布】生长于向阳山坡林缘、灌丛中。分布于江苏、浙江、广西、广东和西南各省(区)。

【采收加工】秋冬季采收,晒干用。

【性味归经】苦、涩,凉。归肺、大肠、膀胱经。

【功能主治】清热解毒,消肿祛瘀。用于肺热咳嗽,咽喉肿痛,痢疾,胁痛,热淋;外治烧烫伤,皮肤久溃不愈,创伤出血。

【用量用法】内服:15～60克,煎服。外用:适量,水煎外搽。

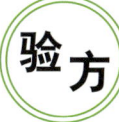

验方

①**热毒疮疖:** 四季青鲜叶洗净,加盐少许同捣敷。 ②**外伤出血:** 四季青鲜叶捣敷或干叶研细外撒。 ③**风热感冒:** 四季青、大青叶、鸭跖草各30克,紫苏梗、荆芥各15克,加清水500毫升,浓煎,每次10～15毫升,每日3～4次。

使用注意

脾胃虚寒,肠滑泄泻者慎用。

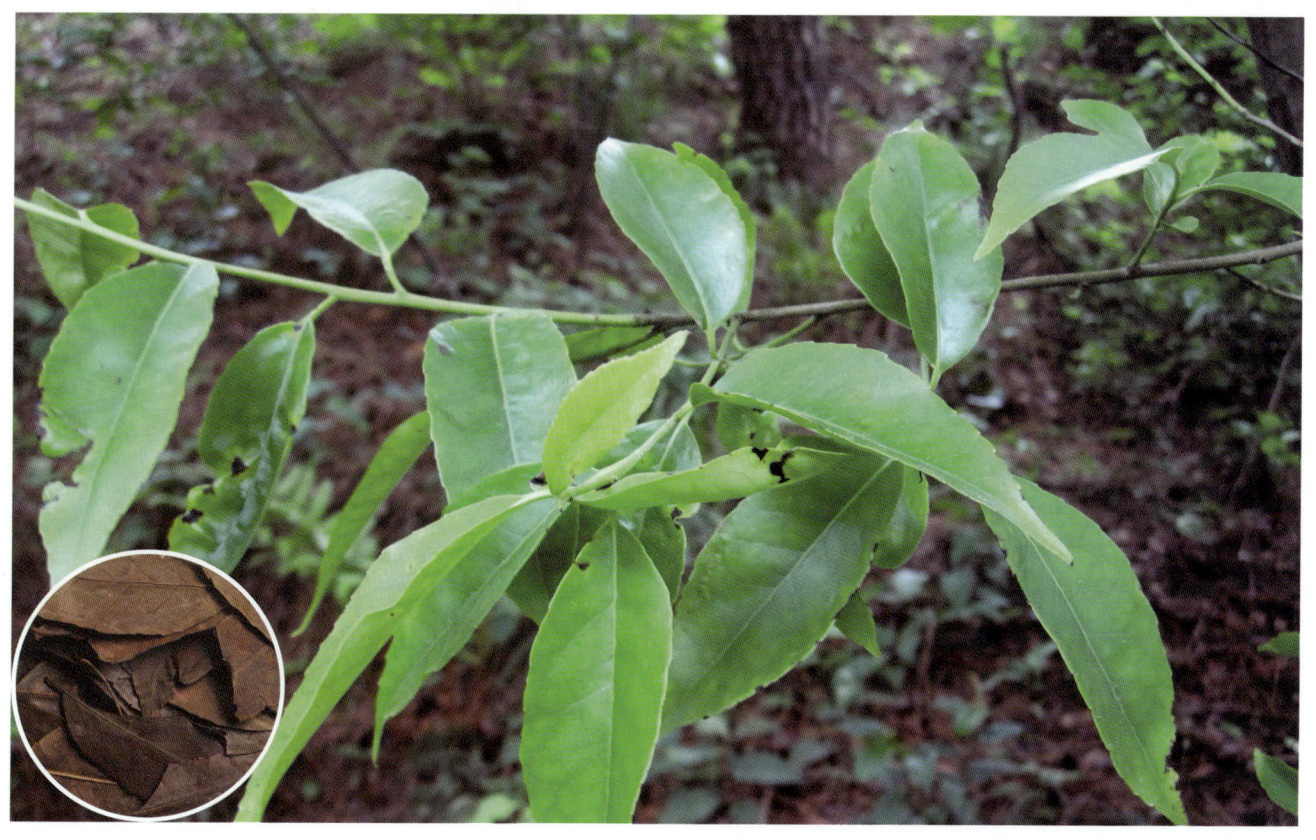

生姜

- **别名** 姜、姜皮、鲜姜、姜根、百辣云、炎凉小子。
- **来源** 本品为姜科植物姜 *Zingiber officinale* Rosc.的新鲜根茎。

【形态特征】多年生宿根草本，根茎肉质，肥厚，扁平，有芳香和辛辣味。叶子列，披针形至条状披针形，长15～30厘米，宽约2厘米，先端渐尖基部渐狭，平滑无毛，有抱茎的叶鞘；无柄。花茎直立，被以覆瓦状疏离的鳞片；穗状花序卵形至椭圆形，长约5厘米，宽约2.5厘米；苞片卵形，淡绿色；花稠密，长约2.5厘米，先端锐尖；萼短筒状；花冠3裂，裂片披针形，黄色，唇瓣较短，长圆状倒卵形，呈淡紫色，有黄白色斑点；雄蕊1枚，挺出，子房下位；花柱丝状，为淡紫色，柱头呈放射状。蒴果长圆形，长约2.5厘米。花期6～8月。

【生境分布】生长于阳光充足、排水良好的沙质地。全国各地均产，其中以四川、广东、山东、陕西为主产地。

【采收加工】秋冬季节采挖，除去茎叶及须根，洗净泥土。

【性味归经】辛，微温。归肺、脾、胃经。

【功能主治】解表散寒，温中止呕，化痰止咳，解鱼蟹毒。用于风寒感冒，咳嗽痰多，胃寒呕吐，鱼蟹中毒。

【用量用法】内服：3～10克，煎服，或捣汁服。外用：适量，可捣敷、擦、熨患处。

验方

①**牙痛**：生姜1片，咬在痛牙处。②**咽喉肿痛**：热姜水加少许食盐，漱口，每日早、晚各1次。③**口腔溃疡**：生姜20克，捣汁，频频漱口吐出，每日2～3次。④**斑秃**：生姜切片，近火烤热擦患处，每日2次。⑤**止呕**：生姜片少许，放口中。⑥**呃逆**：鲜姜30克，取汁，蜂蜜30克，调服。⑦**未破冻疮**：生姜切片，烤热后用其平面摩擦冻伤处。

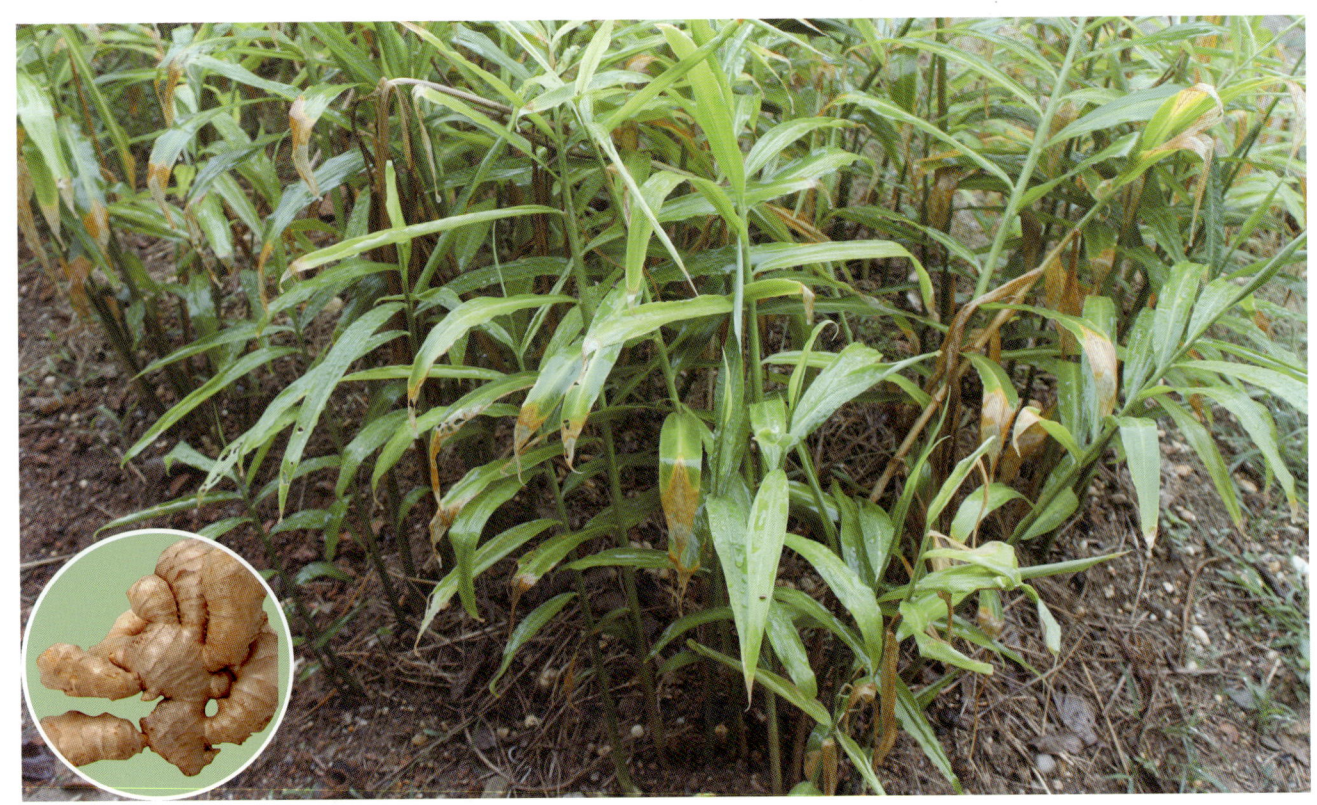

食疗药膳

● 生姜粥
原料：鲜生姜6～9克，粳米或糯米100～150克，大枣3枚。
制法：将生姜切为薄片或细粒，同米、大枣同煮为粥。
用法：早餐食用。
功效：暖脾胃，散风寒。
适用：脾胃虚寒、反胃羸弱、呕吐清水、腹痛泻泄、感受风寒、头痛鼻塞，以及慢性气管炎、肺寒喘咳等。

● 生姜白芥酒
原料：生姜30克，白芥子10克，烧酒适量。
制法：切细，捣烂绞汁，加烧酒调和为糊。
用法：以棉球蘸药糊，擦调肺俞、大椎、膻中三个穴位，每穴擦抹10分钟，以局部灼热有痛感为度。或以纱布沾药液敷于以上三穴位1～3小时，痛则去掉，以不起泡为度。
功效：止咳平喘。
适用：支气管哮喘。

● 姜糖醋汁
原料：生姜50克，红糖、醋各100克。
制法：将生姜洗净，切成细丝，放锅中，加水200毫升，煮取汁100毫升，与红糖、醋同放锅内，再煎至糖溶化为度，取出晾凉，即可饮用。
用法：每日1剂，分3次服，连服5～7日。
功效：健脾胃，抗过敏。
适用：食物过敏引起的荨麻疹。

● 鲜姜萝卜汁
原料：白萝卜100克，生姜50克。
制法：将白萝卜、生姜分别洗净，切碎用洁净纱布包绞汁，二液混匀即成。
用法：每日2～3次，频频含咽。
功效：解毒利咽。
适用：急性喉炎、失音、喉痛等。

使用注意
阴虚内热者忌服。

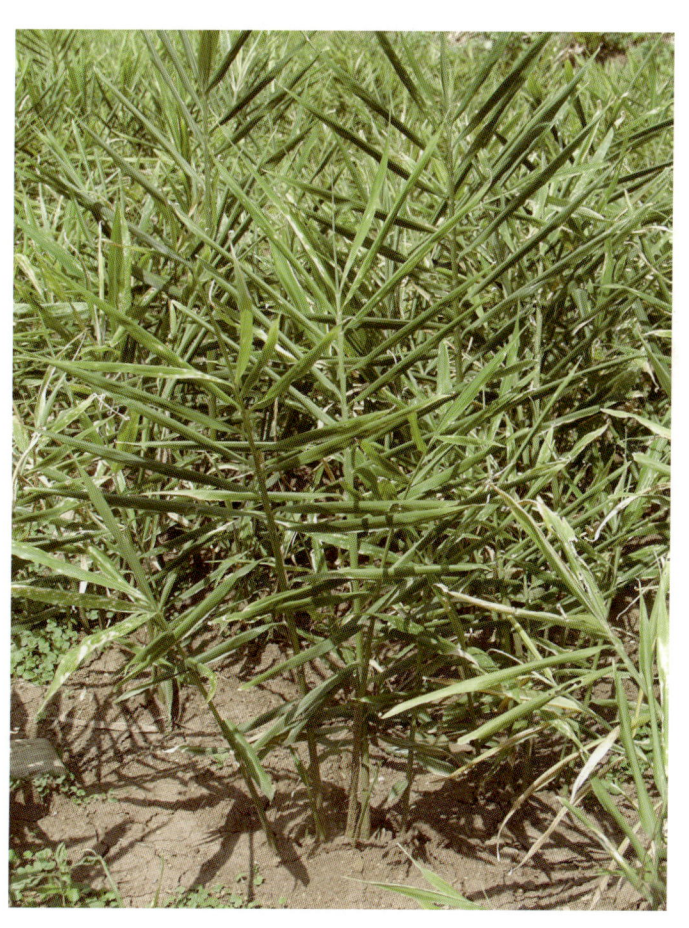

仙茅

- **别名** 天棕、山棕、茅爪子、蟠龙草、风苔草、冷饭草、婆罗门参、独脚仙茅。
- **来源** 本品为石蒜科植物仙茅 Curculigo orchioides Gaertn. 的干燥根茎。

【形态特征】多年生草本，根茎延长，长可达30厘米，圆柱状，肉质，外皮褐色；根粗壮，肉质，地上茎不明显。叶3~6片根出，狭披针形，长10~25厘米，先端渐尖，薹部下延成柄，再向下扩大呈鞘状，绿白色，边缘膜质，叶脉显明，有中脉，两面疏生长柔毛，后渐光滑。花腋生，藏在叶鞘内，花杂性，上部为雄花，下部为两性花；苞片披针形，绿色，膜质，被长柔毛。

【生境分布】生长于平原荒草地阳处或混生在山坡茅草及芒箕骨丛中。主产四川、云南、贵州；广东、广西、湖南、湖北也产。

【采收加工】2~4月发芽前或7~9月苗枯萎时挖取根茎，洗净，除去须根和根头，晒干。或蒸后晒干。

【性味归经】辛，热；有毒。归肾、肝、脾经。

【功能主治】补肾阳，强筋骨，祛寒湿。用于阳痿精冷，筋骨痿软，腰膝冷痛，阳虚冷泻，小便失禁，崩漏。

【用量用法】内服：3~10克，煎服；浸酒或入丸、散。外用：适量，捣敷。

验方

① **阳痿、耳鸣：** 仙茅、金樱子根及果实各25克，炖肉吃。② **妇人红崩下血：** 仙茅（为末）15克，全当归、蛇果草各等份，将二味煎汤，点水酒将仙茅末送下。③ **老年遗尿：** 仙茅50克，泡酒服。

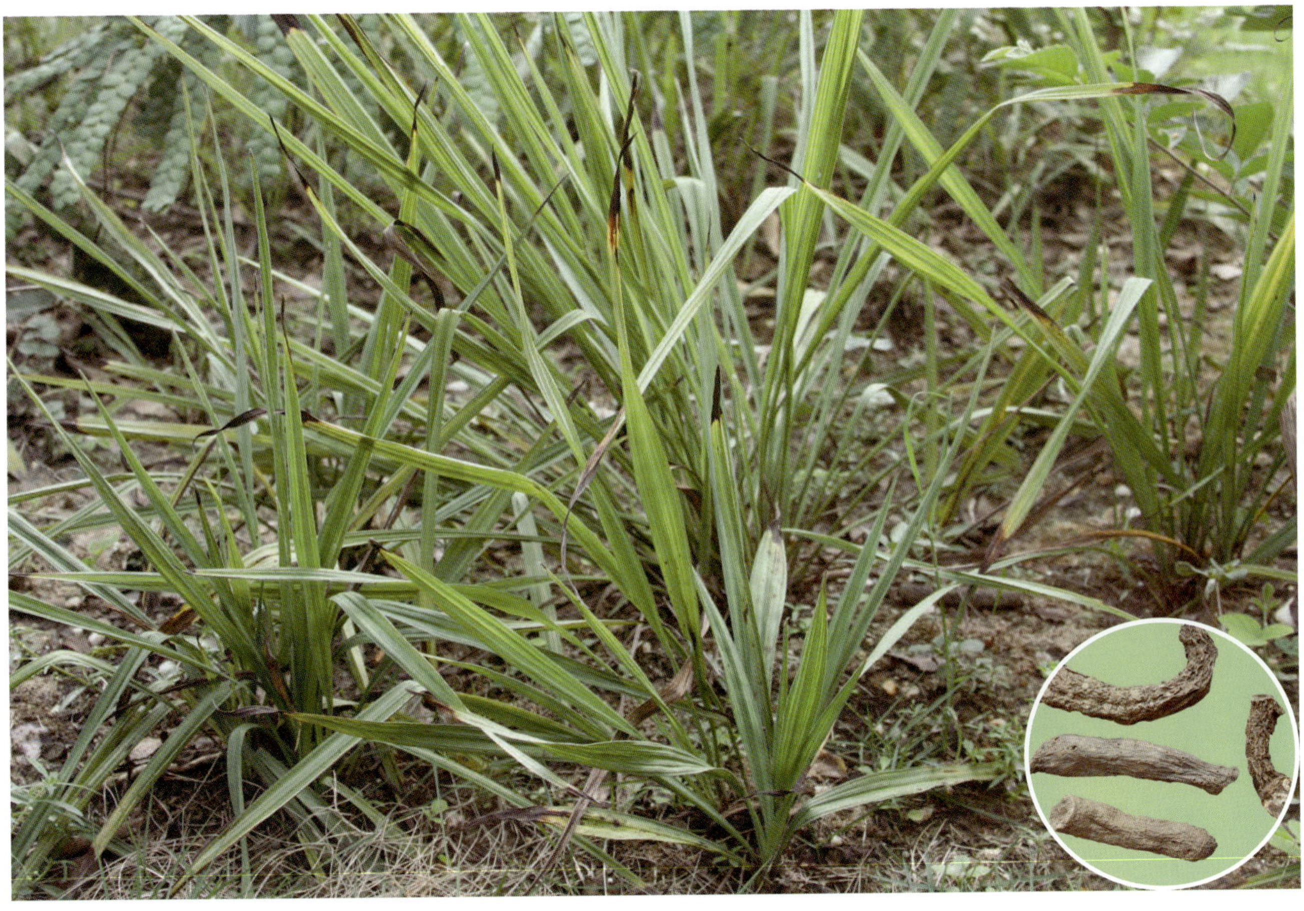

食疗药膳

●仙茅酒

原料：仙茅50克，白酒500毫升。
制法：将仙茅洗净，装入纱布袋内，扎紧口，放入盛有白酒的瓶或罐中，浸泡7日即可。
用法：每日1次，每次10毫升。
功效：温肾壮阳。
适用：肝肾不足之遗精、阳痿、早泄小便频数或小便不禁等。

●仙茅雀肉

原料：麻雀10只，仙茅15克，芡实60克，红枣5个。
制法：将麻雀剖净，去内脏、脚爪。仙茅、芡实、红枣（去核）洗净，与雀肉一齐放入锅内，加清水适量，大火煮沸后，小火煲2小时，调味供用。
用法：每日1次。
功效：温肾壮阳。
适用：肾阳不足。

> **使用注意**
> 本品有毒，不宜久服。燥热性强，阴虚火旺当忌服。

●仙茅壮阳肾

原料：仙茅、巴戟各15克，补骨脂10克，猪肾1对。
制法：仙茅、巴戟、补骨脂共为细末。猪肾洗净、剖开，把上药末放入，用线扎固，放入砂锅内，加清水适量，煮熟。
用法：温热食用。早晚各1次，每次1肾，连服数日。
功效：补肾壮阳。
适用：阳虚之阳痿、遗精、早泄、五更泄等。

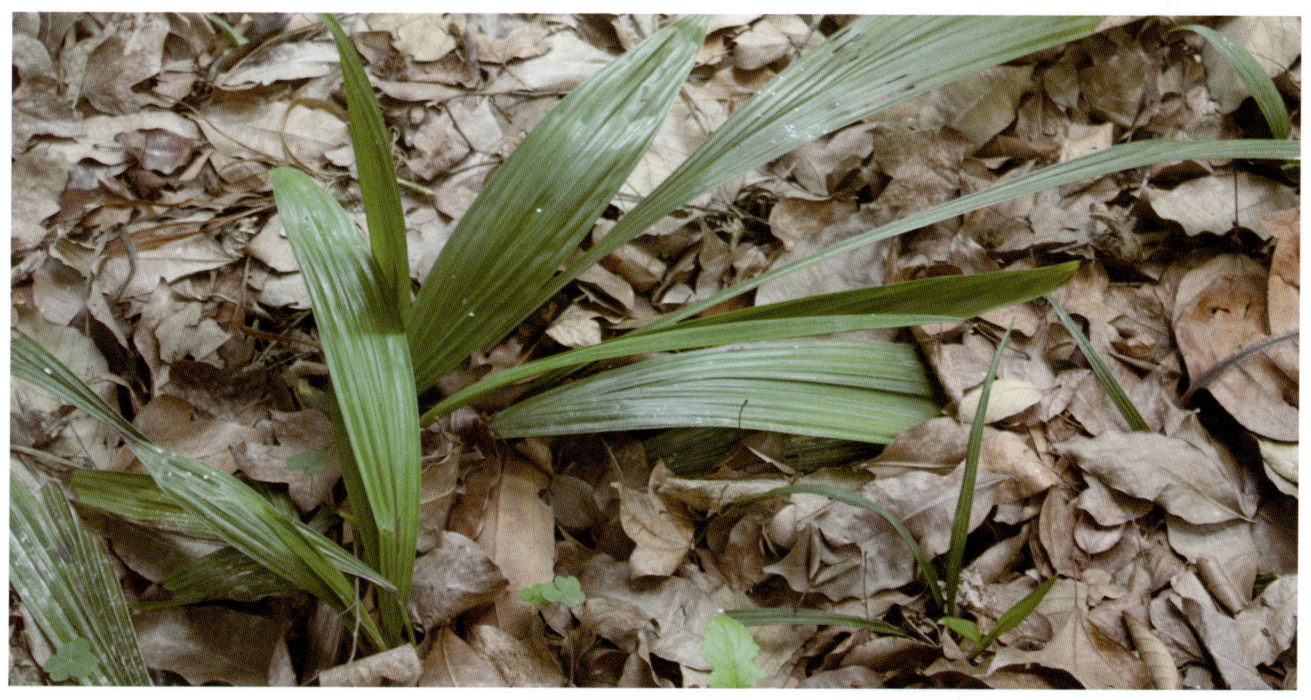

仙鹤草

- **别名** 狼牙草、龙牙草、脱力草。
- **来源** 本品为蔷薇科植物龙芽草 Agrimonia pilosa Ledeb. 的干燥地上部分。

【形态特征】多年生草本,高30～90厘米,全株具白色长毛。根茎横走,圆柱形,秋末自先端生一圆锥形向上弯曲的白色冬芽。茎直立。单数羽状复叶互生,小叶大小不等,间隔排列,卵圆形至倒卵形,托叶卵形,叶缘齿裂,可制取黄色染料。穗状花序顶生或腋生,花小,黄色,萼筒外面有槽并有毛,顶端生一圈钩状刺毛。刺瘦果倒圆锥形,萼裂片宿存。

【生境分布】生长于路旁、山坡或水边,也有栽培。全国大部分地区均有。

【采收加工】夏、秋二季茎叶茂盛时采割,除去杂质,干燥。

【性味归经】苦、涩,平。归心、肝经。

【功能主治】收敛止血,截疟,止痢,解毒,补虚。用于咯血,吐血,尿血,便血,崩漏下血,疟疾,血痢,痈肿疮毒,阴痒带下,脱力劳伤。

【用量用法】内服:6～12克,煎服。

验方

①**细菌性痢疾**:仙鹤草40克,地锦草30克,水煎,脓多加红糖,血多加白糖,分3次服。②**妇女阴痒**:仙鹤草60克,苦参30克,蛇床子10克,枯矾6克,每日1剂,煎汤外洗两次。③**小儿多汗症**:仙鹤草30～50克,大枣5～10枚,水煎。取煎液频饮,每日1剂,7日为1疗程。④**鼻出血或齿龈出血**:仙鹤草、白茅根各15克,焦山栀9克,水煎服。⑤**滴虫阴道炎**:仙鹤草鲜品200克(干品100克),煎汁外洗,每晚1次。

使用注意

仙鹤草偶可引起心悸、颜面充血与潮红等现象。

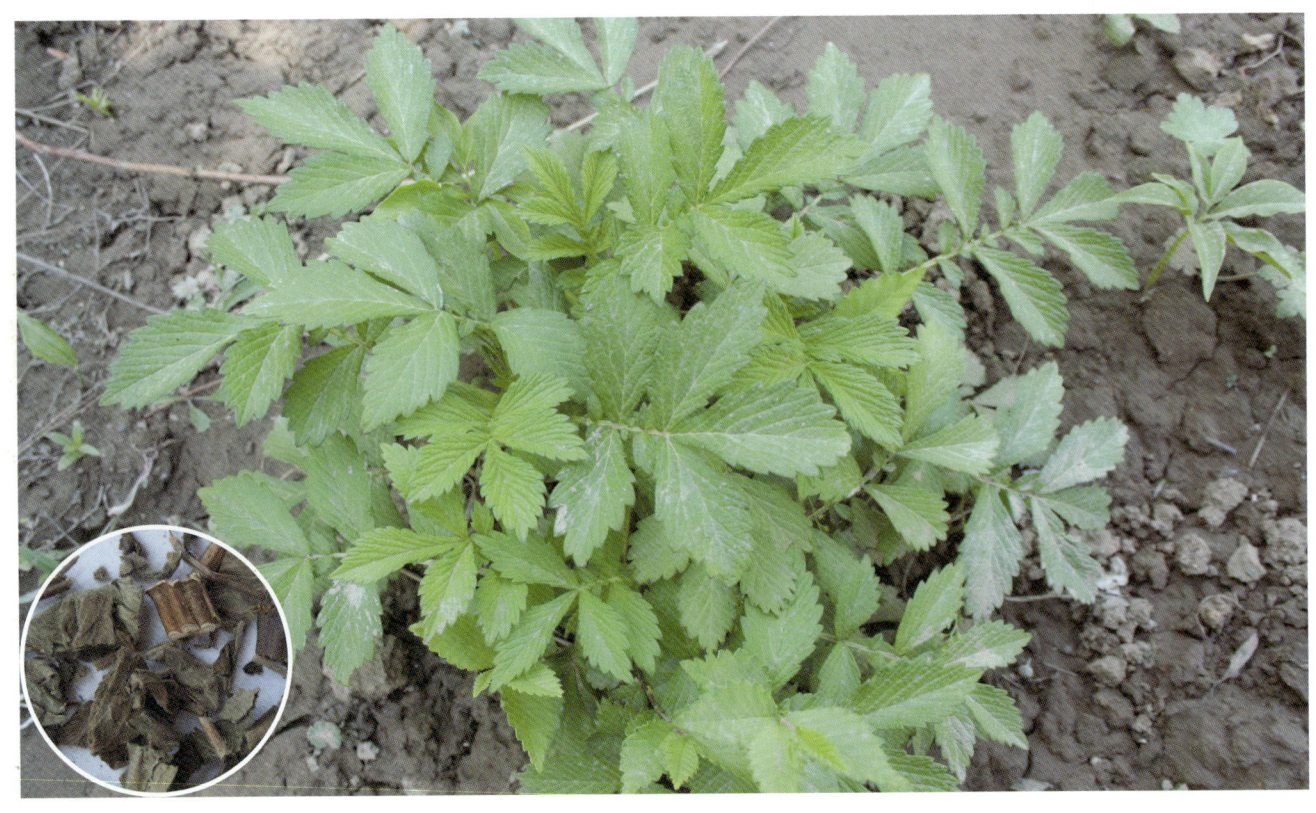

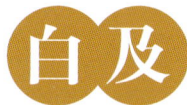

- **别名** 甘根、白给、白根、冰球子、羊角七、白乌儿头。
- **来源** 本品为兰科植物白及 Bletilla striata (Thunb.) Reichb. f.的干燥块茎。

【形态特征】多年生草本，高15～70厘米，根茎肥厚，常数个连生。叶3～5片，宽披针形，长8～30厘米，宽1.5～4厘米。基部下延成长鞘状。总状花序，花紫色或淡红色。蒴果圆柱形，具6纵肋。

【生境分布】生长于林下阴湿处或山坡草丛中。分布于四川、贵州、湖南、湖北、浙江等地。

【采收加工】夏、秋二季采挖，除去残茎及须根，洗净，置沸水中煮至无白心，除去外皮，晒干。

【性味归经】苦、甘、涩，微寒。归肺、肝、胃经。

【功能主治】收敛止血，消肿生肌。用于咯嗽咳血，咯血，吐血，外伤出血，疮疡肿毒，皮肤皲裂。

【用量用法】内服：6～15克，煎服；或研末吞服，一次3～6克。外用：适量。

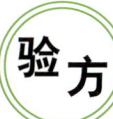

①**心气疼痛**：白及、石榴皮各5克，为末，炼蜜丸如黄豆大，每次3丸，艾醋汤下。②**手足皲裂**：白及适量，研末，水调覆盖皲裂处，勿进水。③跌打骨折：白及末10克，酒调服。④**鼻血不止**：以水调白及末搽鼻梁上低处，另取白及末5克，水冲服。⑤**化脓性鼻窦炎**：白及适量，研末，酒糊丸，每次15克，黄酒送下。

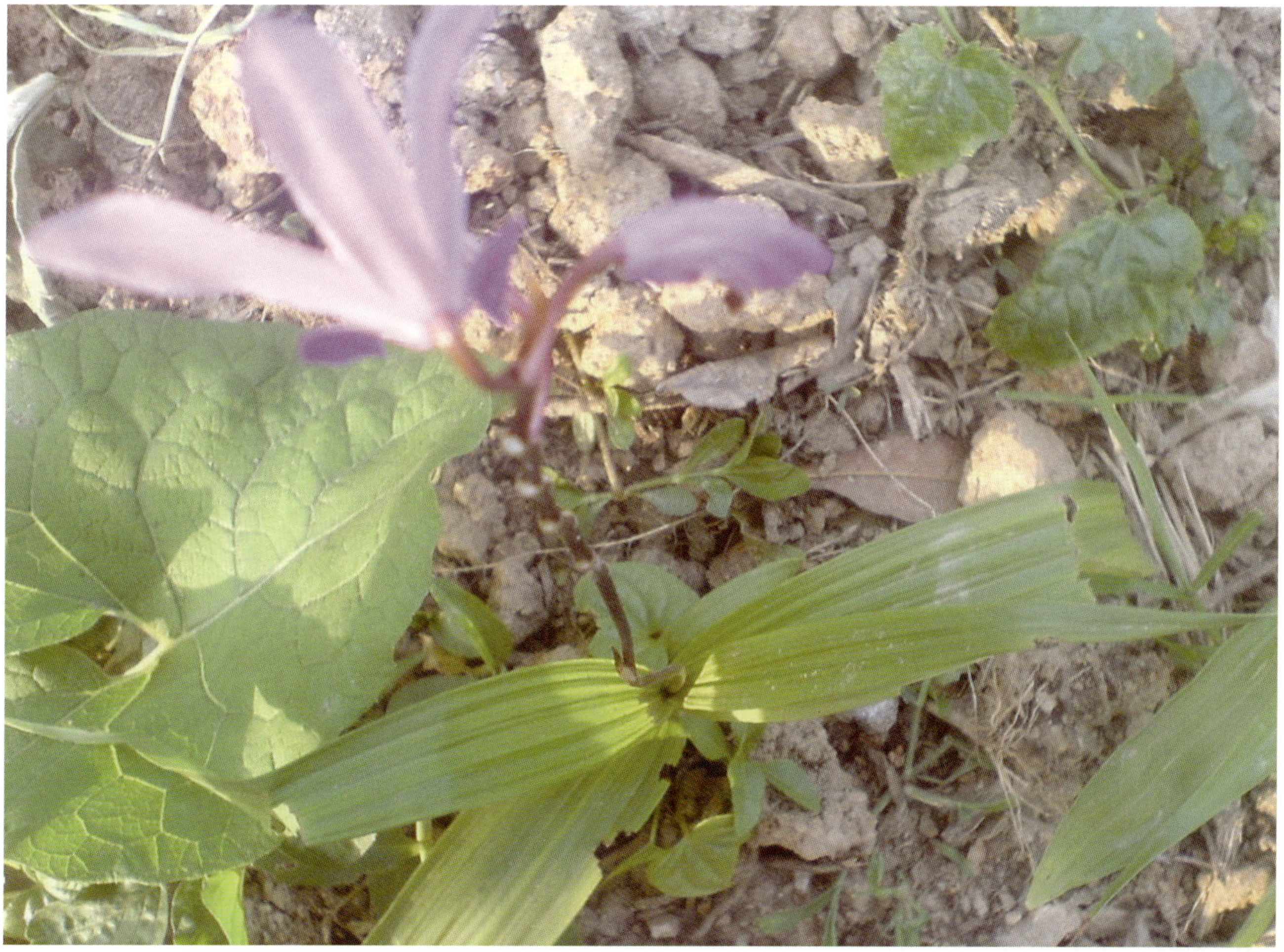

食疗药膳

● 白及米蒜粥

原料：紫皮大蒜30克，大米60克，白及粉5克。
制法：先将紫皮大蒜去皮，放沸水中煮1分钟后捞出，将大米、白及粉放水中煮成粥，再放入大蒜共煮成粥。
用法：早晚常服。
功效：补肺养阴。
适用：脾肺气虚型肺结核。

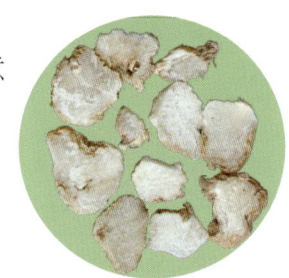

● 白及冰糖燕窝

原料：燕窝10克，白及15克，冰糖适量。
制法：燕窝与白及同放锅内，加水适量，隔水蒸炖至极烂，滤去滓，加冰糖适量，再炖片刻即成。
用法：每日1~2次。
功效：补肺养阴，止嗽止血。
适用：肺结核咯血、老年慢性支气管炎、肺气肿、哮喘等。

● 白及肺

原料：猪肺1具，白及片30克。
制法：将猪肺挑去血筋、血膜，洗净，同白及入瓦罐，加酒煮熟。
用法：食肺饮汤，可少加盐、味精调味。连服数日。
功效：补肺，止血，生肌。
适用：肺痿肺烂。

● 白及鸡蛋羹

原料：白及3克，鸡蛋1枚。
制法：将鸡蛋打入碗内，加适量清水和盐；再将白及研为细面，也倒入碗内，共同搅拌均匀，上笼蒸5分钟左右即可。
用法：每日早晨服1次。
功效：养肺止血。
适用：肺痨咯血。

● 白及沙参粥

原料：白及粉6克，北沙参20克，百合25克，川贝母10克，粳米400克，白糖15克。
制法：将川贝母、百合、北沙参、粳米洗净，备用。将粳米、川贝母、百合、北沙参、白及粉同放炖锅内，加入清水，置大火烧沸，再用小火炖煮35分钟，加入白糖即成。
用法：每日1次，每次吃粥200克。
功效：滋阴润肺。
适用：干咳、咳声短促、少痰或痰中带血等。

使用注意

不宜与川乌、制川乌、草乌、制草乌、附子同用。

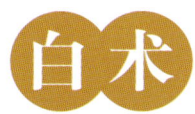

- **别名** 冬术、浙术、种术、白芷、山蓟、天蓟、山姜、乞力伽。
- **来源** 本品为菊科植物白术 *Atractylodes macrocephala* Koidz. 的干燥根茎。

【形态特征】多年生草本，高30～60厘米，根状茎肥厚，略呈拳状，茎直立，上部分枝。叶互生，叶片3，深裂或上部茎的叶片不分裂，裂片椭圆形，边缘有刺。头状花序顶生，总苞钟状，花冠紫红色，瘦果椭圆形，稍扁。

【生境分布】原生长于山区丘陵地带，野生种在原产地几已绝迹。现广为栽培，主产于浙江、湖北、湖南等地。以浙江于潜产者最佳，称为"于术"。

【采收加工】冬季下部叶枯黄，上部叶变脆时采挖2～3年生的根茎。除去泥沙，烘干或晒干，再除去须根。

【性味归经】苦、甘，温。归脾、胃经。

【功能主治】健脾益气，燥湿利水，止汗，安胎。用于脾虚食少，腹胀泄泻，痰饮眩晕，心悸不宁，水肿，自汗，胎动不安。

【用量用法】内服：6～12克，煎服。

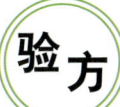

①**久泻、久痢**：白术300克，水煎浓缩成膏，放一夜，倾出上面清水，每次1～2匙，蜜汤调服。②**小儿腹泻（消化不良性）**：白术粉（米汤制）、槟榔粉各等份，每日3餐饭后服用，每次9克，连服3日。③**小儿流涎**：白术9克，捣碎，放细小碗中，加水适量蒸，再加食糖少许，分次灌服。④**小儿积食**：白术粉（麸制）、鸡内金粉各5克，拌入面粉内，加入芝麻适量，烤成薄饼食用，连用3日。⑤**便秘**：生白术60克，生地黄30克，升麻3克，将以上3味药先用冷水浸泡1小时，然后加水适量煎煮2次，早、晚各服1次，每日1剂。⑥**小儿夜间磨牙**：白术、柏子仁等量蒸食，每次6克，于每晚睡觉前服用，连服2周。

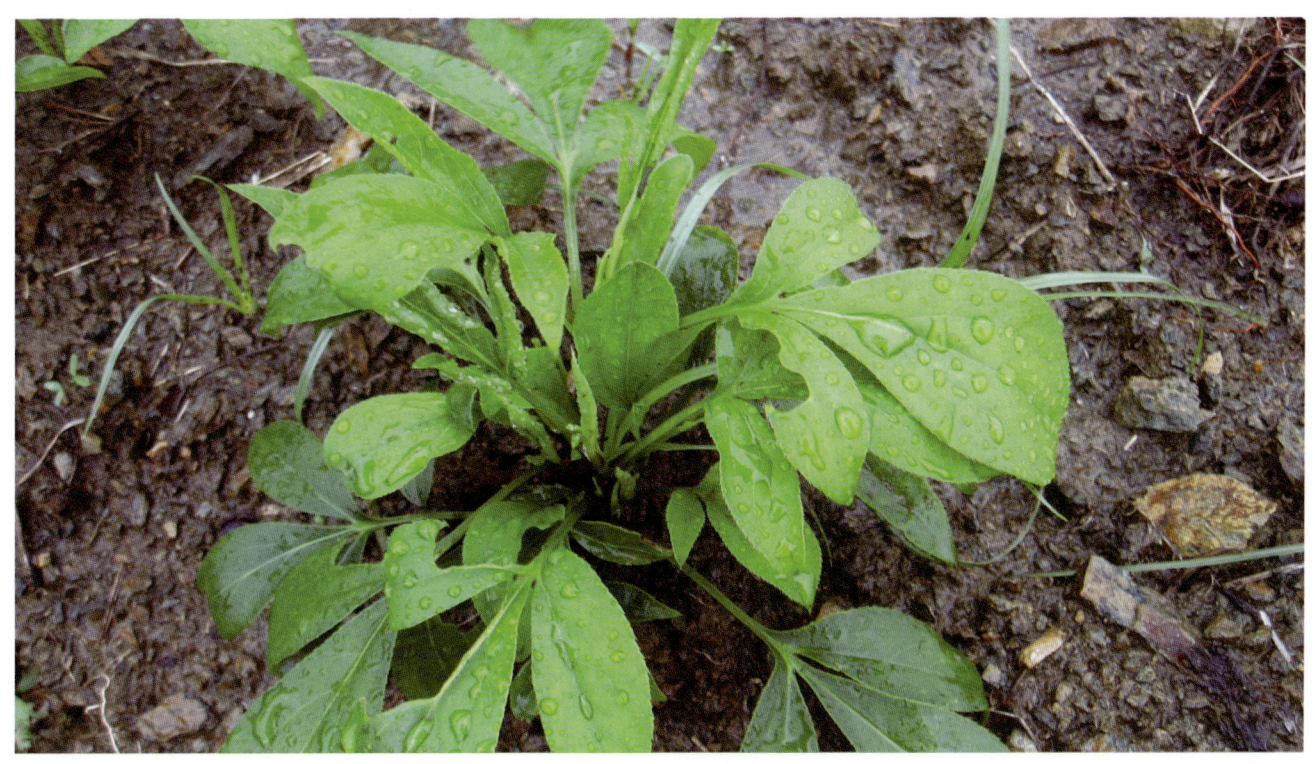

食疗药膳

●白术半夏天麻粥

原料：白术、天麻各10克，半夏5克，橘红3克，大枣3枚，粳米50克。

制法：先将白术、天麻、半夏、橘红、大枣清理干净后，水煎取汁去渣；然后将药汁与淘洗干净的粳米一同入锅煮粥，粥将熟时加入白糖，稍煮即成。

用法：每日2次，温热服。

功效：健脾祛湿，熄风化痰。

适用：高血压、风痰所致之眩晕头痛、痰多、胸肠胀满等。

●白术黄花面

原料：白术、黄花菜各15克，面条500克，豆芽250克，水发香菇30克，嫩姜、芹菜、菜油、酱油、味精各适量。

制法：将白术研成细粉，香菇、嫩姜切丝，芹菜放沸水锅焯一下，切碎；豆芽洗净去根，黄花菜切寸段。将面条放在沸水锅中浸透，捞起沥干水分，然后淋上熟菜油，拌匀抖松。将炒锅放在中火上，倒入菜油烧至油冒烟，取出一半待用。然后将姜丝放入稍煸，加香菇、黄花菜，翻炒，加酱油、白术粉、味精，加少量水煮沸后，即将面条、豆芽倒入锅中翻拌，加盖稍焖至干熟透，拌入留下的熟油。装盘时，在面条上铺芹菜珠。

用法：每日1次，每次吃面条适量。

功效：健脾益气，补虚益精。

适用：脾虚气弱的肿瘤、冠心病、高血压等。

使用注意

本品燥湿伤阴，阴虚内热，津液亏耗者忌用。

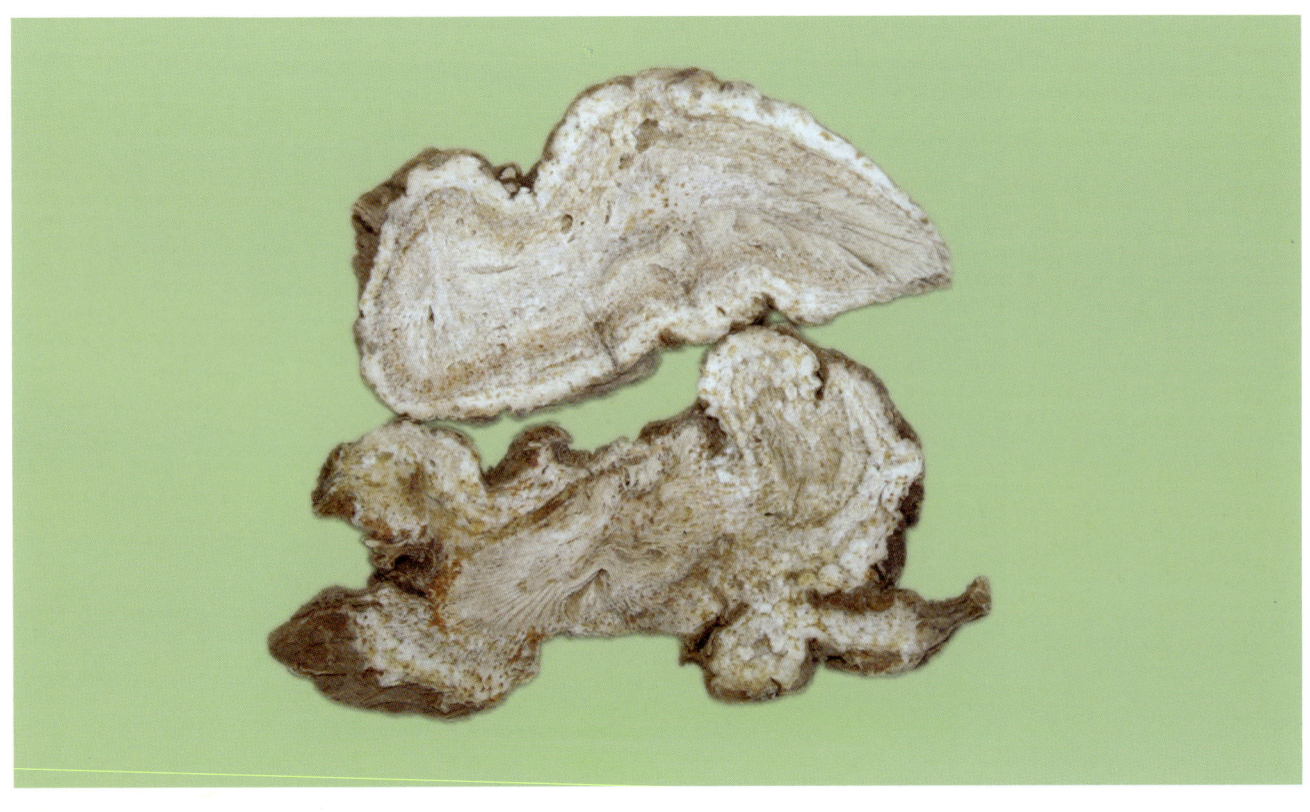

白头翁

- **别名** 翁草、白头公、野丈人、老翁花、犄角花、胡王使者。
- **来源** 本品为毛茛科多年生草本植物白头翁 Pulsatilla chinensis (Bge.) Regel. 的干燥根。

【形态特征】多年生草本，高达50厘米，全株密被白色长柔毛。主根粗壮，圆锥形。叶基生，具长柄，叶3全裂，中央裂片具短柄，3深裂，侧生裂片较小，不等3裂，叶上面疏被伏毛，下面密被伏毛。花茎1～2厘米，高10厘米以上，总苞由3小苞片组成，苞片掌状深裂。花单一，顶生，花被6，紫色，2轮，外密被长绵毛。雄蕊多数，雌蕊多数，离生心皮，花柱丝状，果期延长，密被白色长毛。瘦果多数，密集成头状，宿存花柱羽毛状。

【生境分布】生长于平原或低山山坡草地、林缘或干旱多岩石的坡地。分布于我国北方各省。

【采收加工】春、秋二季采挖，除去泥沙、花茎和须根，保留根头白绒毛，晒干，生用。

【性味归经】苦，寒。归胃、大肠经。

【功能主治】清热解毒，凉血止痢。用于热毒血痢，鼻衄，血痔，阴痒带下，痈疮。

【用量用法】内服：9～15克，煎服。

验方 ①**气喘**：白头翁10克，水煎服。②**外痔**：白头翁全草，以根捣烂贴痔上。③**心烦口渴、发热、里急后重**：白头翁9克，川黄连、川黄柏、秦皮各6克，水煎服。④**细菌性痢疾**：白头翁15克，马齿苋30克，鸡冠花10克，水煎服。⑤**非特异性阴道炎**：白头翁20克，青皮15克，海藻10克，水煎服，每日2次。

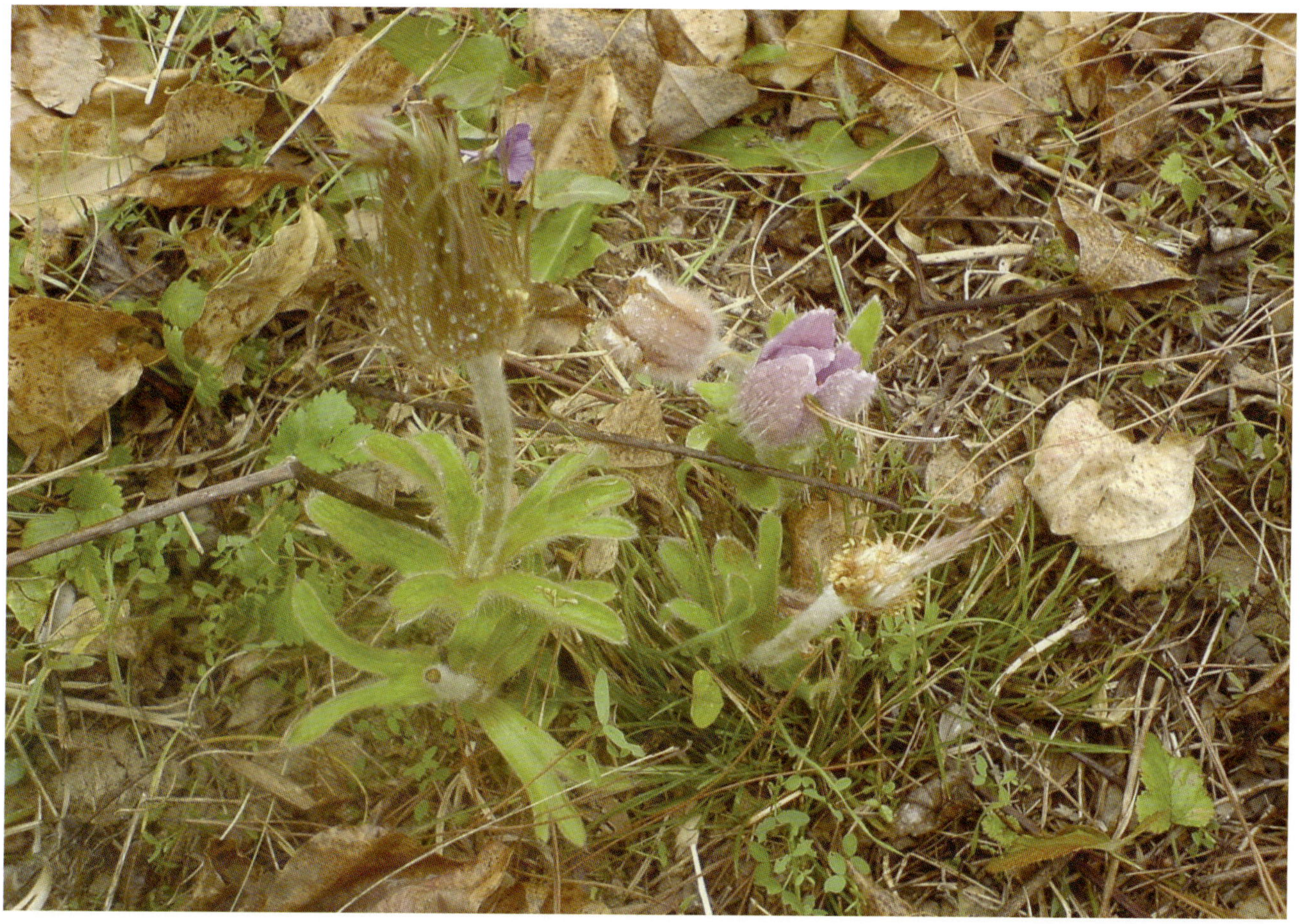

食疗药膳

●白头翁酒
原料：白头翁250克，白酒1000毫升。
制法：白头翁洗净剪成寸段，用白酒浸泡，装坛内密封，隔水煎煮数沸，取出后，放地上阴凉处2～3日，然后开坛，捞出白头翁，将酒装瓶密封备用。
用法：早晚食后1小时各服1次，每次1～2盅。
功效：清热利湿。
适用：瘰疬溃后、脓水清稀、久不收口等。

●白头翁秦皮粥
原料：白头翁15克，秦皮12克，黄柏10克，黄连3克，粳米100克。
制法：先煎前四种，取汁去渣，淘净的粳米煮粥，粥熟时调入白糖即可。
用法：每日早晚各1次，温热服。
功效：清热利湿，杀菌止痢。
适用：细菌性痢疾、肠炎。

●黄连白头翁粥
原料：白头翁50克，黄连10克，粳米30克。
制法：将黄连、白头翁入砂锅，水煎，去渣取汁。将锅中加清水400毫升，煮至米开花，加入药汁，煮成粥，待食。
用法：每日3次，温热服食。
功效：清热，解毒，凉血。
适用：中毒性痢疾。

使用注意

虚寒泻痢忌服。

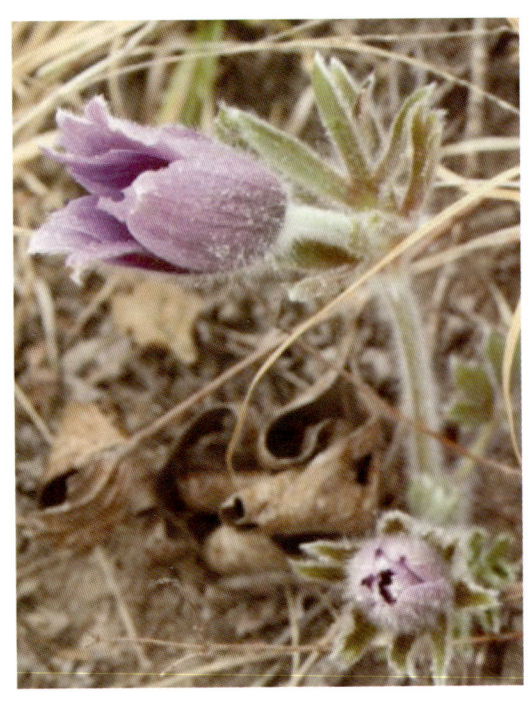
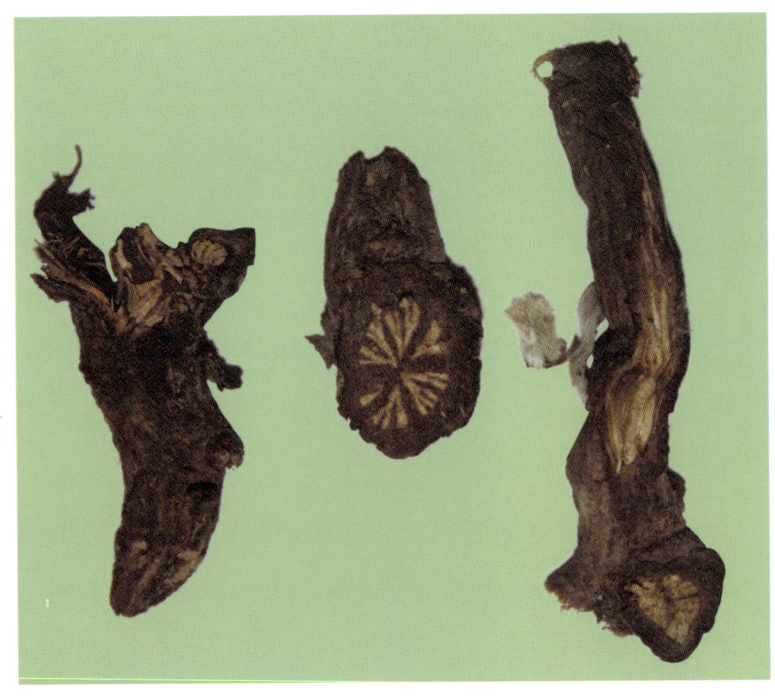

白芍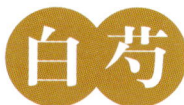

- **别名** 白芍、杭芍、生白芍、大白芍、金芍药。
- **来源** 本品为毛茛科植物芍药 *Paeonia lactiflora* Pall. 的干燥根。

【形态特征】多年生草本植物，根肥大。叶互生，下部叶为二回三出复叶，小叶片长卵圆形至披针形，先端渐尖，基部楔形，叶缘具骨质小齿，上部叶为三出复叶。花大，花瓣白色、粉红色或红色。蓇葖果。

【生境分布】生长于山坡、山谷的灌木丛或草丛中。分布于浙江、安徽、四川、山东等地，河南、湖南、陕西等地也有栽培。

【采收加工】夏、秋二季采挖，洗净，除去头尾及细根，置沸水中煮后除去外皮，或去皮后再煮，晒干。

【性味归经】苦、酸，微寒。归肝、脾经。

【功能主治】养血调经，敛阴止汗，柔肝止痛，平抑肝阳。用于血虚萎黄，月经不调，自汗盗汗，胸胁疼痛，泻痢腹痛，四肢挛痛，头痛眩晕，崩漏，带下。

【用量用法】内服：6～15克，大剂量可用至30克，煎服。

验方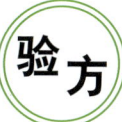

①**便秘**：生白芍20～40克，生甘草10～15克，水煎服。②**老年人体虚多汗**：白芍12克，桂枝10克，甘草6克，加入切成厚片的生姜3片，大枣5个，水煎服。③**肝癌晚期**：白芍12克，炙甘草、柏子仁各6克，瘦肉适量、蜜刺4枚，盐少许，同瘦肉置瓦煲，加清水煲约两小时即成，喝汤吃肉。④**血虚型妊娠下肢抽筋疼痛**：白芍30克，炙甘草10克，水煎服，每日1剂，连服2～3剂。

使用注意

不宜与藜芦同用。

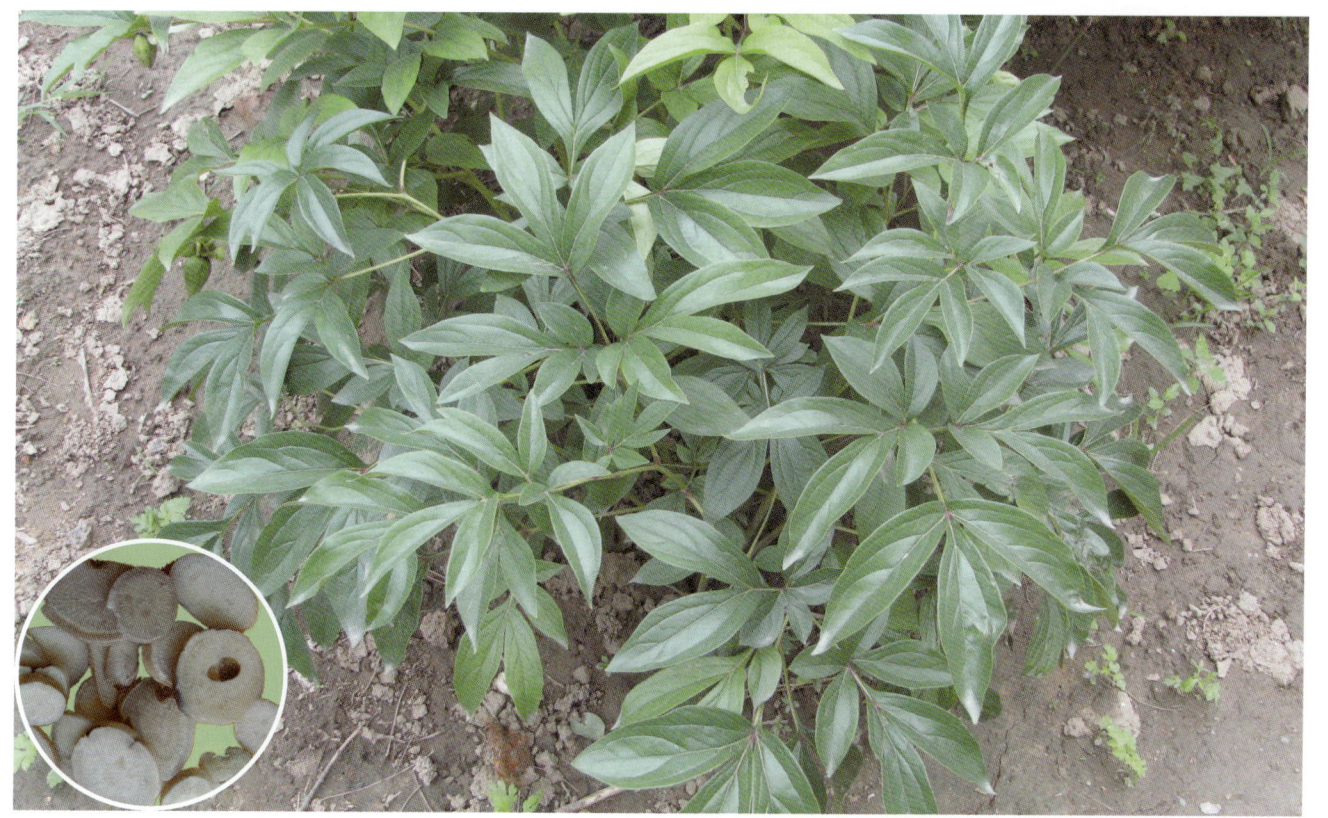

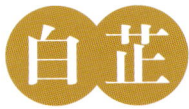

白芷

- **别名** 香棒、白臣、番白芷、杭白芷、川白芷、兴安白芷、库页白芷。
- **来源** 本品为伞形科植物白芷 Angelica. dahurica（Fisch.ex Hoffm）Benth. et Hook.f.或杭白芷的干燥根。

【形态特征】多年生草本，高1～2米；根圆锥形；茎粗壮中空。基生叶有长柄，基部叶鞘紫色，叶片2～3回3出式羽状全裂，最终裂片长圆形或披针形，边缘有粗锯齿，基部沿叶轴下延成翅状；茎上部叶有显著膨大的囊状鞘。复伞形花序顶生或腋生，伞幅18～40～70，总苞片通常缺，或1～2，长卵形。膨大成鞘状。花白色，双悬果椭圆形，无毛或极少毛，分果侧棱成翅状，棱槽中有油管1，合生面有2。杭白芷与白芷的主要区别，在于植株较矮，茎及叶鞘多为黄绿色。根上方近方形，皮孔样突起大而明显。根为圆锥形，上部近方形。表面淡灰棕色，有多数皮孔样横向突起，排列成行，质重而硬。断面富粉性，形成层环明显，并有多数油室点。

【生境分布】生长于山地林缘。分布于四川、浙江、河南、河北、安徽等地。

【采收加工】于夏、秋季叶黄时采集，去除残茎、须根、泥土，晒干或烘干。

【性味归经】辛，温。归胃、大肠、肺经。

【功能主治】解表散寒，祛风止痛，宣通鼻窍，燥湿止带，消肿排脓。用于感冒头痛，眉棱骨痛，鼻塞流涕，鼻衄，鼻渊，牙痛，寒湿腹痛，赤白带下，疮疡肿痛，皮肤燥痒。

【用量用法】内服：3～10克，煎服。外用：适量。

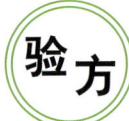

①**牙痛**：白芷、细辛、吴茱萸各8克，水煎漱口，或研末塞牙。②**肝炎**：白芷、大黄各等份，研末，每次5克，每日2次，口服。③**外感风寒引起的头痛、眉棱骨痛**：白芷60克，水煎服，每日3次。④**疮疡、急性乳腺炎**：白芷、当归各8克，金银花、蒲公英各15克，水煎服。⑤**头风头痛**：白芷、川芎各3克，大葱15克，白芷、川芎研为细末，加入大葱共捣如泥，外敷贴太阳穴。

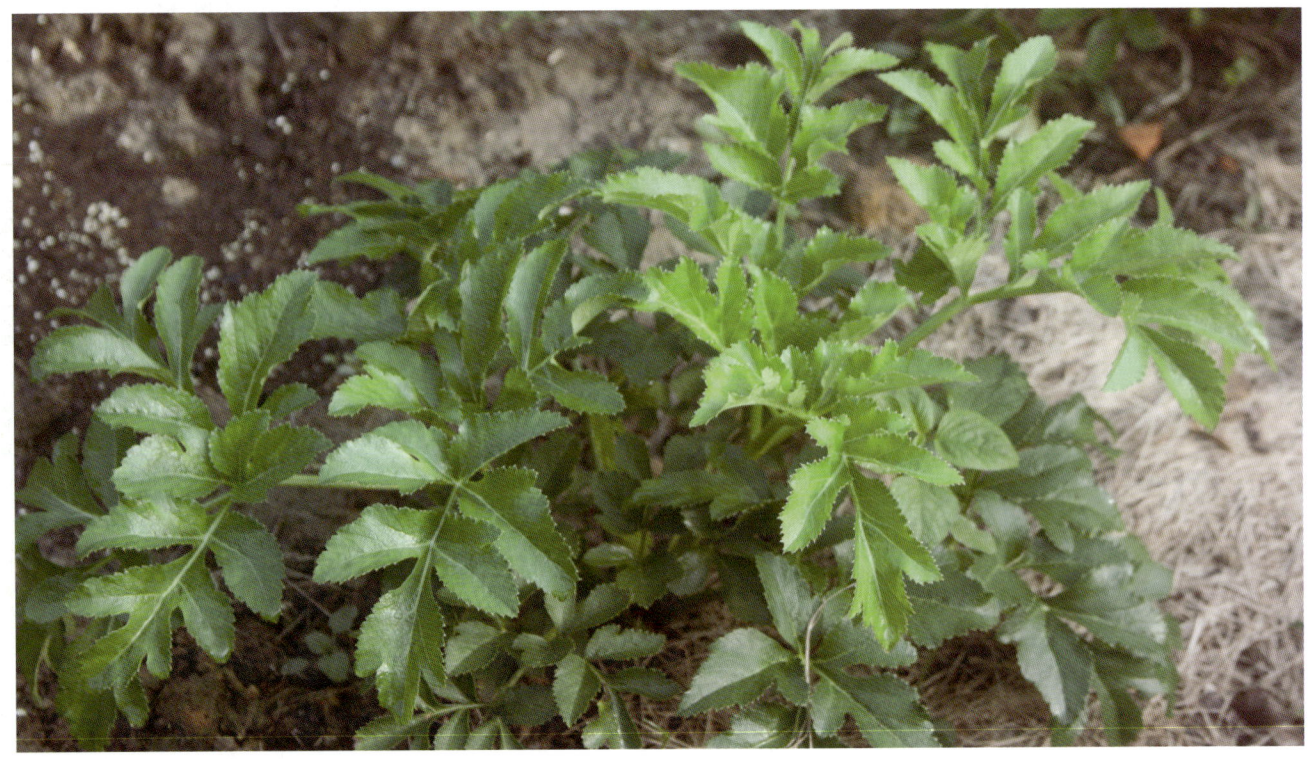

食疗药膳

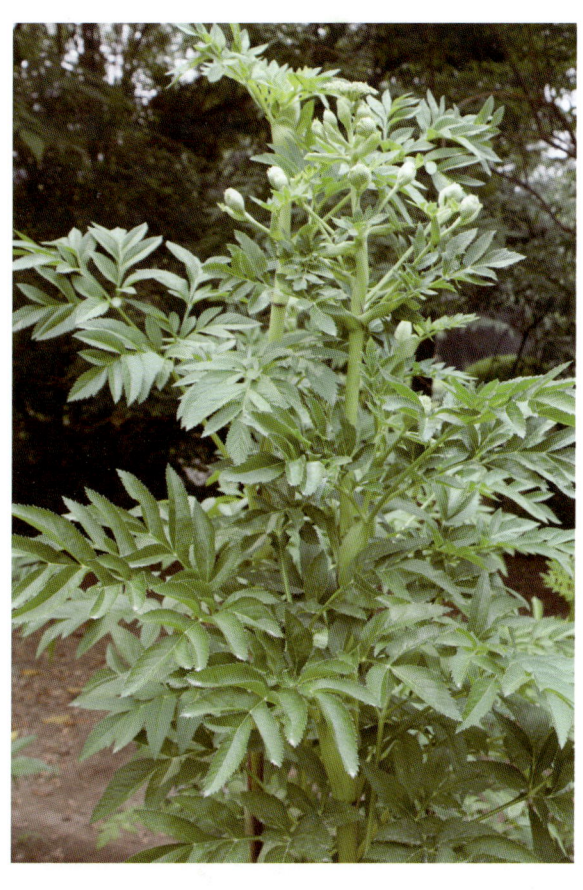

●白芷菠菜羊肝汤

原料：菠菜250克，羊肝200克，白芷末2克，香油、盐、味精各适量。

制法：将菠菜择洗干净，切段；羊肝洗净，切片，放入碗中，加入白芷末、香油、盐，拌匀腌渍，备用。锅置火上，加适量清水煮沸，放入羊肝、菠菜，煮熟时加入味精、盐调味即可。

用法：佐餐食用。

功效：养血止痛。

适用：产后血虚身痛者。

●白芷茯苓薏苡仁粥

原料：白芷、陈皮各10克，茯苓30克，薏苡仁50克，盐3克。

制法：将白芷、茯苓、陈皮洗净，薏苡仁洗净，清水浸半小时；把白芷，茯苓，陈皮放入锅内，加清水适量，大火煮半小时，去渣，放入薏苡仁，小火煮至粥成，加盐调味或淡食。

用法：随量食用。

功效：祛风化痰，降浊止痛。

适用：神经衰弱属脾湿聚痰浊上犯者，症见头痛、头晕，时有恶心、胸脘痞闷等。

●白芷粥

原料：白芷10克，大米100克。

制法：将白芷择净，放入锅中，加清水适量，浸泡5～10分钟后，水煎取汁，加大米煮为稀粥。

用法：每日1～2剂，连续2～3日。

功效：祛风解表，宣通鼻窍。

适用：外感风寒所致的鼻塞、头痛、眉棱骨痛等。

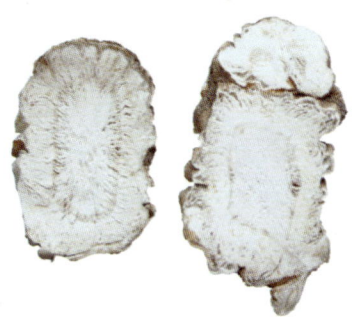

使用注意

阴虚血热者慎服。

白附子

- **别名** 剪刀草、野半夏、玉如意、犁头尖、野慈菇。
- **来源** 本品为天南星科植物独角莲 *Typhonium giganteum* Engl. 的干燥块茎。

【形态特征】 多年生草本，块茎卵圆形或卵状椭圆形。叶根生，1～4片，戟状箭形，依生长年限大小不等，长9～45厘米，宽7～35厘米；叶柄肉质，基部鞘状。花葶7～17厘米，有紫斑，花单性，雌雄同株，肉穗花序，有佛焰苞，花单性，雌雄同株。雄花位于花序上部，雌花位于下部。浆果，熟时红色。块茎椭圆形或卵圆形，长2～5厘米；直径1～3厘米。表面白色或黄白色，有环纹及根痕，顶端显茎痕或芽痕。

【生境分布】 生长于山野阴湿处。分布于河南、甘肃、湖北等地。河南产品称禹白附，品质最优。

【采收加工】 秋季采挖，除去须根及外皮，用硫黄熏1～2次，晒干。

【性味归经】 辛，温；有毒。归胃、肝经。

【功能主治】 祛风痰，定惊搐，解毒散结，止痛。用于中风痰壅，口眼歪斜，语言謇涩，惊风癫痫，破伤风，痰厥头痛，偏正头痛，瘰疬痰核，痈疽肿毒，毒蛇咬伤。

【用量用法】 内服：3～6克，一般炮制后用。外用：生品适量，捣烂，熬膏或研末以酒调敷患处。

验方

①颈淋巴结核： 鲜白附子10～30克，洗净，水煎服，每日1剂，5日为1个疗程。**②黄褐斑：** 白附子、白及、浙贝母各等份，研末调凡士林制成药膏，早晚各搽药1次。**③面神经麻痹：** 制白附子、焙僵蚕、炙全蝎、双钩藤、香白芷各6克，川蜈蚣8条，共研成极细药末，此为成人2日量，每日早晚各服1次，饭后服，每次服时另用防风3～4克煎汁送服药末。孕妇及阴虚体弱者忌服。**④三叉神经痛：** 白附子10克，白芷、川芎、僵蚕各200克，全蝎150克，分别研细末，拌匀成愈痛散。每日2次，每次2克，以热酒调服，10日为1个疗程，一般连用2～3个疗程。**⑤斜视：** 白附子、蜈蚣、僵蚕、天麻、全蝎、钩藤各等份，共研细末，每日2次，成人每次7克，儿童酌减，用黄酒或白开水送服。**⑥偏头痛：** 生白附子、生天南星、生草乌各30克，葱白7根，生姜40克，将诸药研末调匀，包以纱布，隔水蒸熟敷患处。**⑦白癜风：** 白附子、白芷各6克，雄黄3.5克，密陀僧10克，共研细末，用切平黄瓜尾蘸药末用力擦患处，每日2次。**⑧花斑癣汗斑：** 生白附子、密陀僧各3克，硫黄6克，上药共研细末，用黄瓜蒂蘸药搽患处，每日2次。**⑨脑血管病：** 白附子、僵蚕各50克，全蝎15克，蜈蚣30条，如偏于痰者加茯苓、白术、法夏；偏于风者加天麻、防风、白芷。先将蜈蚣、全蝎酒洗消毒后，与诸药焙干研末，制成散剂，分成15包，每次服半包，早晚各1次，小儿用量酌减，15日为1个疗程。

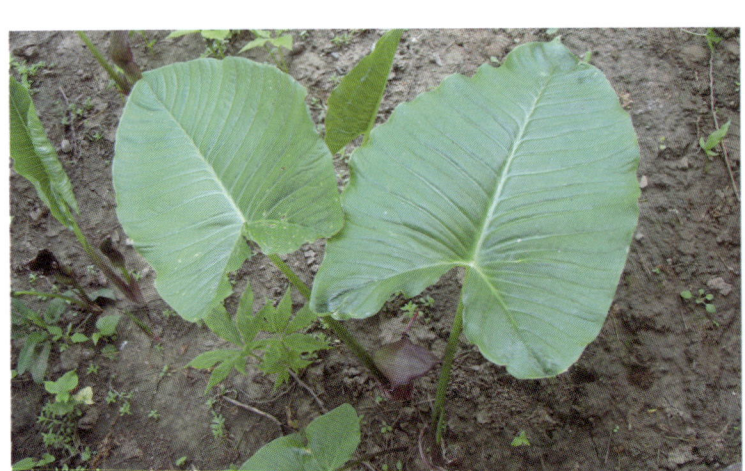

使用注意

孕妇慎用；生品内服宜慎。

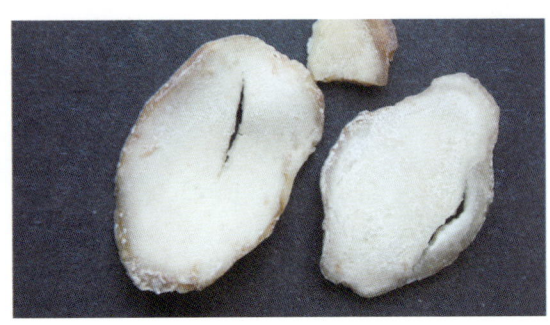

白茅根

- **别名** 茅根、兰根、茹根、地筋、白茅菅、白花茅根。
- **来源** 本品为禾本科植物白茅 *Imperata cylindrica* Beauv.var.major（Nees）C.E.Hubb.的干燥根茎。

【形态特征】多年生草本。根茎密生鳞片。秆丛生，直立，高30～90厘米，具2～3节，节上有长4～10毫米的柔毛。叶多丛集基部；叶鞘无毛，或上部及边缘和鞘口具纤毛，老时基部或破碎呈纤维状；叶舌干膜质，钝头，长约1毫米；叶片线形或线状披针形，先端渐尖，基部渐狭，根生叶长，几与植株相等，茎生叶较短。圆锥花序柱状，长5～20厘米，宽1.5～3厘米，分枝短缩密集；小穗披针形或长圆形，长3～4毫米，基部密生长10～15毫米之丝状柔毛，具长短不等的小穗柄；两颖相等或第一颖稍短，除背面下部略呈草质外，余均膜质，边缘具纤毛，背面疏生丝状柔毛，第一颖较狭，具3～4脉，第二颖较宽，具4～6脉；第一外稃卵状长圆形，长约1.5毫米，先端钝，内稃缺如；第二外稃披针形，长1.2毫米，先端尖，两侧略呈细齿状；内稃长约1.2毫米，宽约1.5毫米，先端截平，具尖钝划、不同的数齿；雄蕊2，花药黄色，长约3毫米；柱头2枚，深紫色。颖果。花期夏、秋季。

【生境分布】生长于低山带沙质草甸、平原河岸草地、荒漠与海滨。全国大部分地区均产。

【采收加工】春、秋二季采挖，洗净，晒干，除去须根及膜质叶鞘，捆成小把。

【性味归经】甘，寒。归肺、胃、膀胱经。

【功能主治】凉血止血，清热利尿。用于血热吐血，衄血，尿血，热病烦渴，肺热喘急，湿热黄疸，胃热呃逆，水肿尿少，热淋涩痛。

【用量用法】内服：9～30克，煎服，鲜品加倍，以鲜品为佳，可捣汁服。

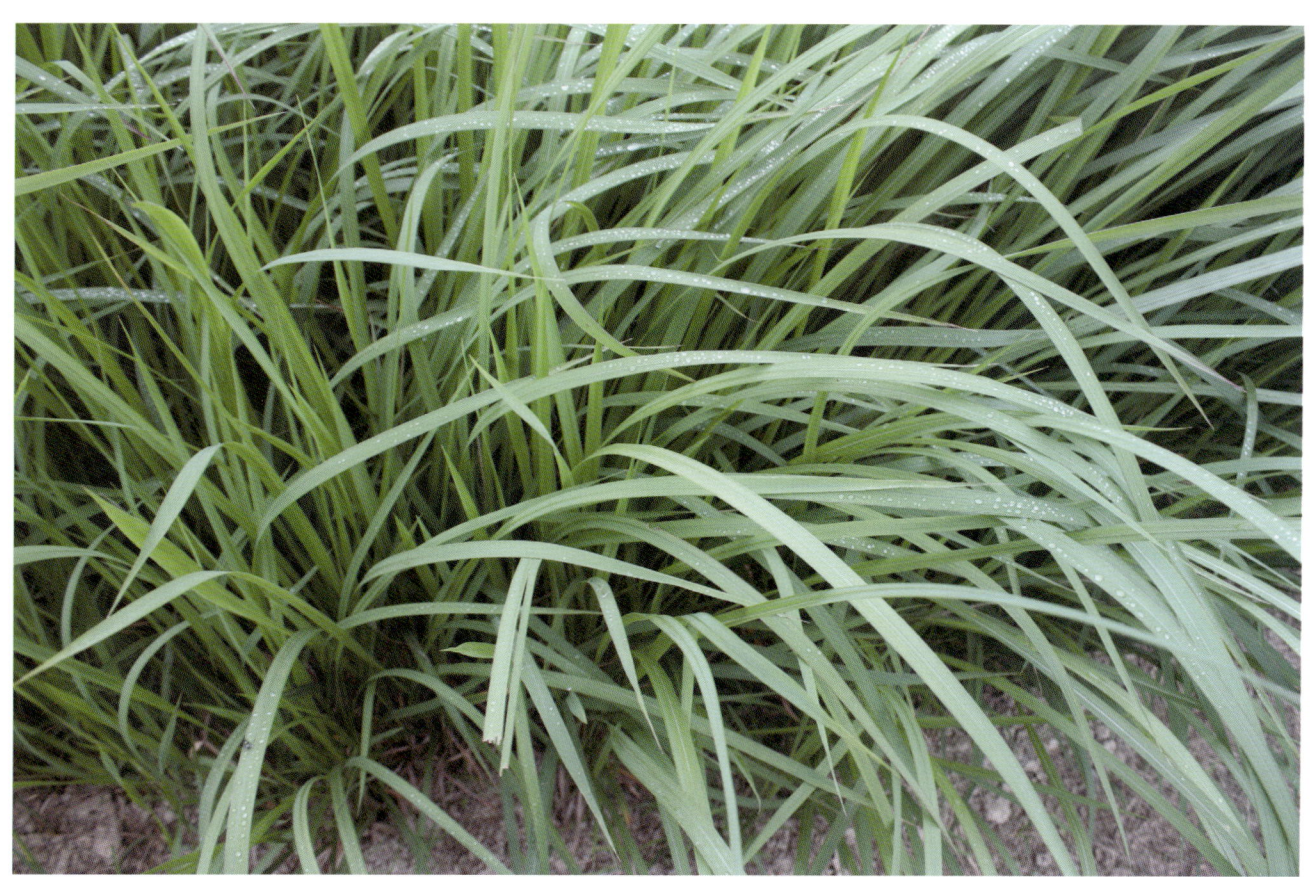

验方

①**鼻出血**：白茅花15克，猪鼻1个，将猪鼻切碎，与白茅花同炖1小时，饭后服。每日1次，连服3～5次。②**跌打内伤出血**：白茅根60克，板蓝根30克，水煎，加白糖15克调服。③**尿血（热性病引起的）**：鲜白茅根60克，车前草、小蓟各30克，水煎服。④**肺热咯血**：鲜白茅根90克，仙鹤草15克，水煎服。⑤**高热后口渴多饮**：鲜白茅根100克，葛根30克，水煎当茶饮。⑥**反胃、酒醉呕吐、暑日口渴少津**：鲜白茅根80克，鲜芦根60克，共切碎，加水煎成500毫升，顿服，每日1剂，连服3～5日。

食疗药膳

●白茅根雪梨猪肺汤

原料：鲜白茅根200克，猪瘦肉250克，陈皮5克，雪梨4个，猪肺1个。

制法：猪肺洗净，放入开水中煮5分钟；雪梨切块，白茅根切段；陈皮用水浸软。余料一齐放入汤煲，先大火煲滚后，改用小火煲约2小时即可。

用法：佐餐食用，每日1剂。

功效：清热生津，化痰止咳。

适用：秋季身体燥热、流鼻血、咳嗽，或痰中带血者服用。

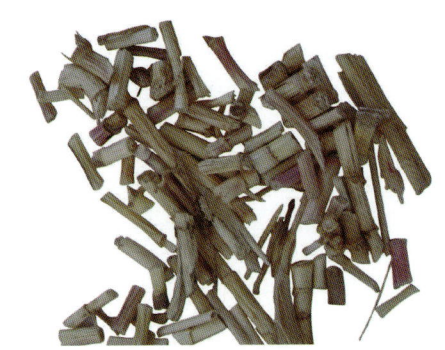

●茅根茶

原料：白茅根10克，茶叶5克。

制法：将白茅根摘根须，洗净，同茶叶一起加水，煎服。

用法：每日1次。

功效：清热利尿，凉血解毒。

适用：急性肾炎、血尿、急性传染性肝炎。

使用注意

脾胃虚寒，溲多不渴者忌服。

白矾

- **别名** 矾石、明矾、枯矾。
- **来源** 本品为硫酸盐类矿物明矾石经加工提炼制成的结晶。

【形态特征】晶形呈细小的菱面体或板状,通常为致密块状、细粒状、土状等。颜色为无色、白色,常带淡黄及淡红等色。条痕白色。光泽玻璃状,解理面上有时微带珍珠光,块状者光泽暗淡或微带蜡状光泽。透明至半透明。解理平行不完全。断口晶体者呈贝状;块体者呈多片状、参差状,有时土状。硬度3.5~4,比重2.6~2.8。性脆。

【生境分布】常为碱性长石受低温硫酸盐溶液的作用变质而成,多产于火山岩中。产于甘肃、安徽、山西、湖北、浙江等地。

【采收加工】采得后,打碎,用水溶解,收集溶液,蒸发浓缩,放冷后即析出结晶。

【性味归经】酸、涩,寒。归肺、脾、肝、大肠经。

【功能主治】外用解毒杀虫,燥湿止痒;内服止血止泻,祛除风痰。外治用于湿疹,疥癣,脱肛,痔疮,聤耳流脓;内服用于久泻不止,便血,崩漏,癫痫发狂。枯矾收湿敛疮,止血化腐。用于湿疹湿疮,脱肛,痔疮,聤耳流脓,阴痒带下,鼻衄齿衄,鼻息肉。

【用量用法】内服:0.6~1.5克,多入丸、散。外用:适量,研末撒、调敷或化水外洗。

验方

①**内痔:** 以明矾制成15%或18%注射液注入痔核,对各期内痔及混合痔合并黏膜脱垂,均有疗效。②**脓疱疮、湿疹、手足癣、黄水疮:** 白矾、松香、铜绿各等份,将药装入葱叶内,水煎待药溶化,取出去葱叶晒干,加冰片共研细末。疮未溃者香油调搽;疮已溃流脓水者药粉干撒,每日1次,一般需连用3~7日。③**顽固性口腔溃疡:** 白矾6克,白糖4克,放入瓷器皿内,置小火上加热,待其熔化成膏后稍冷即可使用。气候寒冷易凝固,须加温熔化后再用。用棉签蘸矾糖膏搽于溃疡面上,每日1次。搽后溃疡处疼痛增剧,口流涎水,一般3~5分钟即可消失。④**子宫颈炎:** 明矾、儿茶、冰片各30克,共研细面,搽上药塞于创面上,每日用药2次。⑤**传染性肝炎:** 单用明矾,研成粉末,装入胶囊,空腹吞服,成人每次1克,每日3次,儿童改为5%明矾糖浆口服,剂量按年龄增减。

使用注意

体虚胃弱及无湿热痰火者忌服。

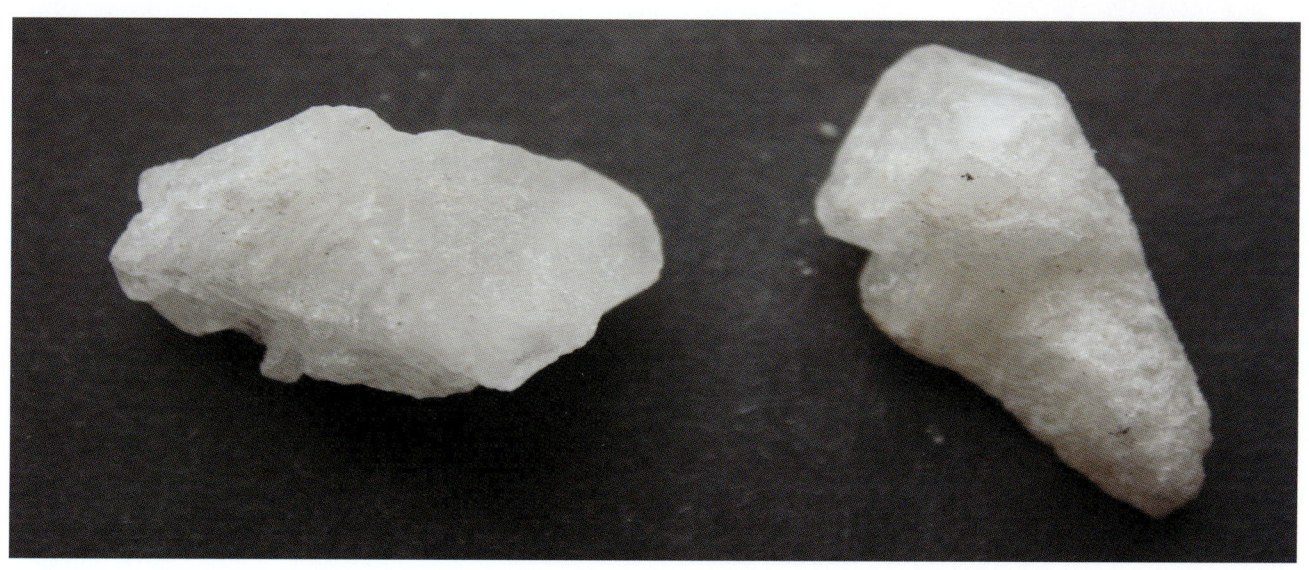

白果

- **别名** 灵眼、银杏核、公孙树子、鸭脚树子。
- **来源** 本品为银杏科植物银杏 Ginkgo biloba L. 的干燥成熟种子。

【形态特征】落叶乔木，高至数丈。叶扁圆，鸭脚形，叶脉平行，至秋则变黄色而脱落。夏季开淡春色花。结果如杏桃状，生时青色、熟呈淡黄色，核有两棱或三棱，中有绿白色仁肉，霜降后采集。其树质肌理白腻，为雕刻的绝好材料。

【生境分布】生长于海拔500~1000米的酸性土壤，排水良好地带的天然林中。全国各地均有栽培，分布于广西、四川、河南、山东等地。以广西产者品质最优。

【采收加工】秋季种子成熟时采收，除去肉质外种皮，洗净，稍蒸或略煮后，烘干。

【性味归经】甘、苦、涩，平；有毒。归肺、肾经。

【功能主治】敛肺定喘，止带缩尿。用于痰多喘咳，带下，白浊，尿频遗尿。

【用量用法】内服：5~10克，捣碎煎服，或入丸散。入煎剂可生用，制散剂或嚼食宜煨熟用。

验方

①**内耳性眩晕**：白果仁60克，干姜12克，焙干共研细末，分成8份，每份9克，每日早晚于饭后以红枣12克，黄芪20克，煎水送服1份。②**支气管哮喘**：炒白果（打碎）、炙桑白皮各12克，炙麻黄、全瓜蒌、旋覆花（包煎）各10克，炒杏仁9克，地龙30克，防风、全蝎、制僵蚕各15克，水煎服，每日1剂。③**胸膜炎恢复期**：白果、黄精、木瓜、紫草各9克，青黛3克，草蔻6克，水煎服。④**空洞型肺结核**：白果、蛤粉各30克，百部、百合、青黛各60克，儿茶25克，白矾15克，沙参120克，共研细粉，水泛为丸，每服6~9克，早晚各1次。⑤**慢性支气管炎**：白果、乌梅、黄芩、五味子各0.52克，天冬、贝母各0.64克，麻黄、防风各0.4克，用法；成人每次3片，每日3次，口服，10日为1个疗程，连用3个疗程。⑥**阴道炎**：白果、焦栀子、醋柴胡各10克，苍术、茯苓、芡实、车前子、鸡冠花各15克，龙胆草、山药各12克，薏苡仁30克，水煎服，每日1剂，15剂为1个疗程。⑦**头痛**：带壳生白果60克，捣裂放入砂锅内，加水500毫升，小火煎至300毫升，取药液于1日内分2次服完，1剂可连煎3次，连服3日。

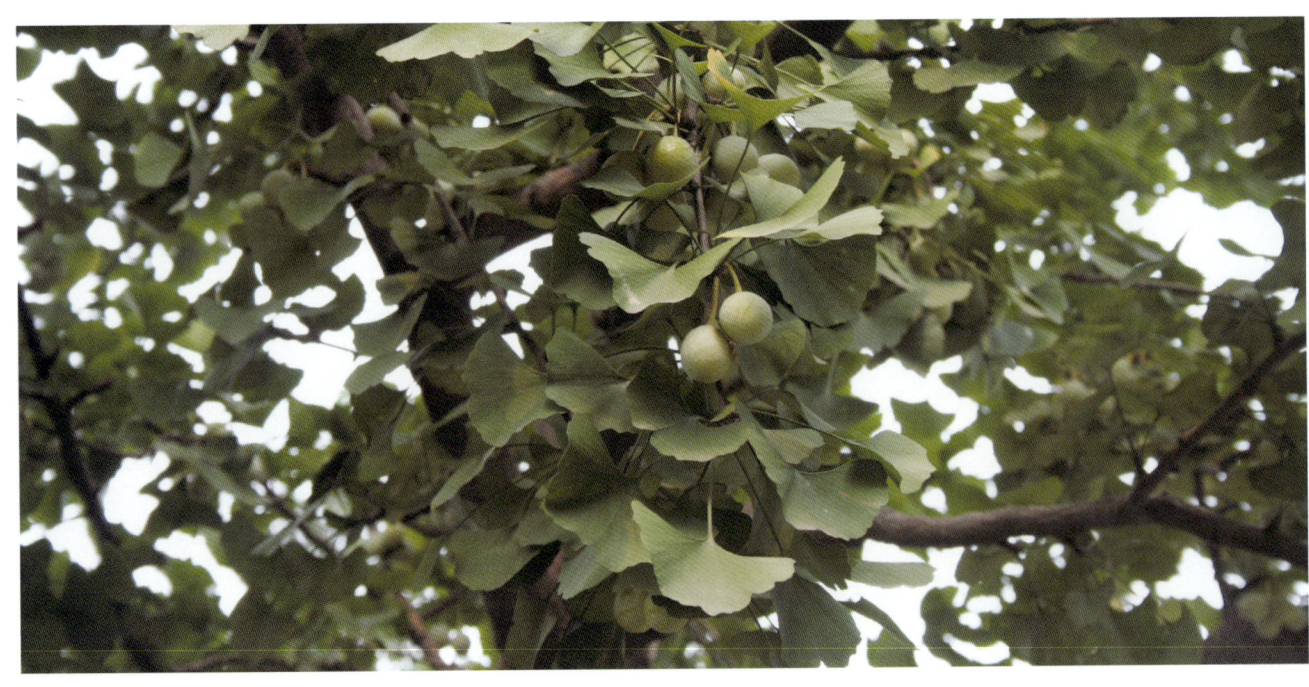

食疗药膳

●四仁鸡子粥

原料：白果仁、甜杏仁各100克，胡桃仁、花生仁各200克，鸡蛋30个。
制法：将前面四仁共捣碎，每次20克，加水300毫升，煮沸一小会儿后打入鸡蛋1个，调入冰糖适量。
用法：晨起服用。
功能：扶正固本，补肾润肺，纳气平喘。
适用：肺肾气虚、咳嗽时作、面白少华、声低气促等。

●白果排骨汤

原料：白果30克，猪排骨500克，盐、味精、黄酒、姜、葱、高汤各适量。
制法：剥去白果的壳，去掉其红衣；将猪排骨洗净，切成小块，投入沸水锅中焯去血水，捞出沥干水待用；姜切成片，葱切末。砂锅置火上，加入高汤，放进排骨块用大火烧开，撇去浮沫，加进姜片、黄酒、白果，改用小火炖至排骨肉烂，加盐、味精再炖片刻，撒上葱末即可。
用法：佐餐食用。
功效：止咳平喘。
适用：阴虚久咳。

使用注意
生食有毒。

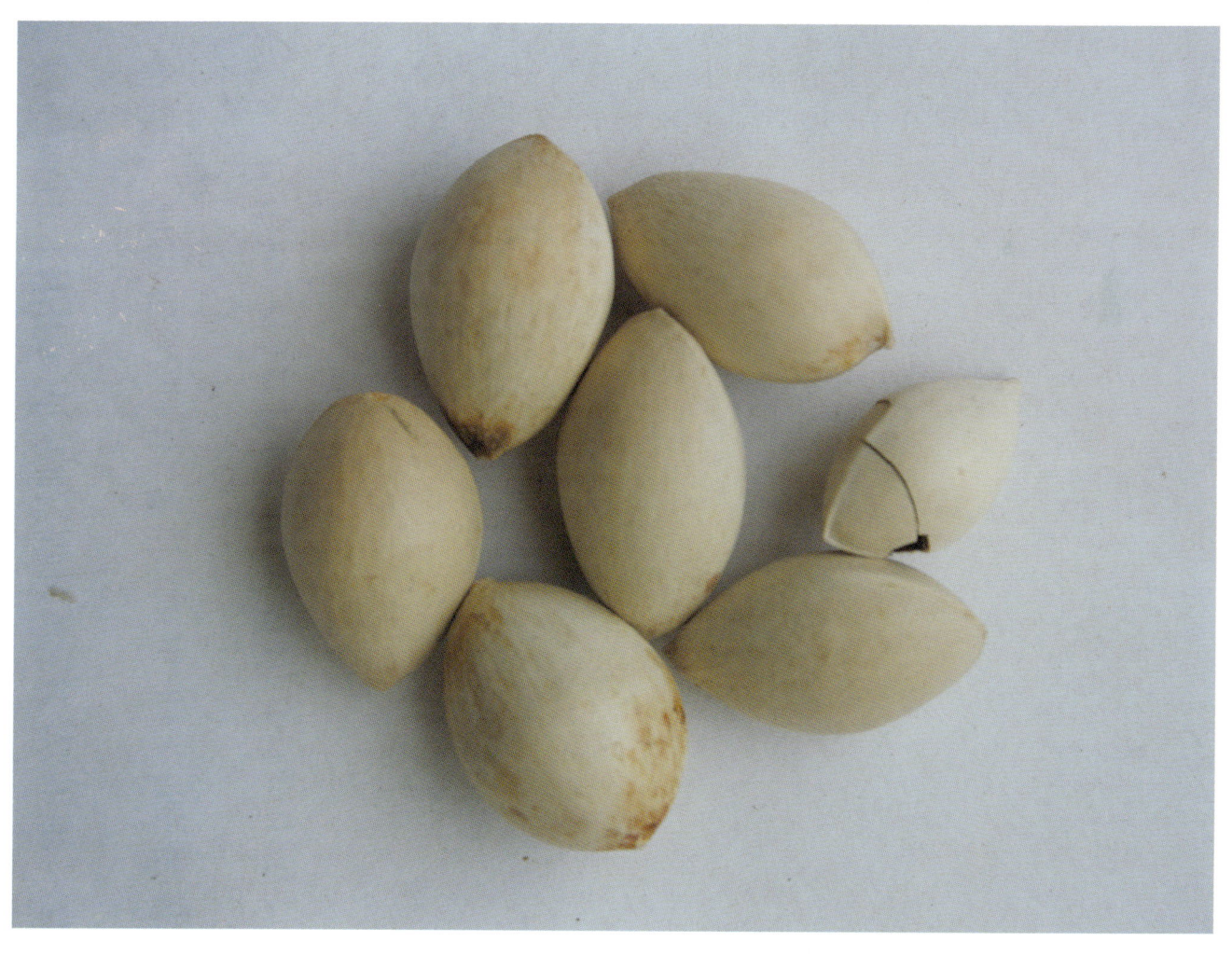

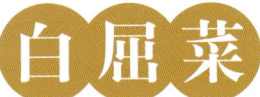

- **别名** 地黄连、土黄连、断肠草、山西瓜、山黄连、假黄连。
- **来源** 本品为罂粟科植物白屈菜 Chelidonium majus L. 的干燥全草。

【形态特征】多年生草本。主根圆锥状，土黄色。茎直立，高30～100厘米，多分枝，有白粉，疏生白色细长柔毛，断之有黄色乳汁。叶互生，1～2回单数羽状全裂；基生叶长10～15厘米，全裂片2～5对，不规则深裂，深裂片边缘具不规则缺刻，顶端裂片广倒卵形，基部楔形而下延，上面近无毛，下面疏生短柔毛，有白粉；茎生叶与基生叶形相同。花数朵，近伞状排列，苞片小，卵形，长约1.5毫米，花柄丝状，有短柔毛；萼片2，早落，椭圆形，外面疏生柔毛；花瓣4，黄色，卵圆形，长约9毫米；雄蕊多数，花丝黄色；雌蕊1，无毛，花柱短。蒴果条状圆柱形，长达3.5厘米。种子多数，卵形，细小，黑褐色。有光泽及网纹。花期5～7月，果期6～8月。

【生境分布】生长于山坡或山谷林边草地。产于东北、内蒙古、河北、河南、山东、山西、江苏、江西、浙江等地。

【采收加工】5～7月开花时采收地上部分，置通风处干燥。

【性味归经】苦，凉；有毒。归肺、胃经。

【功能主治】解痉止痛，止咳平喘。用于胃脘挛痛，咳嗽气喘，百日咳，疥癣疮肿。

【用量用法】内服：9～18克，煎服。外用：捣汁搽。

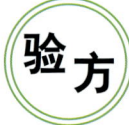

①胃炎、胃溃疡、腹痛：白屈菜9克，水煎服。②肠炎、痢疾：白屈菜15克，水煎服。③顽癣：鲜白屈菜用50%的酒精浸泡，擦患处。④疮肿：鲜白屈菜捣烂敷患处。⑤百日咳：白屈菜适量，水煎服。

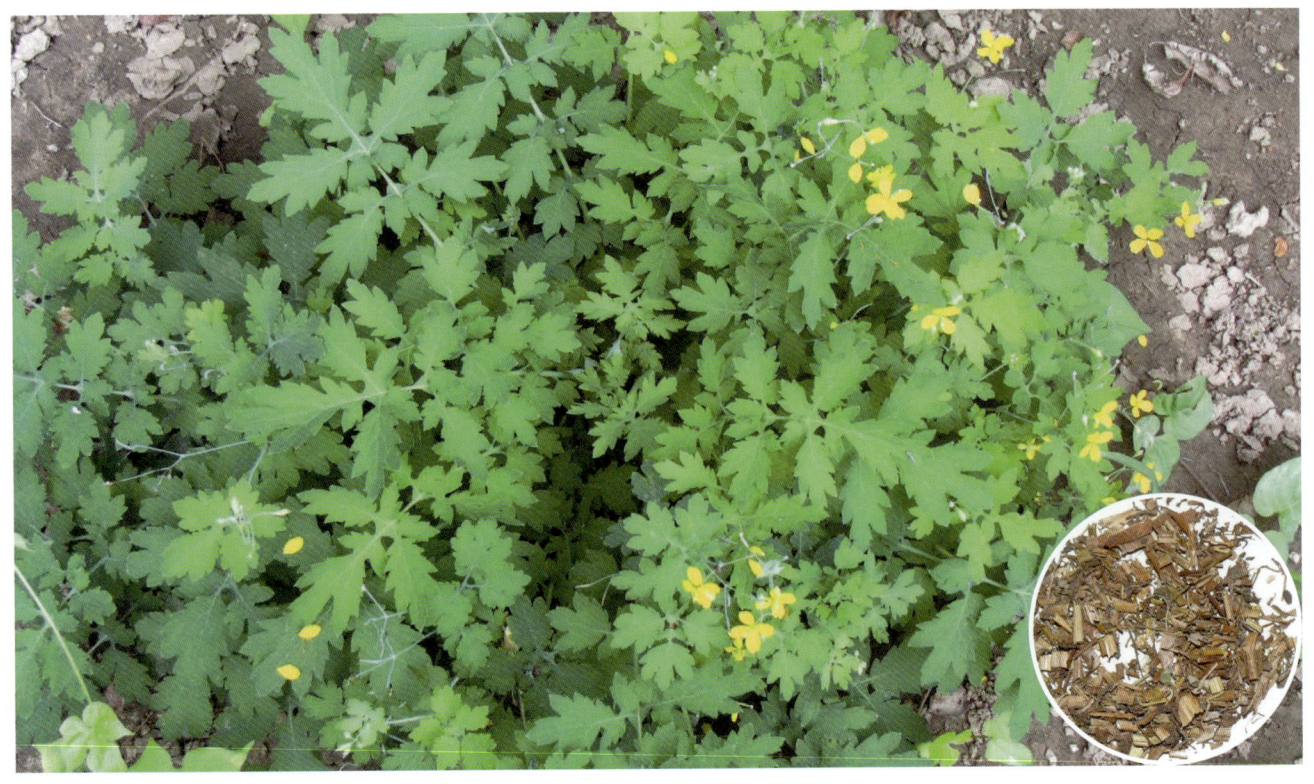

白前

- **别名** 石蓝、嗽药、水杨柳、草白前、鹅白前、白马虎。
- **来源** 本品为萝科植物柳叶白前Cynanchum stauntonii（Decne.） Schltr.ex Lévl.或芫花叶白前的干燥根茎及根。

【形态特征】多年生草本，高30～60厘米，根茎匍匐，茎直立，单一，下部木质化。单叶对生，具短柄；叶片披针形至线状披针形，先端渐尖，基部渐狭，边缘反卷，下部的叶较短而宽，顶端的叶渐短而狭。聚伞花序腋生，总花梗长8～15毫米，中部以上着生多数小苞片，花萼绿色，裂片卵状披针形。蓇葖果角状，长约7厘米。种子多数，顶端具白色细绒毛。

【生境分布】生长于山谷中阴湿处、江边沙碛之上或溪滩。分布于浙江、安徽、江苏等省。湖北、福建、江西、湖南、贵州等地也产。

【采收加工】秋季采挖，洗净泥土，去除残茎杂质，晒干。

【性味归经】辛、苦，微温。归肺经。

【功能主治】降气，消痰，止咳。用于肺气壅实，咳嗽痰多，胸满喘急。

【用量用法】内服：3～10克，煎服。

【验方】①**跌打胁痛**：白前25克，香附15克，青皮5克，水煎服。②**胃脘痛、虚热痛**：白前、重阳木根各25克，水煎服。③**疟疾（脾肿大）**：白前25克，水煎服。④**小儿疳积**：白前、重阳木或兖州卷柏全草各15克，水煎服。⑤**久咳咯血**：白前15克，桔梗、桑白皮各10克，甘草（炙）5克，上四味切，以水2升，煮取半升，空腹顿服。忌猪肉、海藻、菘菜。

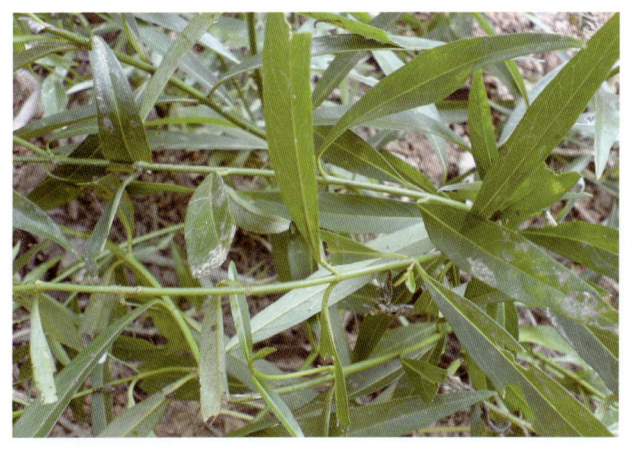
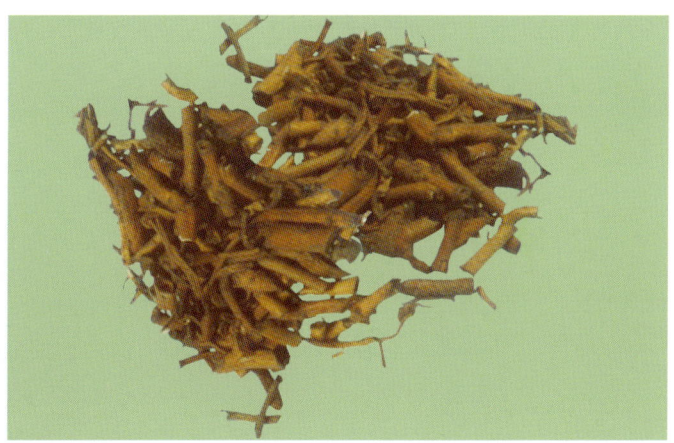

食疗药膳

● **白前粥**

原料：白前10克，大米100克。
制法：将白前择净，放入锅中，加清水适量，浸泡5～10分钟后，水煎取汁，加大米煮粥，服食。
用法：每日1剂，连续2～3日。
功效：祛痰，降气，止咳。
适用：肺气壅实、痰多而咳嗽不爽、气逆喘促等。

使用注意
咳喘属气虚不归元者，不宜应用。

白扁豆

- **别名** 眉豆、树豆、藤豆、沿篱豆、蛾眉豆、火镰扁豆。
- **来源** 本品为豆科植物扁豆 *Dolichos lablab* L. 的干燥成熟种子。

【形态特征】一年生缠绕草本。三出复叶，先生小叶菱状广卵形，侧生小叶斜菱状广卵形，长6~11厘米，宽4.5~10.5厘米，顶端短尖或渐尖，两面沿叶脉处有白色短柔毛。总状花序腋生，花2~4朵丛生长于花序轴的节上。花冠白色或紫红色；子房有绢毛，基部有腺体，花柱近顶端有白色髯毛。

【生境分布】均为栽培品，主产湖南、安徽、河南等地。

【采收加工】秋、冬二季采收成熟果实，晒干，取出种子，再晒干。

【性味归经】甘，微温。归脾、胃经。

【功能主治】健脾化湿，和中消暑。用于脾胃虚弱，食欲不振，大便溏泻，白带过多，暑湿吐泻，胸闷，脘腹胀痛。炒白扁豆健脾化湿。用于脾虚泄泻，白带过多。

【用量用法】内服：9~15克，煎服；或入丸、散。

验方

①**脾虚水肿**：炒扁豆30克，茯苓15克，研为细末，每次3克，加红糖适量，用沸水冲调服。
②**妇女脾虚带下**：扁豆子60克（或嫩扁豆荚果120克），以油、盐煸炒后，加水煮熟食，每日2次，连食1周。
③**呕吐腹泻，小便不利**：扁豆30克，香薷15克，加水煎汤，分2次服。

食疗药膳

● 扁豆花粥

原料：白扁豆花10～15克，粳米60克。
制法：先将粳米洗净，兑水煮成稀粥，待粥将熟时，放入扁豆花，改用慢火，稍煮片刻即可。
用法：温热服食，每日1～2次。
功效：清热化湿，健脾和胃。
适用：夏季感受暑热、发热、心烦、胸闷、吐泻及赤白带下等。

● 扁豆山药糯米粥

原料：扁豆15克，糯米60克，淮山药30克。
制法：以上三味洗净放在砂锅里，加水500毫升，用小火煮熟。
用法：每日2次，温热服食，连服5～7日。
功效：健脾化湿。
适用：脾虚型、湿毒型带下等。

● 扁豆山药粥

原料：扁豆、山药各60克，大米50克。
制法：将白扁豆、山药、大米等三味淘洗干净，然后同煮成粥。
用法：可经常服食，小儿量减半。
功效：健脾益胃，消暑止泻。
适用：脾虚胃弱、呕逆泄泻、食欲不振、食积痞块、小儿疳积、消渴等。

● 扁豆薏苡仁粥

原料：扁豆、薏苡仁各60克。
制法：将以上二味加水煮成粥。
用法：每日2次。
功效：健脾，清暑，利湿。
适用：预防中暑。

● 扁豆粥粳米粥

原料：白扁豆15克，粳米50克，人参5～10克。
制法：先煮扁豆，将熟，入米煮粥；同时单煎人参取汁，粥熟时，将参汁加入调匀即可。
用法：每日2次，空腹服食。
功效：益精补肺，健脾止泄。
适用：久泄不止、脾胃虚弱或小儿吐泻等。

使用注意

多食能壅气，伤寒邪热炽者勿服。患疟者忌用。因含毒性蛋白质，生用有毒，加热毒性大减。故生用研末服宜慎。

白蔹

- **别名** 兔核、昆仑、白根、猫儿卵、见肿消、鹅抱蛋、穿山老鼠。
- **来源** 本品为葡萄科多年生藤本植物白蔹 *Ampelopsis japonica*（Thunb.） Makino 的干燥块根。

【形态特征】木质藤本，茎多分枝，带淡紫色，散生点状皮孔，卷须与叶对生。掌状复叶互生，一部分羽状分裂，一部分羽状缺刻，边缘疏生粗锯齿，叶轴有宽翅，裂片基部有关节，两面无毛。聚伞花序与叶对生，序梗细长而缠绕，花淡黄色，花盘杯状，边缘稍分裂。浆果球形或肾形，熟时蓝色或白色，有针孔状凹点。

【生境分布】生长于荒山的灌木丛中。产于东北、华北、华东及河北、陕西、河南、湖北、四川等省（区）。

【采收加工】春、秋二季采挖，除去泥沙及细根，切成纵瓣或斜片，晒干。

【性味归经】苦，微寒。归心、胃经。

【功能主治】清热解毒，消痈散结，敛疮生肌。用于痈疽发背，疔疮，瘰疬，烧烫伤，湿疮，肠风，跌打损伤，外伤出血。

【用量用法】内服：5～10克，煎服。外用：适量，煎汤洗或研成极细粉敷患处。

验方

① **水火烫伤：** 白蔹、地榆各等份，共为末，适量外敷，或麻油调敷患处。② **急慢性细菌性痢疾：** 白蔹适量，焙干研末，每次1～3克，每日3次。③ **耳出脓血：** 白蔹、黄连（去须）、龙骨、赤石脂、乌贼鱼骨（去甲）各50克，上五味，捣罗为散。先以棉拭脓干，每次用药3克，棉裹塞耳中。④ **皮肤中热痱、瘰疬：** 白蔹、黄连各100克，生胡粉50克，上捣筛，调水敷患处。

使用注意

胃气弱者、痈疽已溃者不宜服。脾胃虚寒及无实火者忌服。

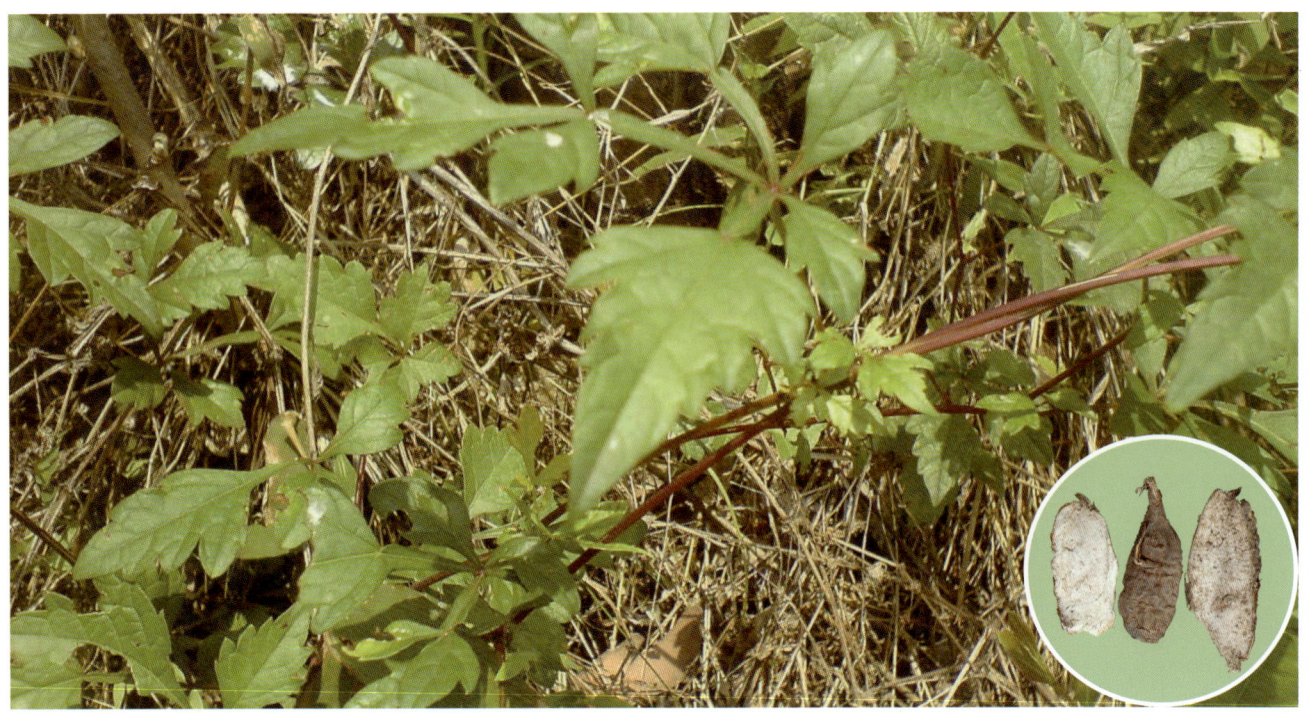

白鲜皮

- **别名** 藓皮、臭根皮、北鲜皮、白膻皮。
- **来源** 本品为芸香科多年生草本植物白鲜 *Dictamnus dasycarpus* Turcz. 的干燥根皮。

【形态特征】多年生草本，基部木本，高可达1米，全株有强烈香气。根肉质，黄白色，多分枝。茎幼嫩部分密被白色的长毛及凸起的腺点。单数羽状复叶互生，小叶9～13，卵形至卵状披针形，边缘有锯齿，沿脉被柔毛，密布腺点（油室），叶柄及叶轴两侧有狭翅。总状花序顶生，花梗具条形苞片1枚，花白色，有淡红色条纹，萼片5，花瓣5，雄蕊10，蒴果5裂，密被棕黑色腺点及白色绒毛。皮呈卷筒状，少有双卷筒状，长5～15厘米，直径1～2厘米，厚2～5毫米。

【生境分布】生长于土坡、灌木丛中、森林下及山坡阳坡。产于辽宁、河北、四川、江苏等地。

【采收加工】春、秋二季采挖根部，去须根和外部糙皮，纵向剖开，抽去木心，切片，晒干用。

【性味归经】苦，寒。归脾、胃、膀胱经。

【功能主治】清热燥湿，祛风解毒。用于湿热疮毒，黄水淋漓，湿疹，风疹，疥癣疮癞，风湿热痹，关节肿痛，黄疸尿赤。

【用量用法】内服：5～10克，煎服。外用：适量，煎汤洗或研粉敷。

验方 ①**慢性湿疹**：白鲜皮、防风各9克，当归、薄荷、甘草各6克，沙苑子12克，水煎服。②**疥癣、慢性湿疹**：白鲜皮、地肤子、苦参、蛇床子各10克，水煎熏洗患处。③**湿热黄疸**：白鲜皮、茵陈各9克，水煎服。④**脚癣、湿疹、疥癣**：白鲜皮50克，鲜木槿皮150克，加95%乙醇1000毫升浸泡数日即得，每日外搽患处数次。

食疗药膳

●白鲜皮茶

原料：白鲜皮15～30克，丹参、赤芍各15克，防风、黄芩、蝉蜕、荆芥、苍术、当归各9克，甘草6克，茶叶3克。

制法：将以上各种原料水煎取药汁200毫升。

用法：每日1剂，分2次服。

功效：清热祛风，凉血活血。

适用：神经性皮炎。

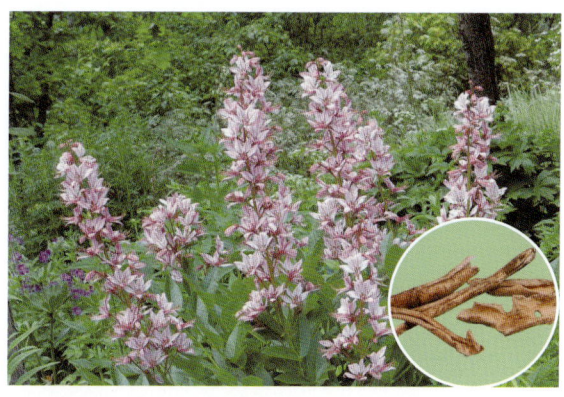

●竹林霄鸡

原料：白鲜皮、竹林霄（百尾笋）、鹿衔草各30克，鸡1只。

制法：将鸡去毛、内脏，洗净，与前3药加水共炖，小火炖至鸡肉熟烂为度，去渣。

用法：食鸡、喝汤，每次适量，可加少许调味品。

功效：清肺止咳，润肺补虚。

适用：肺气肿。

使用注意

虚寒患者慎用。

白薇

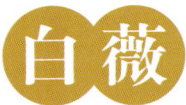

- **别名** 春草、芒草、白微、白幕、薇草、骨美、龙胆白薇。
- **来源** 本品为萝藦科多年生草本植物白薇 Cynanchum atratum Bge. 或蔓生白薇的干燥根和根茎。

【形态特征】 多年生草本，高50厘米。茎直立，常单一，被短柔毛，有白色乳汁。叶对生，宽卵形或卵状长圆形，长5~10厘米，宽3~7厘米。两面被白色短柔毛。伞状聚伞花序，腋生，花深紫色，直径1~1.5厘米，花冠5深裂，副花冠裂片5，与蕊柱几等长。雄蕊5，花粉块每室1个，下垂。蓇葖果单生，先端尖，基部钝形。种子多数，有狭翼，有白色绢毛。蔓生白薇与上种不同点：半灌木状，茎下部直立，上部蔓生，全株被绒毛，花被小，直径约1毫米，初开为黄色，后渐变为黑紫色，副花冠小，较蕊柱短。白薇根茎呈类圆柱形，有结节，长1.5~5厘米，直径0.5~1.2厘米。上面可见数个圆形凹陷的茎痕，直径2~8毫米，有时尚可见茎基，直径在5毫米以上，下面及两侧簇生多数细长的根似马尾状。根呈圆柱形，略弯曲，长5~20厘米，直径1~2毫米；表面黄棕色至棕色，平滑或具细皱纹。质脆，易折断，折断面平坦，皮部黄白色或淡色，中央，木部小，黄色。气微、味微苦。蔓生白薇根茎较细，长2~6厘米，直径4~8毫米。残存的茎基也较细，直径在5毫米以下。根多弯曲。

【生境分布】 生长于树林边缘或山坡。主产于山东、安徽、辽宁、四川、江苏、浙江、福建、甘肃、河北、陕西等地。

【采收加工】 春、秋二季采挖，除去地上部分，洗净，晒干，润透，切段生用。

【性味归经】 苦、咸，寒。归胃、肝、肾经。

【功能主治】 清热凉血，利尿通淋，解毒疗疮。用于温邪伤营发热，阴虚发热，骨蒸劳热，产后血虚发热，热淋，血淋，痈疽肿毒，疔疮。

【用量用法】 内服：5~10克，煎服。

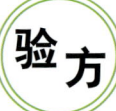

①产后血虚发热： 白薇9克，当归12克，人参5克，甘草6克，水煎服。**②虚热盗汗：** 白薇、地骨皮各12克，鳖甲、银柴胡各9克，水煎服。**③尿路感染：** 白薇9克，石韦12克，滑石15克，木通10克，生甘草5克，水煎服；或白薇25克，车前草50克，水煎服。**④咽喉肿痛：** 白薇9克，甘草3克，桔梗6克，射干、金银花、山豆根各10克，水煎服。**⑤肺实鼻塞：** 白薇、款冬花、贝母（去心）各50克，百部100克，上为末，每次5克，米饮调下。

使用注意

脾胃虚寒、食少便溏者不宜服用。

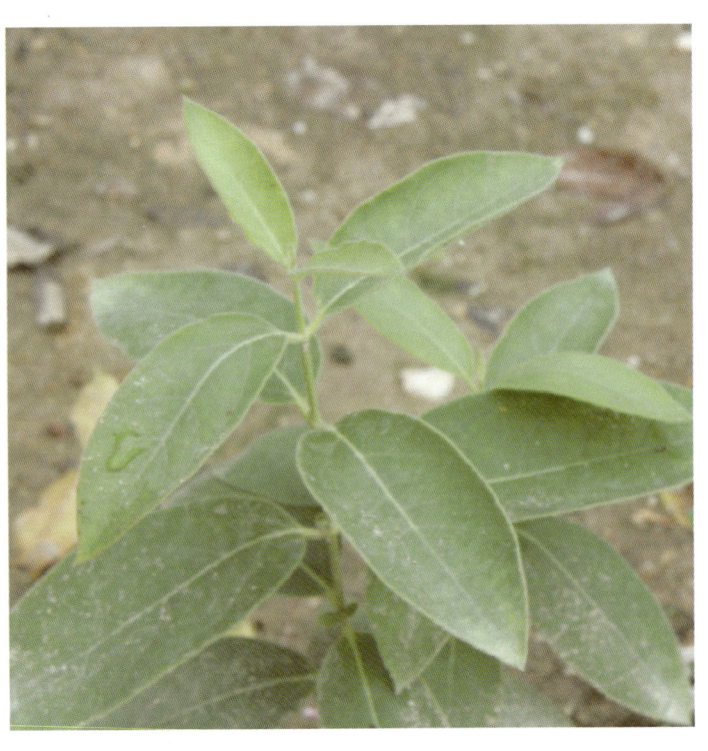

食疗药膳

●丹参桃仁白薇粥

原料：白薇、桃仁（去皮尖）各10克，丹参15克，粳米50克。
制法：将桃仁研碎，与白薇、丹参同煎取汁去渣，与粳米同煮为粥。
用法：温服适量。
功效：清热凉血，化瘀。
适用：损伤后瘀血发热、大便干结等。

●白薇冬茶

原料：白薇5克，桔梗、天冬、绿茶、甘草各3克。
制法：用200毫升开水冲泡10分钟后饮用，也可直接冲饮。
用法：代茶频饮。
功效：清热消核。
适用：瘰疬痰核、皮肤肿块等。

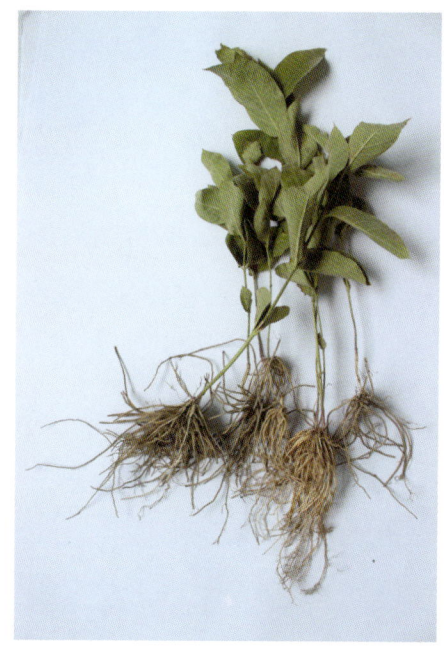
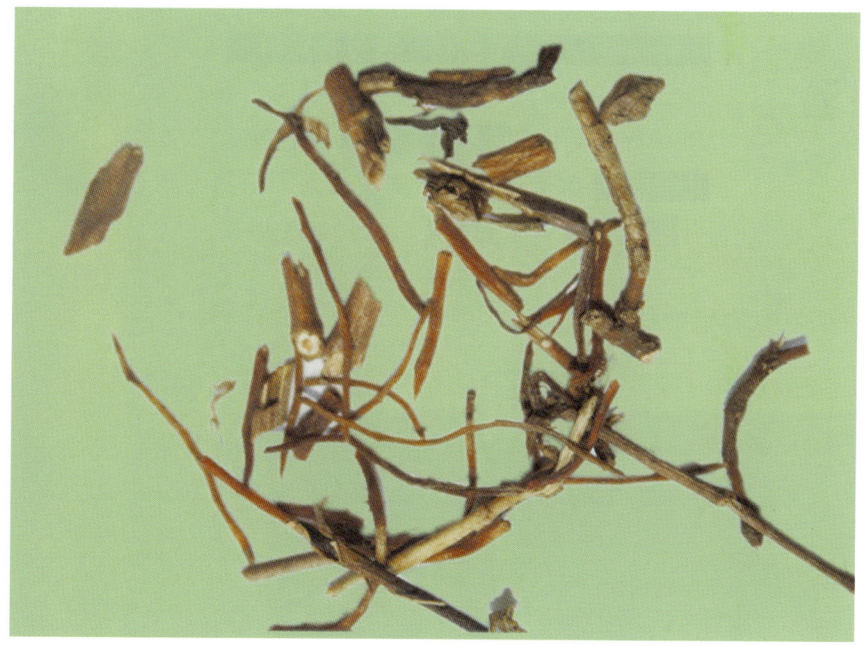

瓜子金

- **别名** 辰砂草、金锁匙、瓜子草、挂米草、金牛草、竹叶地丁。
- **来源** 本品为远志科植物瓜子金 *Polygala japonica* Houtt. 的干燥全草。

【形态特征】多年生草本，高10～30厘米。根圆柱形，表面褐色，有纵横皱纹和结节，支根细。茎丛生，微被灰褐色细毛。叶互生，卵状披针形，长1～2厘米，宽0.5～1厘米，侧脉明显，有细柔毛。总状花序腋生，花紫色；萼片5，不等大，内面2片较大，花瓣状；花瓣3，基部与雄蕊鞘相连，中间1片较大，龙骨状，背面先端有流苏状附属物；雄蕊8，花丝几全部连合成鞘状；子房上位，醉头2裂，不等长。蒴果广卵形，顶端凹，边缘有宽翅，具宿萼。种子卵形，密被柔毛。花期4～5月，果期5～7月。

【生境分布】生长于山坡草丛中，路边。主产安徽、浙江、江苏。

【采收加工】采制春、夏、秋季采挖，除去泥沙，晒干。

【性味归经】辛、苦，平。归肺经。

【功能主治】祛痰止咳，活血消肿，解毒止痛。用于咳嗽痰多，咽喉肿痛，喉痹；外治跌打损伤，疔疮疖肿、痈疽，蛇虫咬伤。

【用量用法】内服：15～30克，煎服；亦可捣汁或研末服。外用：捣敷。

验方 ①**骨髓炎、骨关节结核、多发性脓肿：** 瓜子金干草250克，加酒2000毫升，蒸制成药酒，每日2次，每次15～30克；亦可服药片，每次5片，或流浸膏每次20毫升，每日3次（儿童及经期妇女酌减）。②**毒蛇咬伤：** 用新鲜瓜子金30克捣烂，外敷于咬伤处，每日换药1次。③**小儿疳积：** 瓜子金30克，猪肝60克，蒸熟去药渣，食肝及汁，连服3剂。④**失眠：** 瓜子金全草干品50克或鲜品100克，用砂锅大火煎煮2次，药液过滤合并，小火浓缩再过滤，加单糖浆适量使成60毫升，临睡前顿服。

使用注意
脾胃虚寒者慎用。

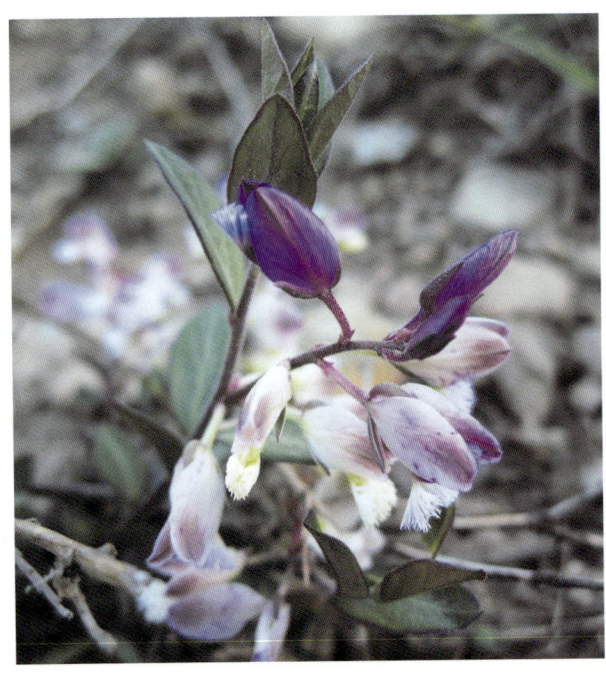
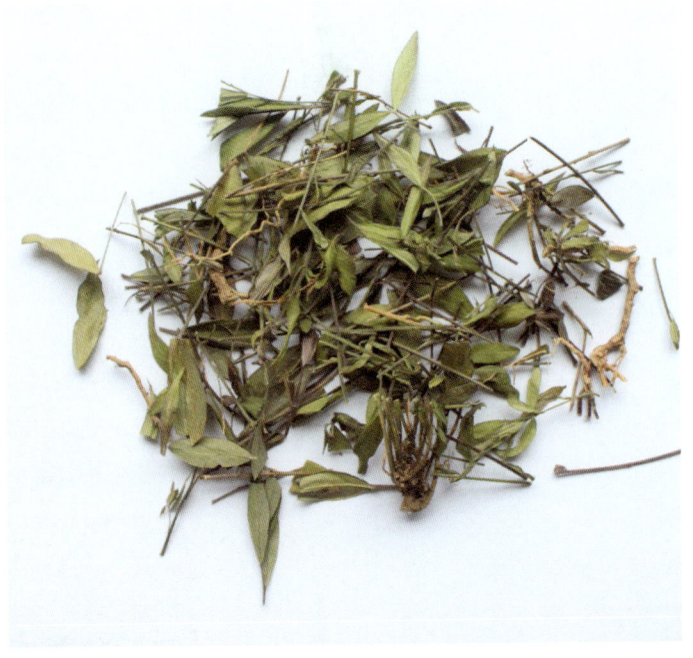

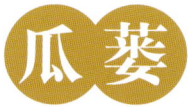

瓜蒌

- **别名** 栝楼、苦瓜、天撒、山金匏、药瓜皮。
- **来源** 本品为葫芦科植物栝楼 *Trichosanthes kirilowii* Maxim. 或双边栝楼的干燥成熟果实。

【形态特征】多年生草质藤本。茎有棱线，卷须2～3歧。叶互生，叶片宽卵状心形，长宽相近，5～14厘米，3～5浅裂至深裂，边缘常再分裂，小裂片较圆，两面稍被毛。雄花生长于上端1/3处，3～8朵成总状花序，有时单生，萼片线形，花冠白色，裂片扇状倒三角形，先端流苏长1.5～2厘米；雌花单生，花梗长约6厘米。果实椭圆形至球形，长7～11厘米，果瓤橙黄色。种子扁椭圆形。

【生境分布】生长于山坡、草丛、林缘半阴处。全国均产，栽培或野生。分布于山东、河北、河南、安徽、浙江等地，以山东产者质量优。

【采收加工】9～10月间果实成熟，外皮转红变厚，内部糖汁渐稠时采收。连果柄一齐剪下，悬挂阴凉通风处阴干。

【性味归经】甘、微苦，寒。归肺、胃、大肠经。

【功能主治】清热涤痰，宽胸散结，润燥滑肠。用于肺热咳嗽，痰浊黄稠，胸痹心痛，结胸痞满，乳痈，肺痈，肠痈，热结便秘。

【用量用法】内服：9～15克，煎服。

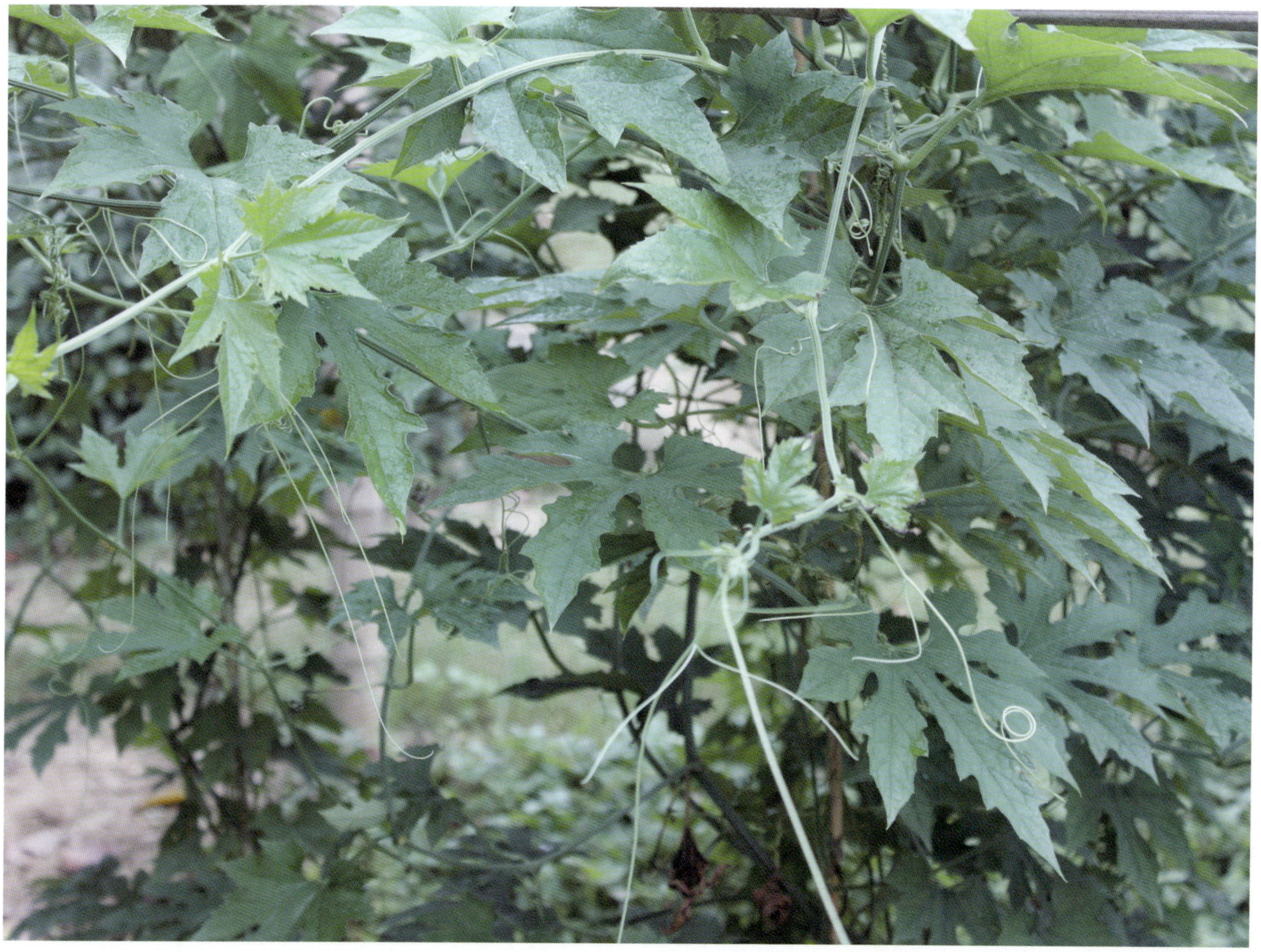

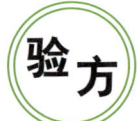

①**发热头痛：**瓜蒌1枚，取瓤细锉，置瓷碗中，加热水浸泡，去滓服。②**小便不通、腹胀：**瓜蒌焙研，每次10克，热酒下，频服，以通为度。③**化痰通腑：**全瓜蒌30～40克，胆南星6～10克，生大黄、芒硝（熔化）各10～15克，水煎服。④**热毒蕴结型乳腺癌：**瓜蒌25个，全蝎160克，将全蝎晒干或烘干，碾成细粉，均匀地纳入瓜蒌焙干存性，碾成细粉，瓶装备用。口服，每次3克，每日3次，连服1个月。

食疗药膳

●瓜蒌饼

原料：瓜蒌200克，面粉600克，白糖75克，清水适量。
制法：瓜蒌去籽，放在锅内，加水少许，加白糖，以小火煨熬，拌成馅。另取面粉，加水适量经发酵加面碱，揉成面片，把瓜蒌夹在面片中制成面饼，烙熟或蒸熟。
用法：佐餐或随意服用。
功效：润肺化痰，散结宽胸。
适用：肺癌胸痛。

●瓜蒌茶

原料：瓜蒌30克。
制法：全瓜蒌洗净用蒸笼蒸熟，压扁晒干，切成丝，煎水。
用法：代茶频饮。
功效：清肺化痰。
适用：气管炎。

使用注意

脾胃虚寒，大便不实，有寒痰、湿痰者不宜服用。

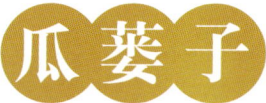

- **别名** 瓜米、瓜蒌仁、栝楼仁。
- **来源** 本品为葫芦科植物栝楼 Trichosanthes kirilowii Maxim.或双边栝楼的干燥成熟种子。

【形态特征】同瓜蒌。

【生境分布】同瓜蒌。

【采收加工】秋季采摘成熟果实，剖开，取出种子，洗净，晒干。

【性味归经】甘，寒。归肺、胃、大肠经。

【功能主治】润肺化痰，滑肠通便。用于燥咳痰黏，肠燥便秘。

【用量用法】内服：9~15克，煎服。

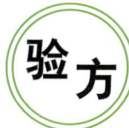

①**肺脏蕴热痰嗽，胸膈塞满**：瓜蒌子（去壳，别研）、半夏（汤泡七次，焙，取末）各30克，上件和匀，生姜自然汁打面糊为丸，如梧桐子大，每服50丸，食后用姜汤送下。②**大便燥结**：瓜蒌子、火麻仁各9克，水煎服。③**产后恶露不尽，或经后瘀血停滞肠胃作痛**：瓜蒌子、桃仁、牡丹皮各6克，薏苡仁12克，水2钟，煎八分，空腹服。

使用注意

脾胃虚寒，大便不实，有寒痰、湿痰者不宜服用。

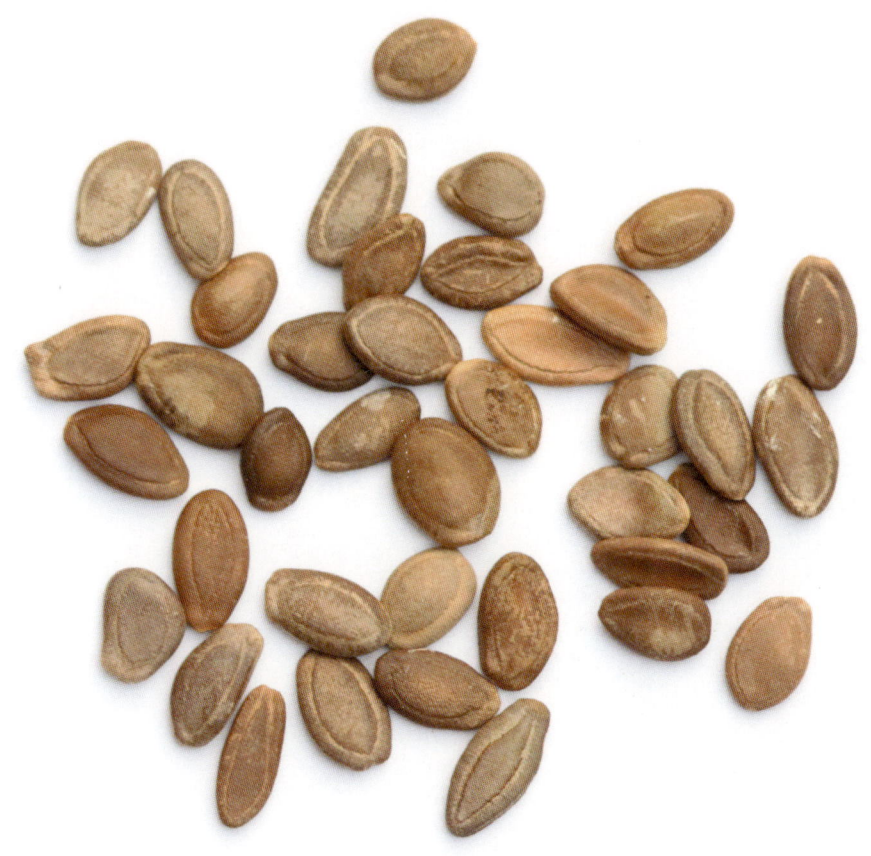

炒瓜蒌子

- **别名** 无。
- **来源** 本品为瓜蒌子的炮制加工品。

【形态特征】同瓜蒌。
【生境分布】同瓜蒌。
【采收加工】取瓜蒌子,用小火炒至微鼓起,取出,放凉。
【性味归经】甘,寒。归肺、胃、大肠经。
【功能主治】润肺化痰,滑肠通便。用于燥咳痰黏,肠燥便秘。
【用量用法】内服:9~15克,煎服。

使用注意

脾胃虚寒,大便不实,有寒痰、湿痰者不宜服用。

瓜蒌皮

- **别名** 瓜壳、栝楼壳。
- **来源** 本品为葫芦科植物栝楼炒瓜蒌子或双边栝楼Trichosanthes kirilowii Maxim.的干燥成熟果皮。

【形态特征】同瓜蒌。
【生境分布】同瓜蒌。
【采收加工】秋季采摘成熟果实,剖开,除去果瓤及种子,阴干。
【性味归经】甘,寒。归肺、胃经。
【功能主治】清热化痰,利气宽胸。用于痰热咳嗽,胸闷胁痛。
【用量用法】内服:6~10克,煎服。

使用注意

脾胃虚寒,大便不实,有寒痰、湿痰者不宜服用。

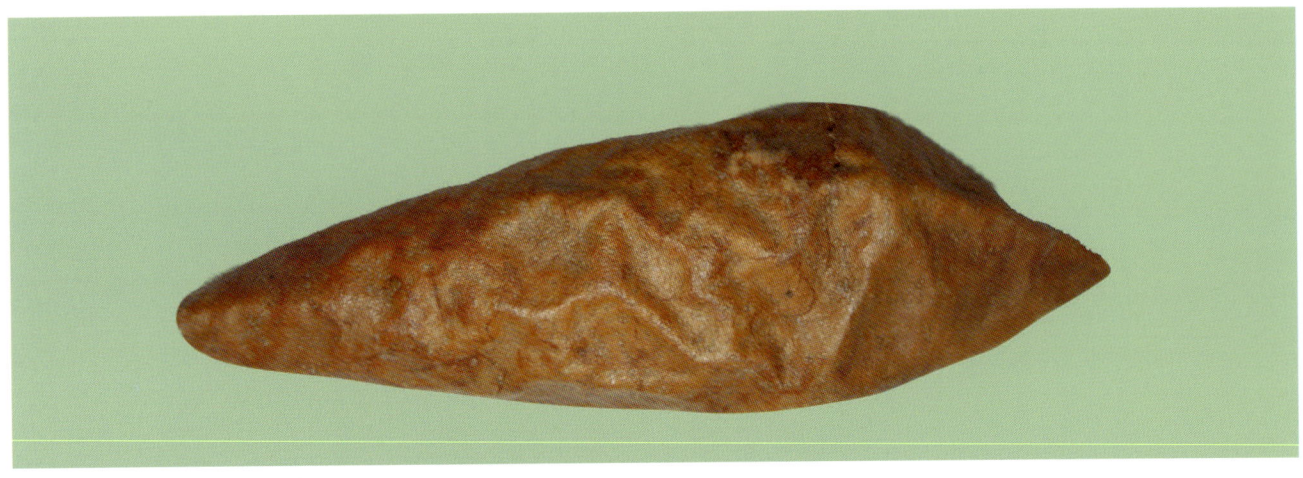

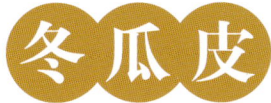

- **别名** 白瓜皮、白东瓜皮。
- **来源** 本品为葫芦科植物冬瓜 Benincasa hispida (Thunb.) Cogn. 的干燥外层果皮。

【形态特征】一年生攀缘草本，多分枝，枝蔓粗壮，全体有白色刚毛；卷须2～3叉。叶片心状卵形，长宽均10～25厘米，通常5～7浅裂，裂片三角形或卵形，先端短尖，边缘有波状齿或钝齿。雌雄花均单生叶腋，黄色；花萼裂片三角状卵形，绿色，边缘有锯齿或波状裂，叶状，反折。果实长椭圆形，长25～60厘米，直径20～30厘米，幼时绿色，表面密被针状毛，成熟后有白色蜡质粉质，果肉肥厚纯白，疏松多汁，种子卵形，白色或黄白色，扁平有窄缘。花期6～9月，果期7～10月。

【生境分布】全国大部分地区有产。均为栽培。

【采收加工】夏末冬初果实成熟时采收，食用冬瓜时收集削下的外层果皮，晒干。

【性味归经】甘，凉。归脾、小肠经。

【功能主治】利尿消肿。用于水肿胀满，小便不利，暑热口渴，小便短赤，泄泻，疮肿。

【用量用法】内服：9～30克，煎服。

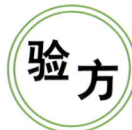

①**高热：**冬瓜皮500克，连皮煎汤1000毫升，分数次服。②**妊娠高血压综合征：**新鲜冬瓜皮250克，洗净，水煎代茶饮，每日1剂，3～7日为1个疗程。③**非肾性水肿患者在恢复期内：**冬瓜皮煎剂60克，并饮水1000毫升。④**水肿：**冬瓜皮100克，玉米须、白茅根各30克，水煎服，每日3次。或冬瓜1000克，赤小豆100克，水炖烂饮服，每日2次。

食疗药膳

● 瓜皮茅根茶

原料：冬瓜皮、鲜茅根各60克。
制法：将上两味药洗净，加水煎汤。
用法：每日1剂，不拘时代茶饮。
功效：清热解毒，利水消肿。
适用：急性肾炎引起的面部及全身浮肿。

使用注意

因营养不良而致虚肿慎服。

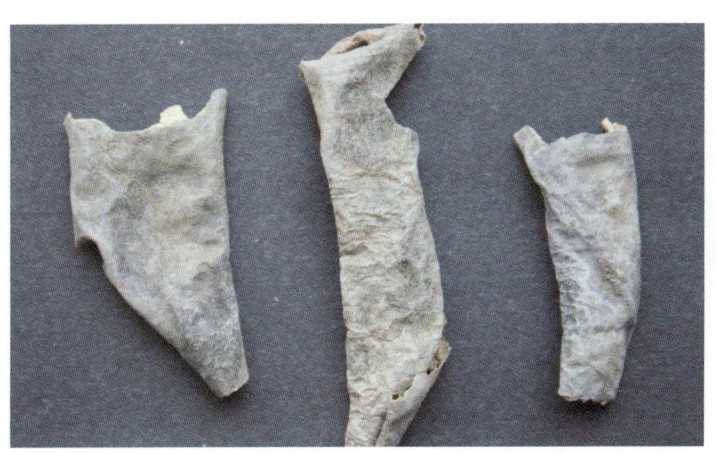
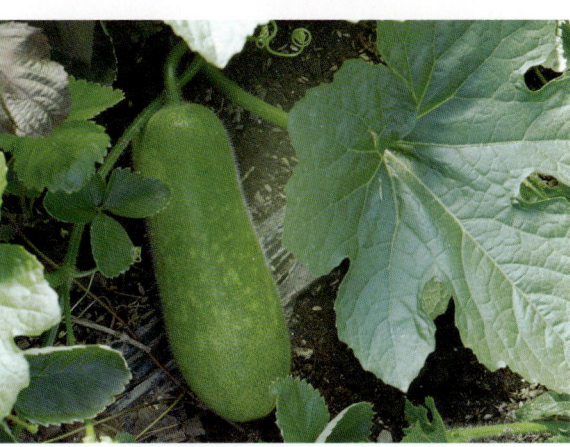

冬虫夏草

- **别名** 虫草、冬虫草。
- **来源** 本品为麦角菌科真菌冬虫夏草菌 *Cordyceps sinensis* (BerK.) Sacc. 寄生在蝙蝠蛾科昆虫幼虫上的子座及幼虫尸体的干燥复合体。

【形态特征】冬虫夏草菌子囊菌之子座出自寄主幼虫的头部,单生,细长如棒球棍状,长4~11厘米。上部为子座头部,稍膨大,呈圆柱形,褐色,密生多数子囊壳。子囊壳大部分陷入子座中,先端突出于子座之外,卵形或椭圆形;每一子囊壳内有多数细长的子囊,每一子囊内有8个具有隔膜的子囊孢子,一般只有2个成活,线形。寄主为鳞翅目、鞘翅目等昆虫的幼虫,冬季菌丝侵入蛰居于土中的幼虫体内,使虫体充满菌丝而死亡。夏季长出子座。

【生境分布】生长于海拔3000~4500米的高山草甸区。分布于四川、青海、西藏等地。云南、甘肃、贵州也有。

【采收加工】夏初子座出土,孢子未发散时挖取,晒六七成干,除去似纤维状的附着物及杂质,晒干或低温干燥。

【性味归经】甘,平。归肺、肾经。

【功能主治】补肾益肺,止血化痰。用于肾虚精亏,阳痿遗精,头昏耳鸣,腰膝酸痛,久咳虚喘,劳嗽咯血,体虚自汗。

【用量用法】内服:3~9克,煎汤;或入丸。

验方 ①肺结核咳嗽、咯血、老年虚喘:冬虫夏草30克,贝母15克,百合12克,水煎服。②肾虚腰痛:冬虫夏草、枸杞子各30克,黄酒1000毫升,浸泡1周,每次1小盅,每日2次。③阳痿、遗精:冬虫夏草3~9克,枸杞子、山药、山萸肉各10克,水煎服,每日1剂。④阳痿、遗精、自汗盗汗、胃寒怕冷:冬虫夏草10克,公鸡1只,炖熟分次食用。

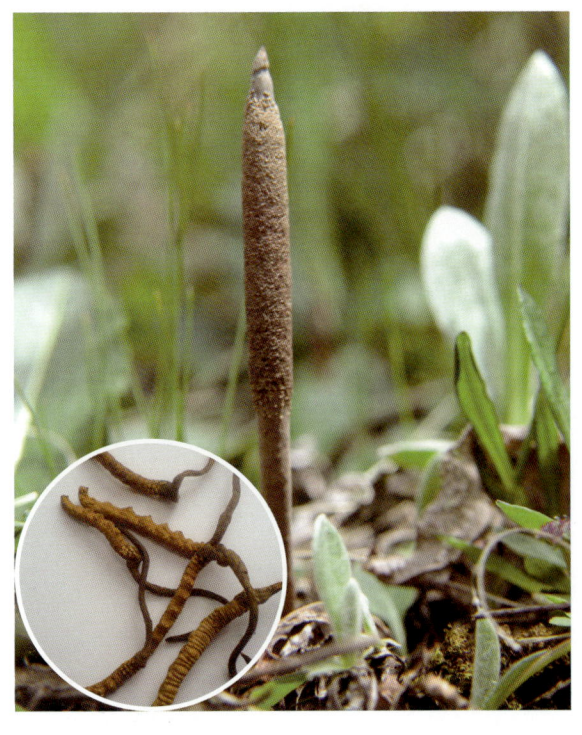

食疗药膳

●冬虫夏草蒸胎盘

原料:新鲜胎盘1个,冬虫夏草10~20克,油、盐各适量。

制法:胎盘洗净血水并切块,加入冬虫夏草、油、盐、清水适量,蒸熟食用。

用法:趁热食用,每日1次。

功效:补元气,益肺肾,滋阴止咳。

适用:肺结核盗汗、阳痿遗精、支气管哮喘、老年人或病后体虚、气血不足喘咳等。

使用注意

有表邪者慎用。

冬凌草

- **别名** 冰凌花、冰凌草、六月令、彩花草、山香草、雪花草。
- **来源** 唇形科香茶菜属植物碎米桠 *Rabdosia rubescens*（Hemsl.）Hara 以全株入药。

【形态特征】为多年生草本植物或亚灌木，一般高30~130厘米。叶对生，有柄，叶片皱缩，展平后呈卵形或棱状卵圆形，长2~6厘米，宽1.5~3厘米，先端锐尖或渐尖，基部楔形，骤然下延成假翅，边缘具粗锯齿，齿尖具胼胝体，上表面为棕绿色，有腺点，疏被柔毛，下表面淡绿色。茎直立，茎高30~100厘米，最高150厘米，地上茎部分木质化，中空，基部浅褐色，上部浅绿色至浅紫色；无毛纵向剥落，茎上部表面红紫色，有柔毛；质硬脆，断面淡黄色。根系庞大，单墩毛根达200~1000条，可有效地固结土壤。冬凌草的根系为浅根系，多分布在0~20厘米的土壤表层中，呈水平状纵横交错，构成密集的根网，根长为0.3~0.7米，野外单层根幅25厘米×30厘米，幼根黄白色，老根黑褐色。聚散花序3~5花。花冠淡兰色或淡紫红色，二唇形，上唇外反，先端具4圆裂，下唇全缘，通常较上唇长，常呈舟状，花冠基部上方常呈浅囊状；雄蕊4，2强，伸出花冠外，花柱先端相等2浅裂，花盘杯状。小坚果倒卵状三棱形，褐色无毛。花期8~10月，果期9~11月。

【生境分布】生长于山坡、灌木丛、林地及路边向阳处。分布于河北、山西、陕西、甘肃、安徽、浙江、江西、河南、湖北、湖南、广西、四川、贵州。

【采收加工】秋季采收，洗净，晒干。

【性味归经】苦、甘，微寒。归肺、胃、肝经。

【功能主治】清热解毒，活血止痛。用于咽喉肿痛，癥瘕腹痛，蛇虫咬伤。

【用量用法】内服：30~60克，煎服；或泡酒。

验方 ①感冒、头痛：冬凌草全株250克，水煎洗患处。②风湿骨痛、关节炎：冬凌草全株90克，泡酒500毫升，早晚各服50毫升。

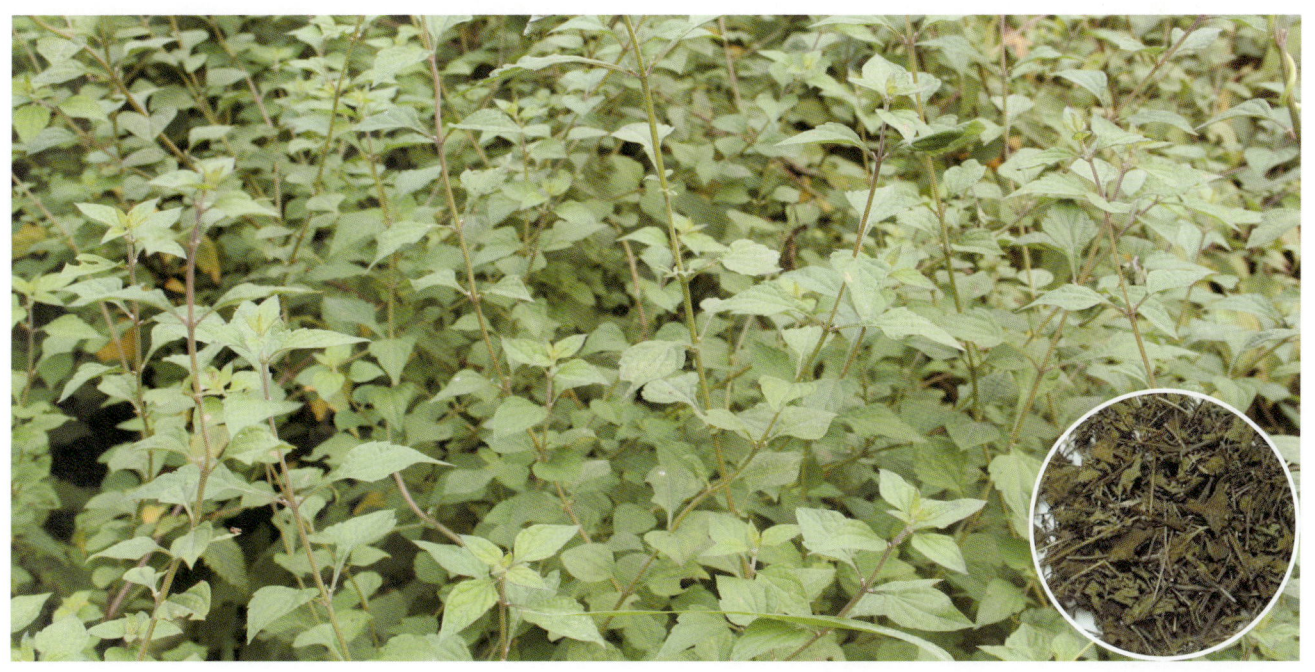

冬葵果

- **别名** 葵子、葵菜子、冬葵子。
- **来源** 本品系蒙古族习用药材。为锦葵科植物冬葵 *Malva verticillata* L. 的干燥成熟果实。

【形态特征】一年生草本，不分枝。茎被柔毛。叶柄细瘦，被疏柔毛，叶片圆形，5～7裂，直径5～8厘米，基部心形、边缘具细锯齿，特别皱曲。花白色。果扁球形，直径约8毫米，分果10～11，网状，具细柔毛。种子直径约1毫米，暗黑色。花期6～9月。

【生境分布】我国西南及河北、甘肃、江西、湖北、湖南等地种植。

【采收加工】夏、秋二季果实成熟时采收，除去杂质，阴干。

【性味归经】甘、涩，凉。

【功能主治】清热利尿，消肿。用于尿闭，水肿，口渴，尿路感染。

【用量用法】内服：3～9克，煎服。

验方 ①肾炎、泌尿系感染、结石对小便不利，淋沥涩痛、水肿等：常与车前子、海金沙、茯苓等配用。②乳腺炎、乳少用乳腺炎初期，乳汁稀少或排乳困难，乳房腹痛：冬葵子30克，水、酒各半煎服，或以本品配砂仁各等量，为末，热酒冲服。③湿热带下：扁豆60克，粳米100克，加水煮粥，近熟时放入冬葵250克，共煮熟，分2次食。④小便不利：冬葵250克，加水1大碗，待煮沸后，稍加猪油、盐调味即可，每日1次。

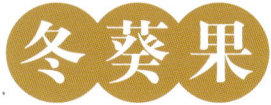

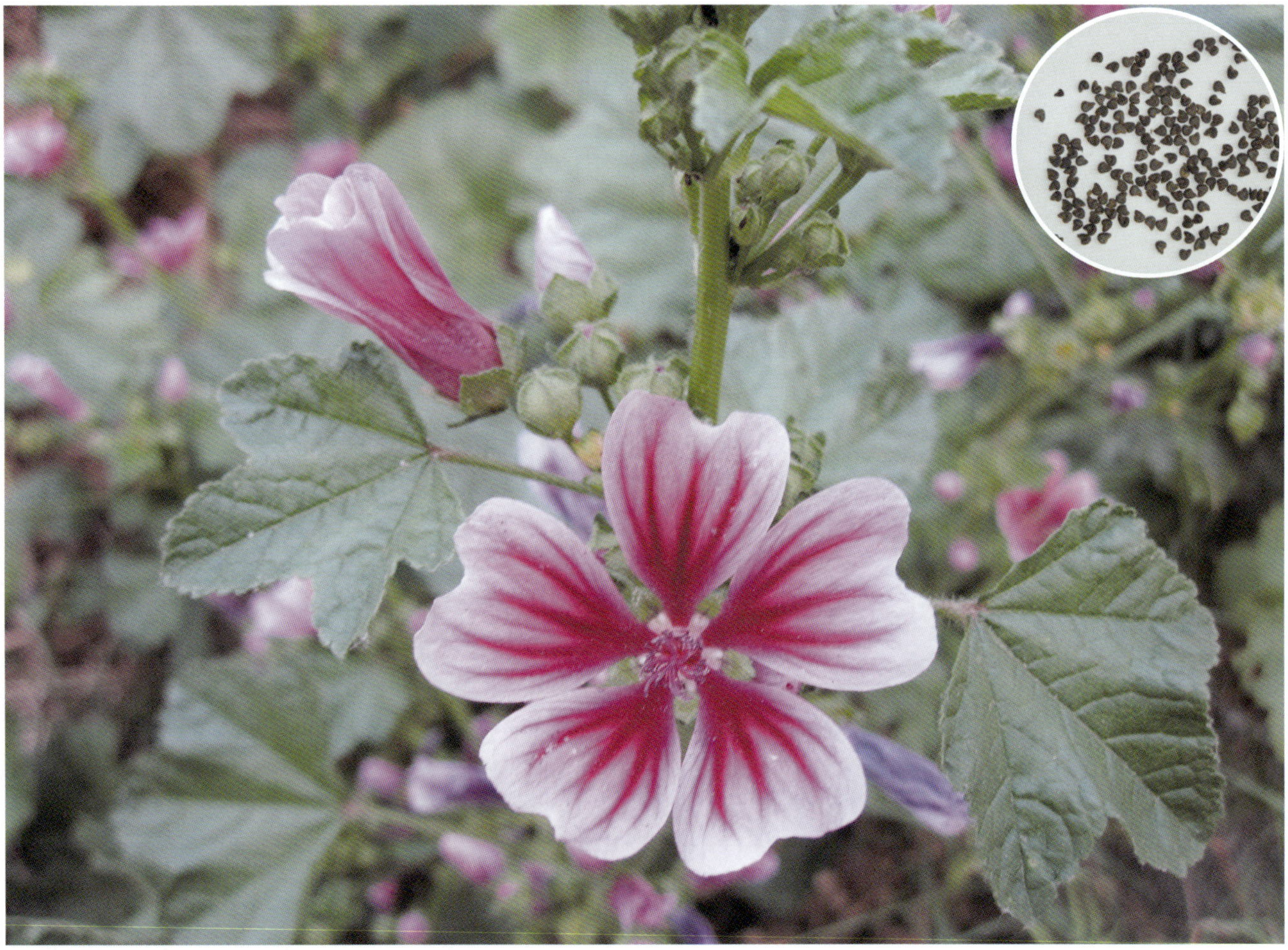

玄明粉

- **别名** 白龙粉、风化硝、元明粉。
- **来源** 本品为芒硝经风化失去结晶水而成的无水硫酸钠。

【形态特征】 晶体结构属斜方晶系。晶体呈双锥状、柱状、板状或粒状，集合体为散粒、粉末状或块状。无色透明，或呈灰白、黄、黄褐等色，透明度亦降低。玻璃状或油脂状光泽。解理多组，完全、中等、不完全。硬度2.5～3。相对密度2.66～2.68。易溶于水，在潮湿空气中易水化，逐渐变成粉末状的芒硝。味微咸。

【生境分布】 天然无水芒硝产于含硫酸钠卤水的盐湖中，与芒硝、泻利盐、白钠镁矾、钙芒硝、石膏、泡碱、石盐等共生。

【采收加工】 将芒硝放入平底盆内或用纸包裹，露置通风干燥处，令其风化，使水分消失，成为白色粉末即得。风化时气温不宜高于32℃，否则会使芒硝液化。此法所得玄明粉，常因风化不完全而残留一部分水分。又法：将芒硝放入瓷盆（忌用铁锅）内，再将盆放在水锅上加热，使结晶熔化，然后水分逐渐散失，而留存白色粉末。水分消失较上法彻底。

【性味归经】 咸、苦，寒。归胃、大肠经。

【功能主治】 泻下通便，润燥软坚，清火消肿。用于实热积滞，大便燥结，腹满胀痛；外治咽喉肿痛，口舌生疮，齿龈肿痛，目赤，痈肿，丹毒。

【用量用法】 内服：3～9克，溶入煎好的汤液中服用。外用：适量。

验方 ①**大便不通**：玄明粉15克，每服二钱匕，将冷茶磨木香入药，顿服。②**血热便秘等**：玄明粉9克，当归尾15克，煎汤服。③**小儿强中证（即阴茎无故坚硬勃起，久久不萎）**：玄明粉10克，纱布包扎，每晚睡前外敷两手心，连用1星期。④**新生儿腹胀**：玄明粉10～20克，小茴香1～3克，研末同拌，布敷脐上。⑤**早期肝硬化腹水**：杜仲15克，猪苓12克，煎水冲玄明粉15～25克内服，每日1次，连用3日即可。

使用注意

孕妇慎用；不宜与硫黄、三棱同用。

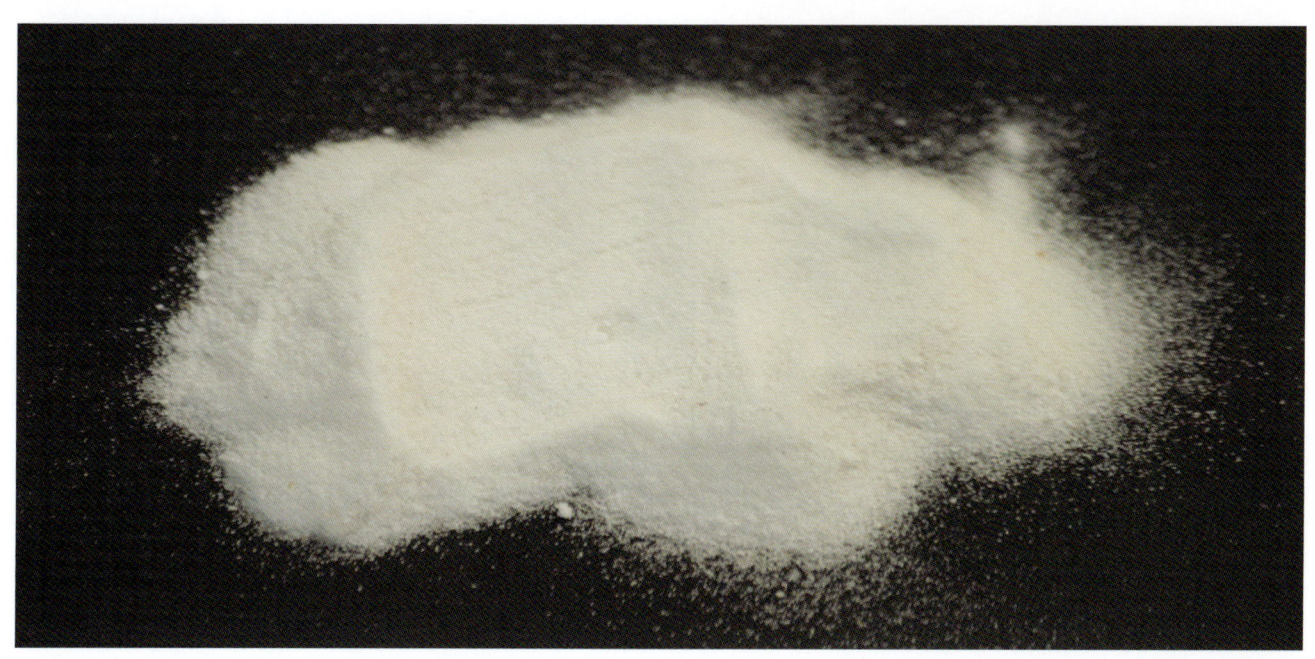

玄参

- **别名** 元参、黑参、鹿肠、玄台、逐马、浙玄参、乌元参、野脂麻。
- **来源** 本品为玄参科多年生草本植物玄参 Scrophularia ningpoensis Hemsl. 的干燥根。

【形态特征】多年生草本，根肥大。茎直立，四棱形，光滑或有腺状毛。茎下部叶对生，近茎顶互生，叶片卵形或卵状长圆形，边缘有细锯齿，下面疏生细毛。聚伞花序顶生，开展成圆锥状，花冠暗紫色，5裂，上面2裂片较长而大，侧面2裂片次之，最下1片裂片最小，蒴果卵圆形，萼宿存。

【生境分布】生长于溪边、山坡林下及草丛中。产于我国长江流域及陕西、福建等省，野生、家种均有。

【采收加工】冬季茎叶枯萎时采挖，除去根茎、幼芽、须根及泥沙，晒或烘至半干。堆放3~6日，反复数次至干燥。

【性味归经】甘、苦、咸，微寒。归肺、胃、肾经。

【功能主治】清热凉血，滋阴降火，解毒散结。用于温邪入营，内陷心包，温毒发斑，热病伤阴，舌绛烦渴，津伤便秘，骨蒸劳嗽，目赤，咽痛，白喉，瘰疬，痈肿疮毒。

【用量用法】内服：9~15克，煎服。

验方

①**慢性咽喉肿痛**：玄参、生地各15克，连翘、麦冬各10克，水煎服。②**热毒壅盛、高热神昏、发斑发疹**：玄参、甘草各10克，石膏30克，知母12克，水牛角60克，粳米9克，水煎服。③**腮腺炎**：玄参15克，板蓝根12克，夏枯草6克，水煎服。④**热病伤津、口渴便秘**：玄参30克，生地、麦冬各24克，水煎服。⑤**急性扁桃体炎**：玄参15克，连翘、射干、牛蒡子、黄芩、桔梗各10克，薄荷6克，甘草5克，水煎服。

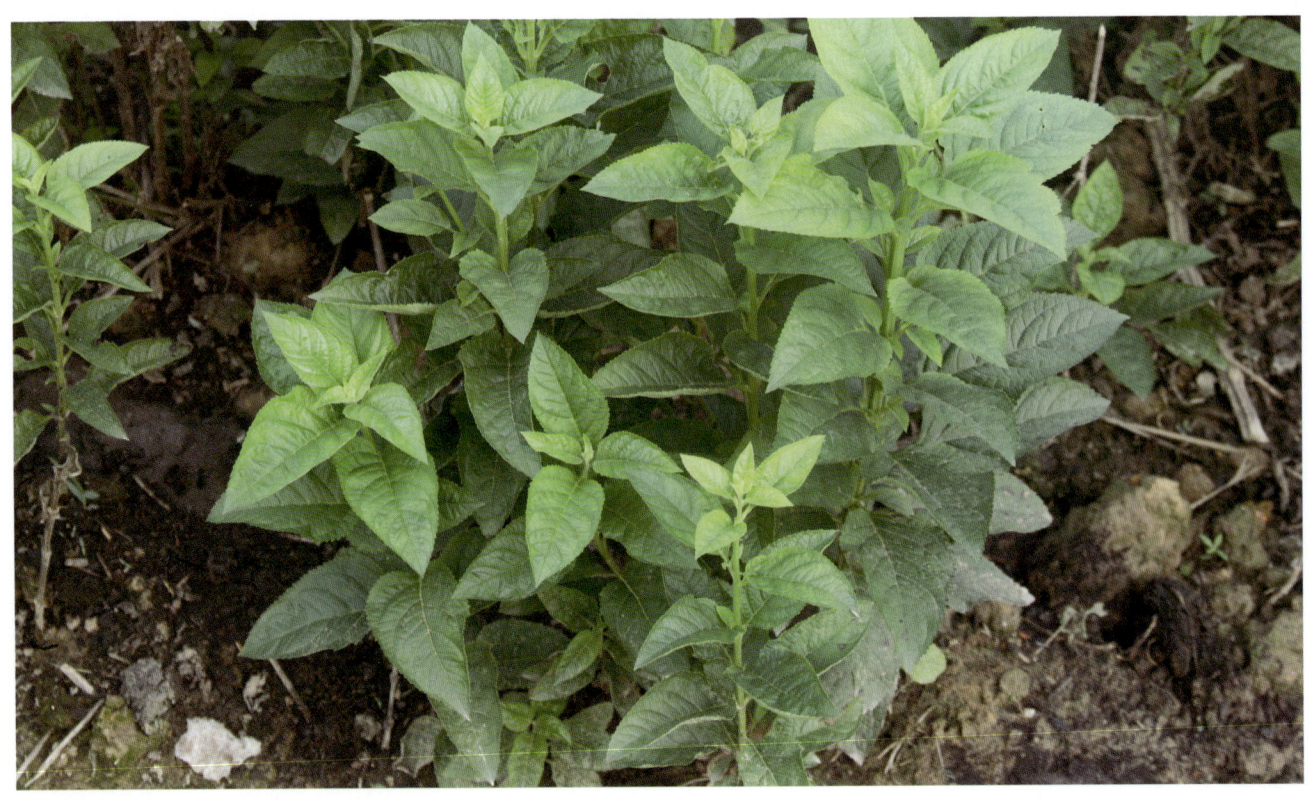

食疗药膳

●清肺止咳茶

原料：玄参、麦冬各60克，乌梅24克，桔梗30克，甘草15克。
制法：将上几味共制粗末，混匀分包，每包18克。
用法：每用1包，放入茶杯中，沸水冲泡代茶饮用。
功效：润肺止咳。
适用：感冒咳嗽、夏秋季预防上呼吸道感染。

●山药玄参羹

原料：生怀山药30克，玄参10克。
制法：先将玄参放入沙罐，煎煮1小时，滤渣留汁，待凉后，再加山药（研为细末），以慢火搅拌，煮成羹糊状即可。
用法：每日1剂，于空腹时顿食。
功效：益气养阴，健脾生血，清热凉血，滑肺利咽。
适用：脾虚胃热，气血不足之纳食不香，口干喜饮，大便秘结，或肺热阴伤之干咳少痰，痰中带血，烦热盗汗，咽干音哑等。

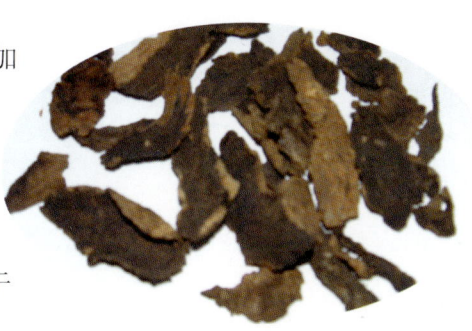

●玄参粥

原料：玄参15克，大米100克，白糖适量。
制法：将玄参洗净，放入锅中，加清水适量，水煎取汁，再加大米煮粥，待熟时调入白糖，再煮一、二沸即成。
用法：每日1剂。
功效：凉血滋阴，解毒软坚。
适用：温热病热入营血所致的烦热口渴、夜寐不安、神昏谵语、发斑及咽喉肿痛等。

使用注意

不宜与藜芦同用。

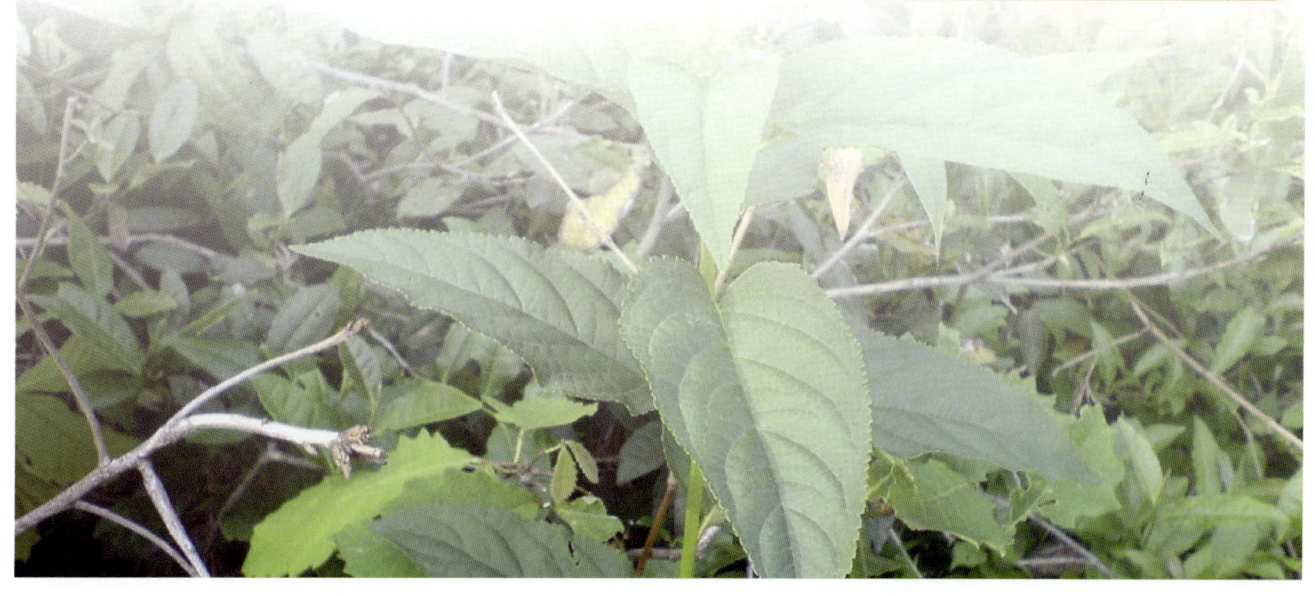

半边莲

- **别名** 瓜仁草、急解索、长虫草、半边花、细米草、蛇舌草。
- **来源** 本品为桔梗科多年生蔓生植物半边莲 *Lobelia chinensis* Lour. 的干燥全草。

【形态特征】为多年生小草本，高约10厘米，有乳汁。茎纤细，稍具2条纵棱，近基部匍匐，节着地生根。叶互生，狭披针形至线形，长0.7~2厘米，宽3~7毫米，全缘或疏生细齿；具短柄或近无柄。花单生叶腋，花梗长2~3厘米；花萼筒喇叭形，先端5裂；花冠淡红色或淡紫色，先端5裂，裂片披针形，长8~10毫米，均偏向一侧；雄蕊5，聚药，花丝基部分离；子房下位，2室。蒴果倒圆锥形。种子多数，细小，椭圆形，褐色。花期5~8月，果期8~10月。

【生境分布】生长于阳光或局部阴凉环境和肥沃、潮湿、多有机质、排水良好的土壤里。主产于安徽、江苏及浙江等地。

【采收加工】夏季采收，除去泥沙，洗净，晒干或用鲜品。

【性味归经】辛，平。归心、小肠、肺经。

【功能主治】清热解毒，利尿消肿。用于痈肿疔疮，毒蛇咬伤，腹胀水肿，湿热黄疸，湿疹湿疮，足癣。

【用量用法】内服：干品9~15克，鲜品30~60克，煎服。外用：适量。

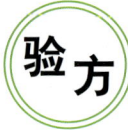

验方

①**多发性疖肿、急性蜂窝织炎：** 半边莲30克，紫花地丁15克，野菊花9克，金银花6克，水煎服，并用鲜半边莲适量，捣烂敷患处。②**蛇咬伤：** 鲜半边莲30~120克，水煎服，同时用鲜品捣烂敷伤口周围及肿痛处。③**黄疸、水肿、小便不利：** 半边莲、白茅根各30克，水煎加白糖适量服。④**肝硬化及血吸虫病腹水：** 半边莲30~45克，马鞭草15克，水煎服。

食疗药膳

●半边莲杏仁茶

原料：半边莲100克，苦杏仁15克。

制法：将半边莲、苦杏仁分别拣杂，洗净，半边莲晾干或晒干，切碎或切成碎小段，备用；苦杏仁洗净，放入清水中浸泡，泡涨后去皮尖，与半边莲同放入砂锅，加水适量，煎煮30分钟，用洁净纱布过滤，收取滤汁贮入容器即成。

用法：早晚2次分服。

功效：清热解毒，防癌抗癌。

适用：各类型肺癌及胃癌、子宫颈癌等。

使用注意

虚证水肿忌用。

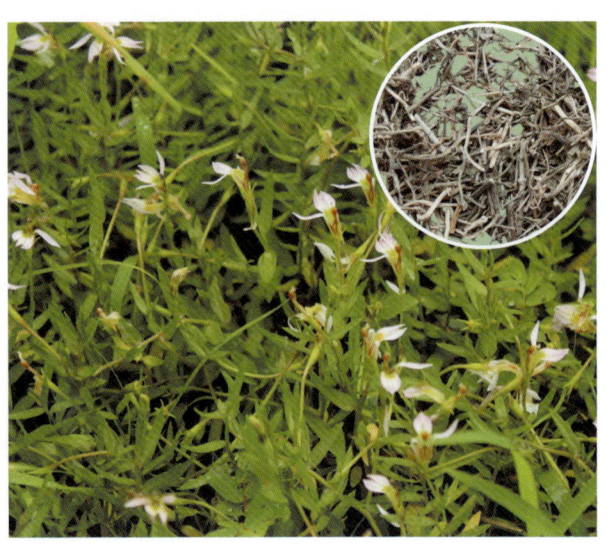

半枝莲

- **别名** 半向花、半面花、偏头草、挖耳草、通经草、狭叶韩信草。
- **来源** 本品为唇形科植物半枝莲 *Scutellaria barbata* D.Don 的干燥全草。

【形态特征】一二年生草本花卉，株高30～40厘米。茎下部匍匐生根，上部直立，茎方形、绿色。叶对生，叶片三角状卵形或卵圆形，边缘有波状钝齿，下部叶片较大，叶柄极短。花小，2朵对生，排列成偏侧的总状花序，顶生；花梗被黏性短毛；苞片叶状，向上渐变小，被毛。花萼钟状，外面有短柔毛，二唇形，上唇具盾片。花冠唇形，蓝紫色，外面密被柔毛；雄蕊4，二强；子房4裂，柱头完全着生在子房底部，顶端2裂。小坚果卵圆形，棕褐色。花期5～6月，果期6～8月。

【生境分布】多见于沟旁、田边及路旁潮湿处。分布于江苏、江西、福建、广东、广西等省（区）。

【采收加工】夏、秋季开花时采集，去根和泥土，洗净，晒干或鲜用。

【性味归经】辛、苦，寒。归肺、肝、肾经。

【功能主治】清热解毒，化瘀利尿。用于疔疮肿毒，咽喉肿痛，毒蛇咬伤，跌仆伤痛，水肿，黄疸。

【用量用法】内服：干品15～30克，鲜品30～60克，煎服。外用：适量，鲜品捣烂敷患处。

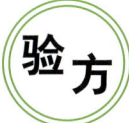

验方

①**肾炎水肿**：半枝莲15克，芦壳24克，冬瓜皮50克，煎服。
②**跌打损伤**：半枝莲捣烂，同酒糟煮热敷。 ③**毒蛇咬伤**：鲜半枝莲草洗净捣烂，绞汁，调黄酒少许温服，渣敷患处。

使用注意

孕妇和血虚者慎服。

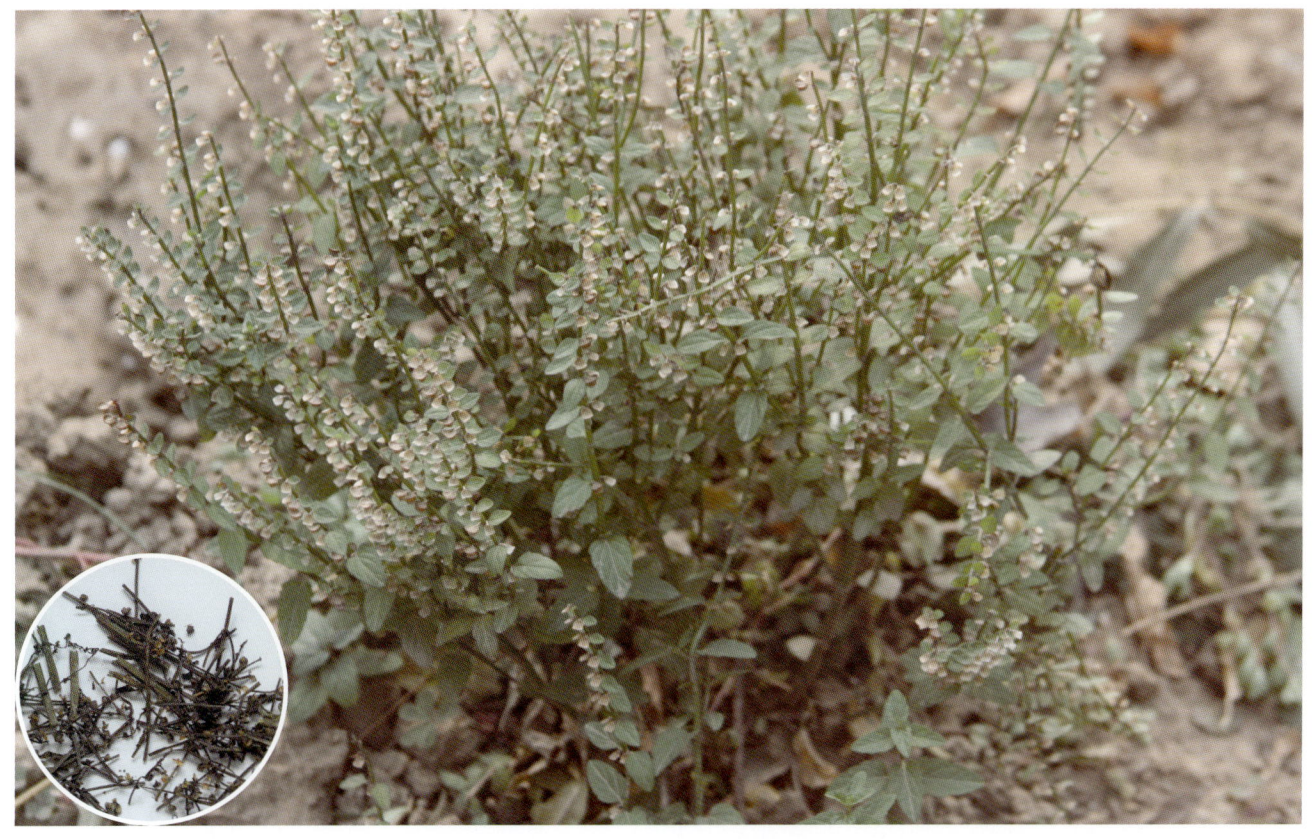

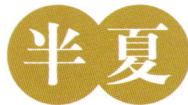 半夏

- **别名** 地文、示姑、水玉、守田、地茨菇、老黄嘴、野芋头。
- **来源** 本品为天南星科植物半夏 *Pinellia ternata*（Thunb.）Breit. 的干燥块茎。

【形态特征】多年生小草本，高15～30厘米。块茎近球形。叶基生，一年生的叶为单叶，卵状心形；2～3年后，叶为3小叶的复叶，小叶椭圆形至披针形，中间小叶较大，全缘，两面光滑无毛。叶柄长10～20厘米，下部有1株芽。花单性同株，肉穗花序，花序下部为雌花，贴生长于佛焰苞，中部不育，上部为雄花，花序中轴先端附属物延伸呈鼠尾状，伸出在佛焰苞外。浆果卵状椭圆形，绿色，成熟时红色。

【生境分布】生长于山坡、溪边阴湿的草丛中或林下。我国大部分地区均有。分布于四川、湖北、江苏、安徽等地。以四川、浙江产者量大质优。

【采收加工】夏、秋二季采挖，洗净，除去外皮及须根，晒干。

【性味归经】辛、温；有毒。归脾、胃、肺经。

【功能主治】燥湿化痰，降逆止呕，消痞散结。用于湿痰寒痰，咳喘痰多，痰饮眩晕，心悸不宁，痰厥头痛，呕吐反胃，胸脘痞闷，梅核气；外治痈肿痰核。

【用量用法】内服一般炮制后使用，3～9克，煎服。外用：适量，磨汁搽或研末以酒调敷患处。

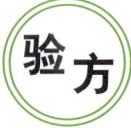 验方

①湿痰喘急，止心痛：半夏适量，香油炒，研末，作丸梧桐子大，每次三五十丸，姜汤下。②时气呕逆不下，吐呕：半夏15克，生姜、茯苓各10克，水煎服。③癫狂痫证：半夏15克，秫米30克，蜂蜜20克，水煎服。④肝风化火生痰引起眩晕：半夏、茯苓、陈皮各15克，干姜、天南星各10克，水煎服。

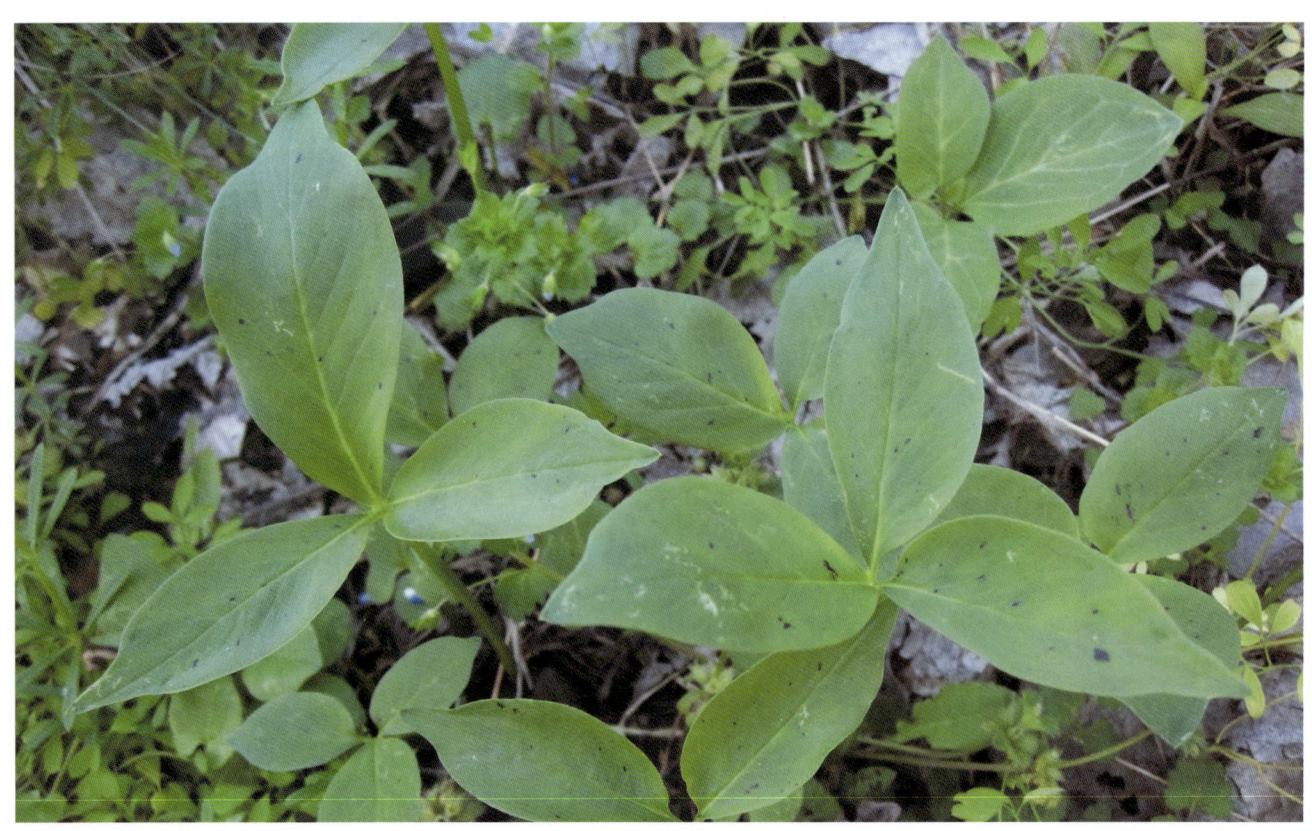

食疗药膳

●半夏山药粥

原料：怀山药、清半夏各30克。
制法：山药研末，先煮半夏取汁一大碗，去渣，调入山药末，再煮数沸，酌加白糖和匀。
用法：每日1次，空腹食用。
功效：燥湿化痰，降逆止呕。
适用：湿痰咳嗽、恶心呕吐等。

●半夏鸡子粥

原料：半夏6克，炮干姜3克，白面90克，鸡子白1枚。
制法：先将前2味研为细末，与面及鸡子白等相和溲（加水适量）软硬适宜，切作棋子，煮熟，用熟水淘后食用。
用法：空腹食之，连作3～5剂。
功效：温中降逆，益气补虚。
适用：脾胃气弱、痰哕呕吐、不下饮食等。

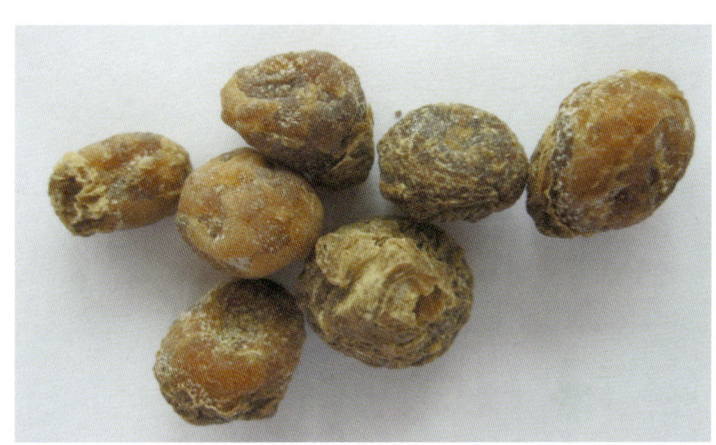

使用注意

一切血证及阴虚燥咳、津伤口渴者忌服。

法半夏

- **别名** 无。
- **来源** 本品为半夏的炮制加工品。

【形态特征】同半夏。
【生境分布】同半夏。
【采收加工】取净半夏，大小分开，用水浸泡至内无干心，取出；另取甘草适量，加水煎煮二次，合并煎液，倒入用适量水制成的石灰液中，搅匀，加入上述已浸透的半夏，浸泡，每日搅拌1～2次，并保持浸液pH值12以上，至剖面黄色均匀，口尝微有麻舌感时，取出，洗净，阴干或烘干，即得。每100千克净半夏，用甘草15千克、生石灰10千克。
【性味归经】辛，温。归脾、胃、肺经。
【功能主治】燥湿化痰。用于痰多咳喘，痰饮眩悸，风痰眩晕，痰厥头痛。
【用量用法】内服：3～9克，煎服。

姜半夏

- ●别名 无。
- ●来源 本品为半夏的炮制加工品。

【形态特征】同半夏。
【生境分布】同半夏。
【采收加工】取净半夏，大小分开，用水浸泡至内无干心，取出；另取生姜切片煎汤，加白矾与半夏共煮透，取出，晾干，或晾至半干，干燥；或切薄片，干燥。
【性味归经】辛，温。归脾、胃、肺经。
【功能主治】温中化痰，降逆止呕。用于痰饮呕吐，胃脘痞满。
【用量用法】内服：3~9克，煎服。

使用注意

一切血证及阴虚燥咳、津伤口渴者忌服。

清半夏

- ●别名 无。
- ●来源 本品为半夏的炮制加工品。

【形态特征】同半夏。
【生境分布】同半夏。
【采收加工】取净半夏，大小分开，用8%白矾溶液浸泡至内无干心，口尝微有麻舌感，取出，洗净，切厚片，干燥。每100千克净半夏，用白矾20千克。
【性味归经】辛，温。归脾、胃、肺经。
【功能主治】燥湿化痰。用于湿痰咳嗽，胃脘痞满，痰涎凝聚，咯吐不出。
【用量用法】内服：3~9克，煎服。

使用注意

一切血证及阴虚燥咳、津伤口渴者忌服。

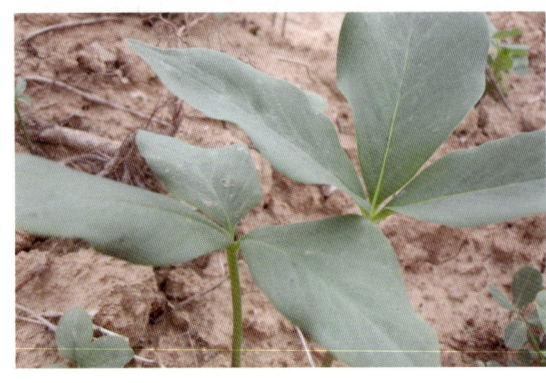
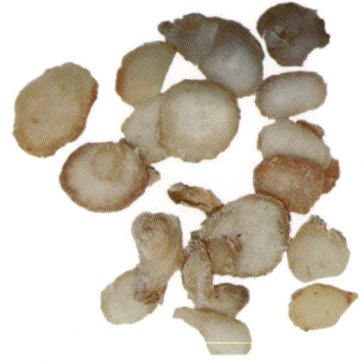
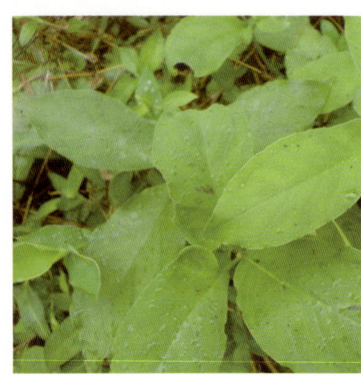

丝瓜络

- **别名** 瓜络、丝瓜筋、丝瓜布、天萝筋、丝瓜网、丝瓜壳、絮瓜瓤、丝瓜瓤。
- **来源** 本品为葫芦科一年生攀缘草本植物丝瓜 Luffa cylindrica (L.) Roem.的干燥成熟果实中的维管束。

【形态特征】一年生攀缘草本。茎有5棱，光滑或棱上有粗毛；卷须通常3裂。叶片掌状5裂，裂片三角形或披针形，先端渐尖，边缘有锯齿，两面均光滑无毛。雄花的总状花序有梗，长10~15厘米，花瓣分离，黄色或淡黄色，倒卵形，长约4厘米；雌花的花梗长2~10厘米；果实长圆柱形，长20~50厘米，直或稍弯，下垂，无棱角，表面绿色，成熟时黄绿色至褐色，果肉内有强韧的纤维如网状。种子椭圆形，扁平，黑色，边缘有膜质狭翅。花果期8~10月。

【生境分布】我国各地均有栽培。

【采收加工】夏、秋二季果实成熟、果皮变黄、内部干枯时采摘，除去外皮及果肉，洗净，晒干，除去种子。

【性味归经】甘，平。归肺、胃、肝经。

【功能主治】祛风，通络，活血，下乳。用于关节痹痛，肢体拘挛，胸胁胀痛，乳汁不通，乳痈肿痛。

【用量用法】内服：5~12克，煎服。

验方

①**甲状腺腺瘤**：丝瓜络、夏枯草各30克，甘草10克，每日1剂，早晚分服。②**咳喘**：丝瓜络20克，桑皮30克，杏仁15克，鲜豆浆1碗，煎煮，沸后再加白开水1碗，1次顿服。③**白喉后软腭瘫痪**：丝瓜络、丹皮各6~10克，蝉蜕6~12克，全蝎2~6克，僵蚕6~15克，忍冬藤10~20克，生地10~15克，桔梗3~6克，甘草2~5克，水煎服。④**小儿肠炎**：丝瓜络葛根、扁豆花、木瓜各6~10克，炒乌梅、煨木香各3~6克，生山楂6~8克，每日1剂，浓煎至100~150毫升，分4~5次服，随症加减。⑤**肩周炎**：丝瓜络、黄芪、鸡血藤、老桑枝各30克，威灵仙、当归尾、川续断、伸筋草各12克，千年健、桂枝尖各9克，片姜黄10克，水煎服。⑥**肉芽肿性唇炎**：丝瓜络、白茯苓各20克，炒白术、薏苡仁各6克，蒲公英40克，牡丹皮、赤芍、川贝母、金银花、车前草各10克，桑白皮、山豆根各5克，水煎服。

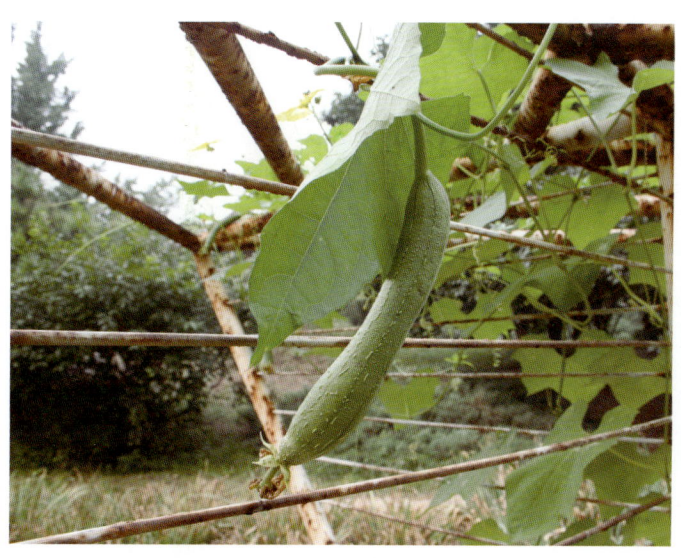

使用注意

寒嗽、寒痰者慎用。

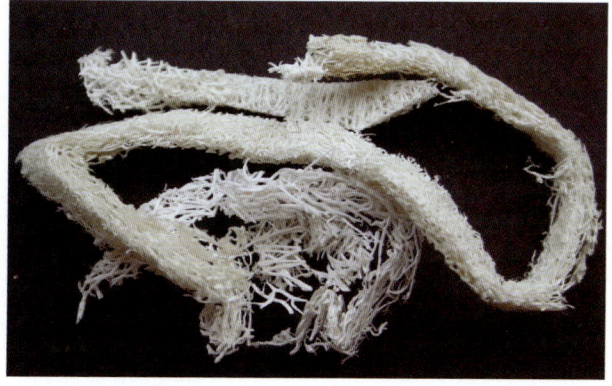

老鹳草

- **别名** 贯筋、老鹳嘴、老鸦嘴、老贯筋、老牛筋、老观草。
- **来源** 本品为牛儿苗科植物老鹳草 Geranium wilfordii Maxim. 或野老鹳草的干燥地上部分，前者习称"长嘴老鹳草"，后两者习称"短嘴老鹳草"。

【形态特征】 多年生草本，高35～80厘米。茎伏卧或略倾斜，多分枝。叶对生，叶柄长1.5～4厘米，具平伏卷曲的柔毛，叶片3～5深裂，近五角形，基部略呈心形，裂片近菱形，先端钝或突尖，边缘具整齐的锯齿，上面绿色，具伏毛，下面淡绿色，沿叶脉被柔毛。花小，径约1厘米，每1花梗2朵，腋生，花梗细长；花萼5，卵形或卵状披针形，疏生长柔毛，先端有芒；花瓣5，倒卵形，白色或淡红色，具深红色纵脉；雄蕊10，全具花药；花柱5裂，延长并与果柄连合成喙。蒴果先端长喙状，成熟时裂开，喙部由下而上卷曲。种子长圆形，黑褐色。花期5～6月，果期6～7月。

【生境分布】 牛儿苗：生长于山坡、田野间。分布黑龙江、吉林、辽宁、河北、河南、山东、安徽、江苏、浙江、湖北、江西、四川、贵州、云南、山西、陕西、甘肃、青海、内蒙古等地。老鹳草：生长于山坡、草地及路旁。分布辽宁、吉林、黑龙江、河北、江苏、安徽、浙江、湖南、四川、贵州、云南等地。

【采收加工】 夏、秋二季果实近成熟时采割，捆成把，晒干。

【性味归经】 辛、苦，平。归肝、肾、脾经。

【功能主治】 祛风湿，通经络，止泻痢。用于风湿痹痛，肢体关节麻木拘挛，筋骨酸痛，泄泻痢疾。

【用量用法】 内服：9～15克，煎服。

验方

①**慢性乙型肝炎**：老鹳草口服液，每次10毫升，每日2次，30日为1个疗程，连用2个疗程。
②**急慢性菌痢，急慢性肠炎，阿米巴痢疾等**：用野老鹳草制成100%煎剂，每次40毫升，口服2～3次，或用老鹳草60～90克，每日煎服1剂。③**痢疾带菌者及慢性菌痢**：老鹳草30克，水煎2次，3次分服，4～6日为1个疗程。④**乳腺增生**：用干或鲜老鹳草每日30～60克，当茶冲服或煎服，每日2～3次，30～60日为1个疗程。

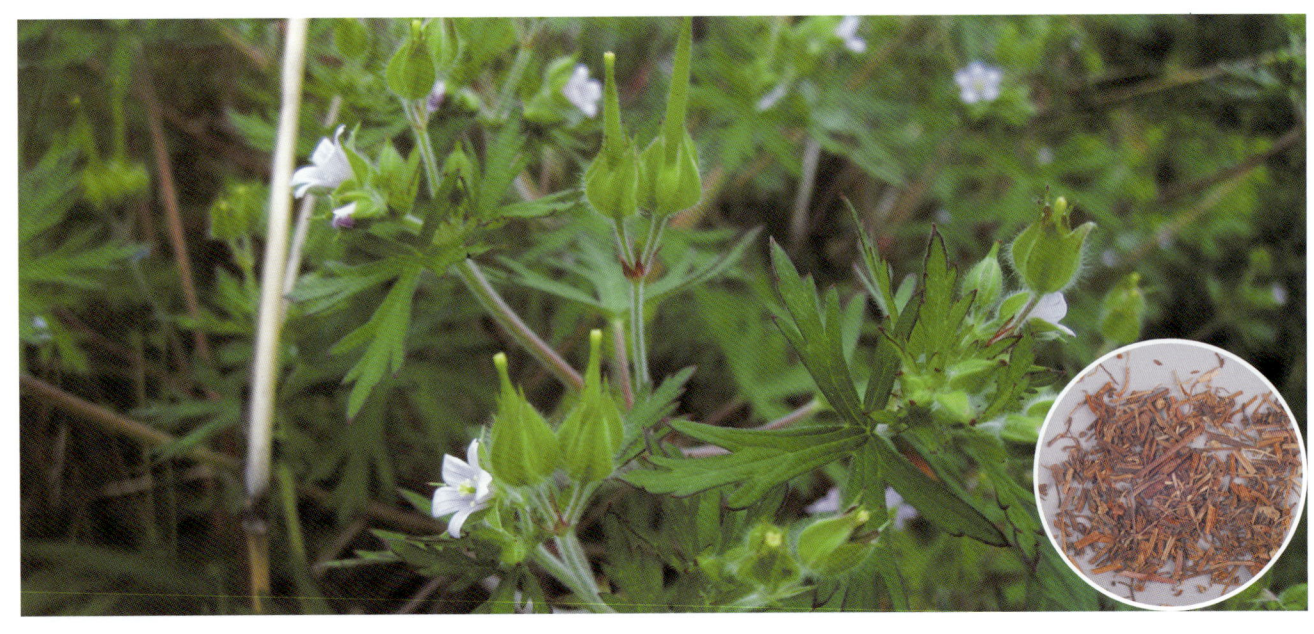

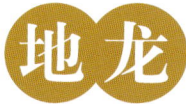

地龙

- **别名** 蛐蟮、抽串、坚蚕、引无、却行、黄犬。
- **来源** 本品为钜蚓科动物参环毛蚓Pheretimaas pergilum（E Perrier）、通俗环毛蚓、威廉环毛蚓或栉盲环毛蚓的干燥体。前一种习称"广地龙"，后三种习称"沪地龙"。

【形态特征】参环毛蚓：体较大，长110～380毫米，宽5～12毫米。体背部灰紫色，腹面稍淡。前端较尖，后端较圆，长圆柱形。头部退化，口位在体前端。全体由100多个体节组成。每节有一环刚毛，刚毛圈稍白。第14～16节结构特殊，形成环带，无刚毛。雌性生殖孔1个位于第14节腹面正中，雄性生殖也1对位于第18节腹面两侧，受精囊孔3对位于6～7，7～8，8～9节间。通俗环毛蚓：本种身体大小、色泽及内部构造与威廉环毛蚓相似。唯受精囊腔较深广，前后缘均隆肿，外面可见腔内大小乳突各一。雄交配腔也深广，内壁多皱纹，有平顶乳突3个，位置在腔底，有一突为雄孔所在处，能全部翻出。

【生境分布】广地龙生长于潮湿、疏松之泥土中，行运迟缓，主产于广东、广西、福建等地；沪地龙生活于潮湿多有机物处，主产于上海一带。

【采收加工】广地龙春季至秋季捕捉，沪地龙夏季捕捉，捕得后及时剖开腹部，除去内脏及泥沙，洗净，晒干或低温干燥；土地龙夏秋季捕捉，捕得后用草木灰呛死，洗去灰晒干或低温干燥。

【性味归经】咸，寒。归肝、脾、膀胱经。

【功能主治】清热定惊，通络，平喘，利尿。用于高热神昏，惊厥抽搐，癫痫，关节痹痛，肢体麻木，半身不遂，肺热喘咳，水肿尿少。

【用量用法】内服：干品5～10克，鲜品10～20克，煎服；研末吞服，每次1～2克。外用：适量。

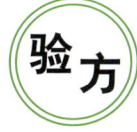

验方

①**头痛**：地龙、野菊花各15克，白僵蚕10克，水煎服，每日2次。②**婴幼儿抽搐**：地龙5～10条，捣烂如泥，加少许食盐，搽囟门。③**神经性皮炎**：地龙、当归、苦参、乌梢蛇各15克，刺蒺藜、焦山楂、冬凌草、制首乌、生地黄各30克，川芎、苍术、红花各10克，黄芩20克，水煎取药汁，每日1剂，分2次服用。

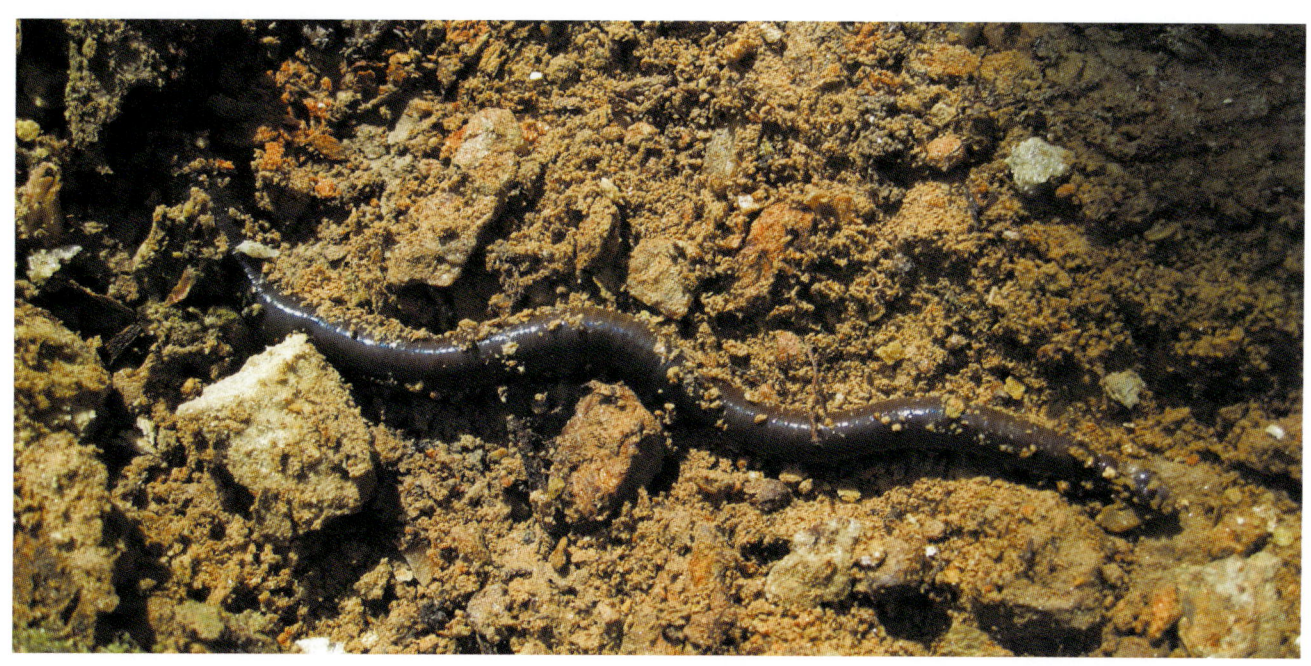

食疗药膳

● 地龙韭菜酒

原料：地龙10条，韭菜30克，黄酒30毫升。
制法：将地龙剖开洗净，和韭菜一起捣烂，冲入烧开的黄酒，并加适量开水搅拌，过滤，取汁服。
用法：每日1次，连服3~5日。
功效：益肾壮阳。
适用：早泄。

● 鸡蛋炒地龙

原料：地龙（蚯蚓）3~5条，鸡蛋2~3个。
制法：活蚯蚓放盆内排出污泥后切碎，同鸡蛋炒熟吃。
用法：隔日吃1次，至血压降至正常为止。
功效：清热平肝，通络。
适用：高血压。

● 地龙桃花饼

原料：干地龙30克，红花、赤芍各20克，当归50克，黄芪、小麦面各100克，川芎10克，玉米面400克，桃仁、白糖各适量。
制法：将干地龙以酒浸泡去其气味，然后烘干研为细面；红花、赤芍、当归、黄芪、川芎等入砂锅加水煎成浓汁去渣，再把地龙粉、玉米面、小麦面、白糖倒入药汁中调匀，做圆饼20个，将桃仁去皮尖略炒，匀布饼上，入笼蒸熟或烤熟即可。
用法：每次1~2个，每日2次。
功效：益气活血，通经。
适用：中风后遗症。

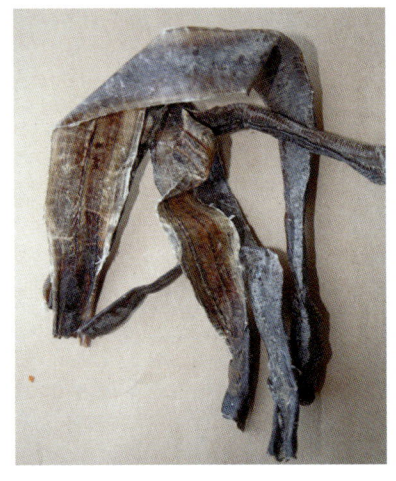

使用注意

脾胃素虚及血虚无瘀或出血者慎服。地龙有毒，有溶血作用，内服过量可产生毒副反应。

地肤子

- **别名** 扫帚子、扫帚菜子。
- **来源** 本品为藜科一年生草本植物地肤 Kochia scoparia (L.) Schrad. 的干燥成熟果实。

【形态特征】一年生草本，茎直立，秋后常变为红色。叶互生，线形或披针形，长2~5厘米，宽0.3~0.7厘米，无毛或被短柔毛，全缘，边缘常具少数白色长毛。花两性或雌性，单生或2朵生长于叶腋，集成稀疏的穗状花序。种子横生，扁平。

【生境分布】生长于山野荒地、田野、路旁，栽培于庭园。全国大部分地区有产。

【采收加工】秋季果实成熟时割取全草，晒干，打下果实，除去杂质。

【性味归经】辛、苦，寒。归肾、膀胱经。

【功能主治】清热利湿，祛风止痒。用于小便淋漓涩痛，阴痒，带下，风疹，湿疹，皮肤瘙痒。

【用量用法】内服：9~15克，煎服。外用：适量。

验方

①**孕期尿路感染**：地肤子12克，水煎服。②**疝气**：地肤子炒香，研末，每次3克，酒送服。③**风疹瘙痒**：地肤子、荆芥各15克，蝉蜕6克，生地黄20克，水煎服。④**急性乳腺炎**：地肤子50克，红糖适量，将地肤子水煎后加入红糖，趁热服下，取微汗，每日1剂。

使用注意

不宜与螵蛸同用。

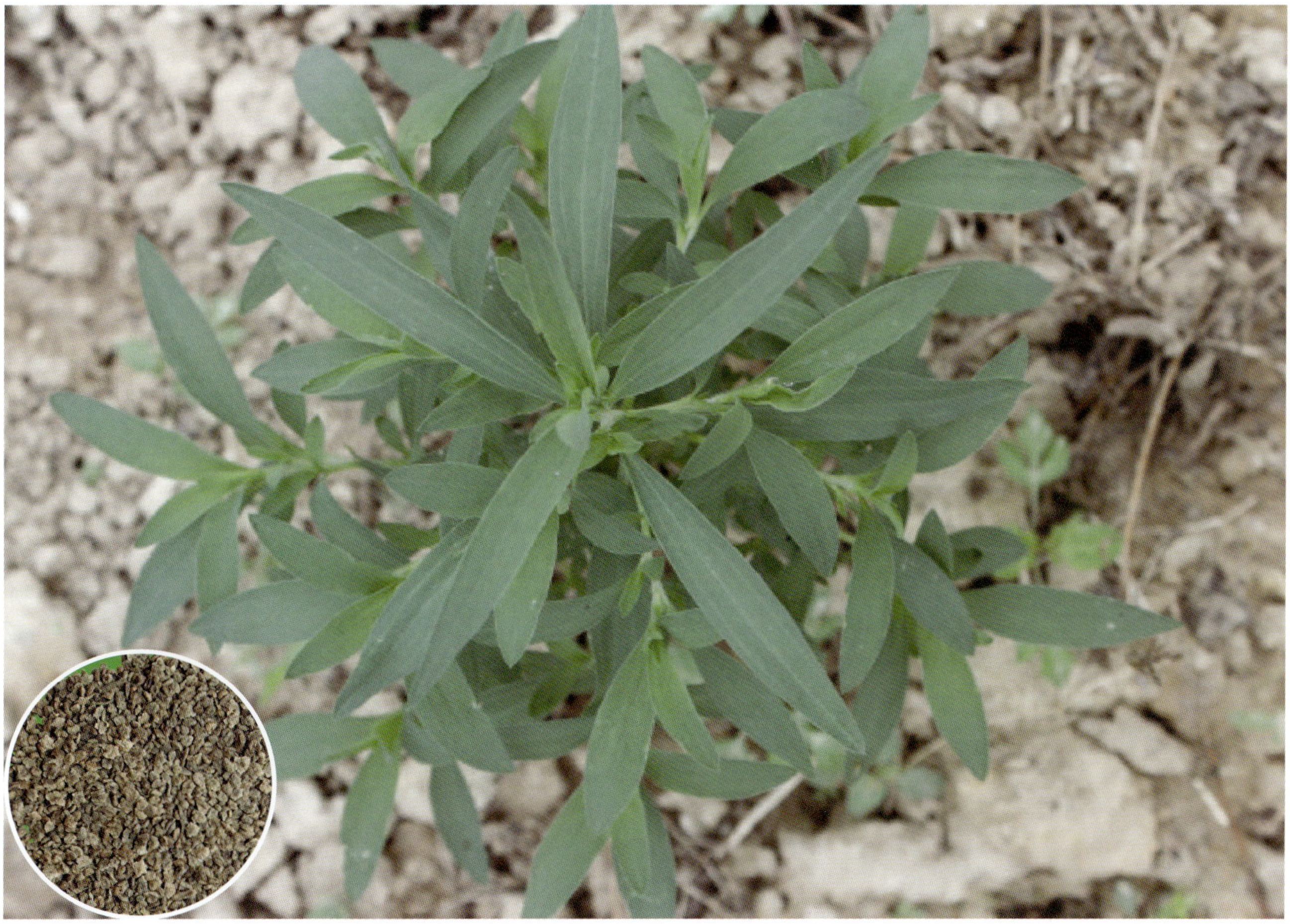

地骨皮

- **别名** 杞根、地辅、地骨、地节、枸杞根、枸杞根皮。
- **来源** 本品为茄科落叶灌木植物枸杞 Lycium chinense Mill. 或宁夏枸杞的干燥根皮。

【形态特征】枸杞：灌木，高1～2米。枝细长，常弯曲下垂，有棘刺。叶互生或簇生长于短枝上，叶片长卵形或卵状披针形，长2～5厘米，宽0.5～1.7厘米，全缘，叶柄长2～10毫米。花1～4朵簇生长于叶腋，花梗细；花萼钟状，3～5裂；花冠漏斗状，淡紫色，5裂，裂片与筒部几等长，裂片有缘毛；雄蕊5，子房2室。浆果卵形或椭圆状卵形，长0.5～1.5厘米，红色，内有多数种子，肾形，黄色。

宁夏枸杞：灌木或小乔木状，高达2.5厘米。叶长椭圆状披针形；花萼杯状，2～3裂，稀4～5裂；花冠粉红色或紫红色，筒部较裂片稍长，裂片无缘毛。浆果宽椭圆形，长1～2厘米。根皮呈筒状、槽状，少数为卷片状。长3～10厘米，直径0.5～1.5厘米，厚1～3毫米。外表面灰黄色或土棕黄色，粗糙，具不规则裂纹，易成鳞片状剥落。

【生境分布】生长于田野或山坡向阳干燥处；有栽培。主产于河北、河南、陕西、四川、江苏、浙江等地。

【采收加工】春初或秋后采挖根部，剥取根皮，晒干切段。

【性味归经】甘，寒。归肺、肝、肾经。

【功能主治】凉血除蒸，清肺降火。用于阴虚潮热，骨蒸盗汗，肺热咳嗽，痰中带血，咯血，衄血，内热消渴。

【用量用法】内服：9～15克，煎服。

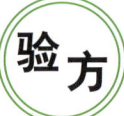

验方

①**疟疾**：鲜地骨皮50克，茶叶5克，水煎后于发作前2～3小时顿服。②**鼻出血**：地骨皮、侧柏叶各15克，水煎服。③**肺热咳嗽、痰黄口干**：地骨皮、桑叶各12克，浙贝母8克，甘草3克，水煎服。④**血尿（非器质性疾病引起的）**：地骨皮9克，酒煎服；或新地骨皮加水捣汁，加少量酒，空腹温服。⑤**外阴肿痒**：地骨皮30克，枯矾9克，煎水熏洗。⑥**荨麻疹及过敏性紫癜**：地骨皮30克，徐长卿15克，水煎服。⑦**吐血、便血**：地骨皮适量，水煎服。

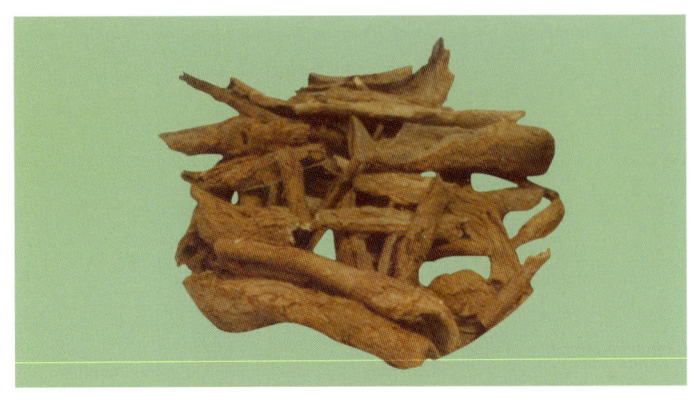

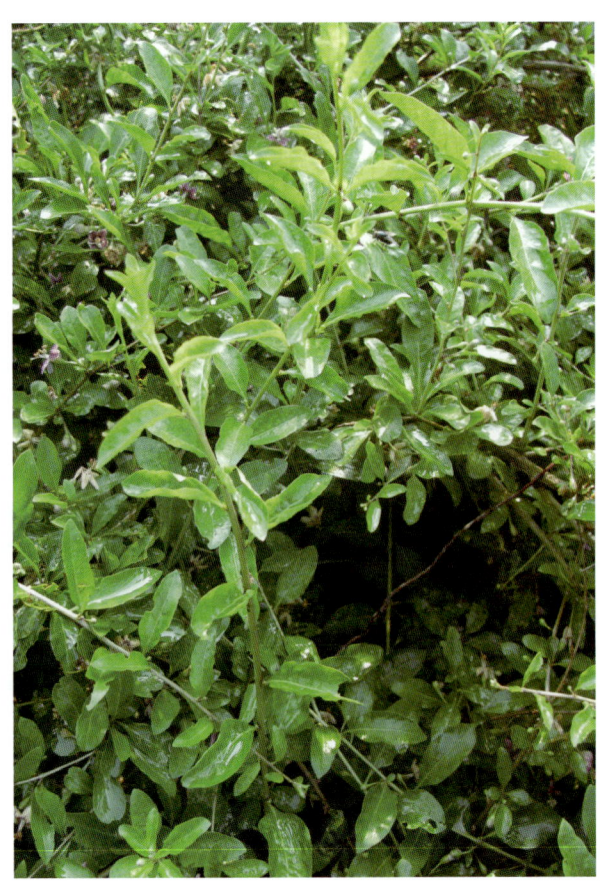

食疗药膳

●地骨皮百鸭汤

原料：地骨皮30克，百合20克，鸭1只，盐适量。

制法：将鸭去毛洗净，剖去内脏，用清水冲洗干净，放沸水锅中，汆去血水，捞出，与地骨皮、百合一并入大砂锅内，加清水适量，置大火上煮沸，打去浮沫，改用小火，炖至鸭肉烂熟为度，加盐调味即可。

用法：吃肉喝汤，间日食1次，每次适量。

功效：养阴清热，滋补精血。

适用：肺结核咳嗽、低热、消瘦，舌红苔少，脉细数等。

使用注意

外感风寒发热及脾虚便溏者不宜用。

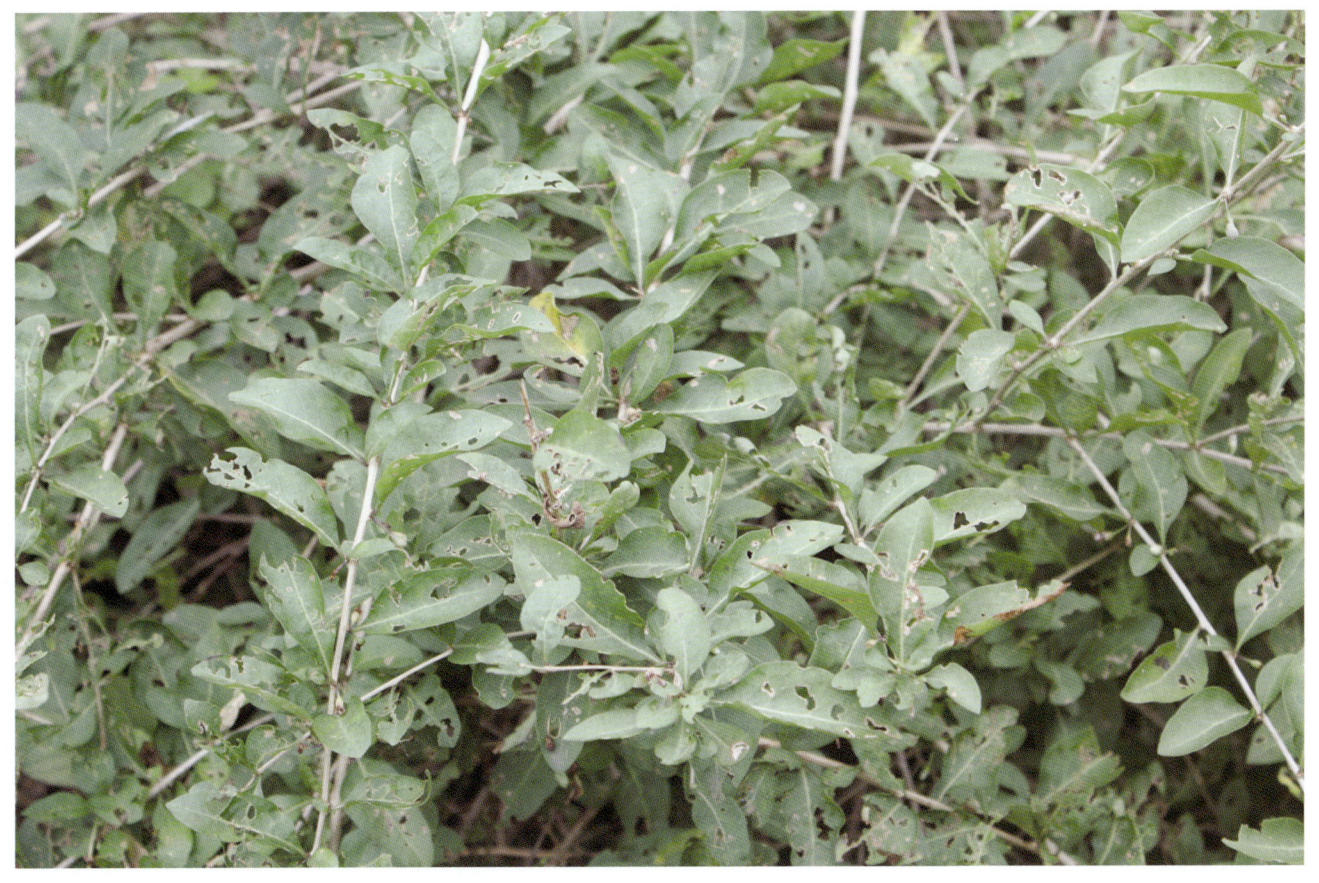

地黄

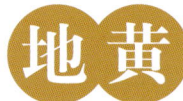

- **别名** 生地黄、鲜生地、山菸根。
- **来源** 本品为玄参科植物地黄 *Rehmannia glutinosa* Libosch. 的新鲜或干燥块根。

【形态特征】 多年生草本，全株有白色长柔毛和腺毛。叶基生成丛，倒卵状披针形，基部渐狭成柄，边缘有不整齐钝齿，叶面皱缩，下面略带紫色。花茎由叶丛抽出，花序总状；萼5浅裂；花冠钟形，略2唇状，紫红色，内面常有黄色带紫的条纹。蒴果球形或卵圆形，具宿萼和花柱。花期4~6月，果期7~8月。

【生境分布】 喜温和气候及阳光充足之地，分布于我国河南、河北、东北及内蒙古，大部分地区有栽培。尤以河南产怀地黄为地道药材。

【采收加工】 春秋两季采挖，除去须根，鲜用，为鲜地黄；或将其大小分开，烘焙干燥，为生地黄。

【性味归经】 鲜地黄甘、苦，寒。归心、肝、肾经。生地黄甘，寒。归心、肝、肾经。

【功能主治】 鲜地黄清热生津，凉血，止血。用于热病伤阴，舌绛烦渴，温毒发斑，吐血，衄血，喉痹，咽痛。生地黄清热凉血，养阴生津。用于热入营血，温毒发斑，吐血衄血，热病伤阴，舌绛烦渴，津伤便秘，阴虚发热，五心烦热，骨蒸劳热，内热消渴。

【用量用法】 内服：鲜地黄12~30克，生地黄10~15克，煎服。

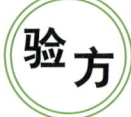

①**病后虚汗、口干心躁**：熟地黄250克，水煎分3次服，1日服完。②**吐血咳嗽**：熟地黄末，酒服5克，每日3次。③**血热生癣**：地黄汁频服之。④**肝肾阴亏、虚热动血，胸腹膨胀**：地黄、白茅根各30克，丹参15克，川楝子9克，水煎服。⑤**风湿性关节炎**：干地黄90克，切碎，加水600~800毫升，煮沸约1小时，滤去药液约300毫升，为1日量，1次或2次服完。

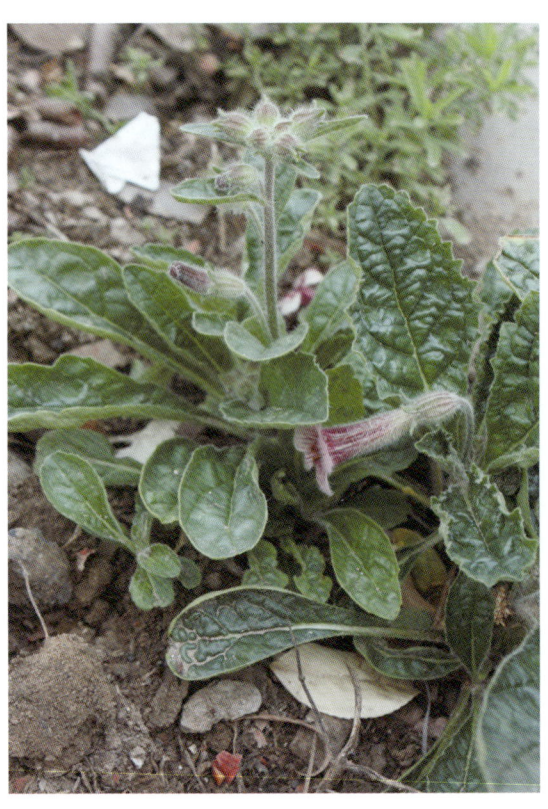
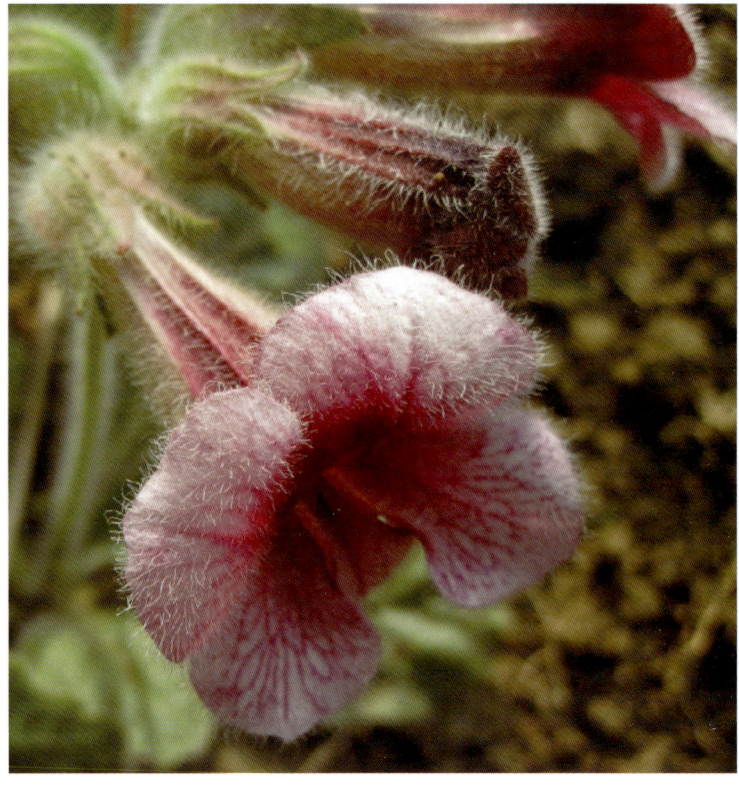

食疗药膳

●生地黄粥

原料：生地黄汁50毫升（或干地黄60克），粳米60克，生姜2片。
制法：用粳米加水煮粥，煮沸数分钟后加入生地黄汁（或去渣后之干地黄煎液）及生姜，煮成稀粥即可。
用法：每食适量。
功效：清热生津，凉血止血。
适用：热病后期、低热不退，或热入营血、高热心烦、发斑吐衄等。

●地黄羊肾粥

原料：生地120克，粳米50克，羊肾1对，胡椒30粒，生姜15克，盐5克。
制法：先将生地捣烂，取汁盛碗中；将椒、姜装入纱布袋；将羊肾去脂膜，洗净，切成韭叶状；制作时先将粳米煮粥，候粥半熟，兑生地汁，下椒、姜布袋，粥熟时取出布袋，下切好的羊肾，稍煮后，加少许盐调味即得。
用法：每日1剂，分早、晚佐膳食用。
功效：补血生津，滋肾益肝。
适用：肝肾亏虚、阴血不足所致的头晕目眩、面色萎黄、唇甲淡白无华、肢体麻木、须发花白等。

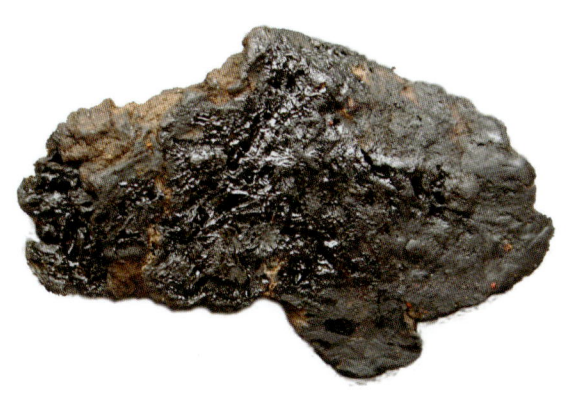

●生地黄鸡

原料：生地黄250克，饴糖150克，乌鸡1只。
制法：先将鸡去毛及内脏，洗净，生地黄切碎与饴糖一同放入鸡腹内，缝合，放入铜盘中，再将铜盘上笼，将鸡蒸熟烂，取出即可食用。
用法：食肉饮汁，每日2次。
功效：益精血，补脾肾。
适用：腰背疼痛、骨髓虚损、不能久立、肢体无力、盗汗、食少等。

使用注意

本品性寒滞腻，脾虚腹满便溏及胸闷食少者不宜用。

熟地黄

- **别名** 熟地、大熟地、砂熟地。
- **来源** 本品为生地黄的炮制加工品。

【形态特征】同地黄。

【生境分布】同地黄。

【采收加工】取干地黄加黄酒30%，拌和，入蒸器中，蒸至内外黑润，取出。晒至八成干时，切厚片，干燥即成。或取干地黄置蒸器中蒸8个小时以后，焖一夜，次日翻过再蒸4～8小时，再焖一夜，取出晒至八成干，切片再晒干。

【性味归经】甘，微温。归肝、肾经。

【功能主治】补血滋阴，益精填髓。用于血虚萎黄，头晕目眩，心悸怔忡，月经不调，崩漏下血，肝肾阴虚，腰膝酸软，骨蒸潮热，盗汗遗精，内热消渴，耳鸣，须发早白。

【用量用法】内服：9～15克，煎服；或入丸、散、膏剂。

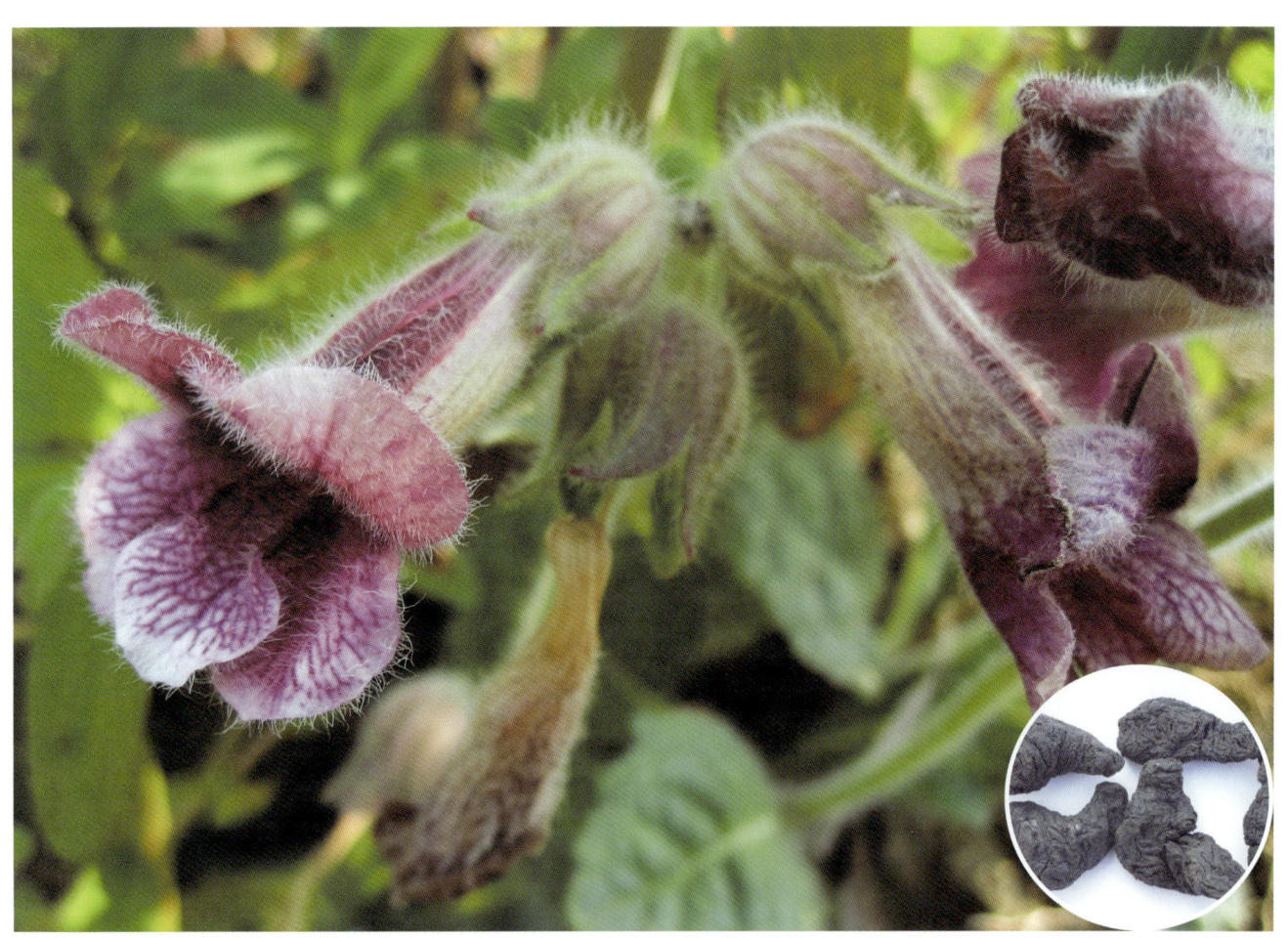

使用注意

本品滋腻、碍胃，宜与陈皮、砂仁同用以健胃行滞。凡气滞，痰多，脘腹胀满，食少便溏者忌服。传统认为，炒炭可以增强止血作用。故熟地炭用于止血。

地榆

- **别名** 黄瓜香、猪人参、山地瓜、血箭草。
- **来源** 本品为蔷薇科植物地榆 Sanguisorba officinalis L. 或长叶地榆的根。

【形态特征】为多年生草本,高50~100厘米,茎直立,有细棱。奇数羽状复叶,基生叶丛生,具长柄,小叶通常4~9对,小叶片卵圆形或长卵圆形,边缘具尖锐的粗锯齿,小叶柄基部常有小托叶;茎生叶有短柄,托叶抱茎,镰刀状,有齿。花小暗紫红色,密集成长椭圆形穗状花序。瘦果暗棕色,被细毛。

【生境分布】生长于山地的灌木丛、山坡、草原或田岸边。全国均产,以浙江、江苏、山东、安徽、河北等地产量多。

【采收加工】春季将发芽时或秋季植株枯萎后采挖,除去须根,洗净,干燥或趁鲜切片,干燥。

【性味归经】苦、酸、涩,微寒。归肝、大肠经。

【功能主治】凉血止血,解毒敛疮。用于便血,痔血,血痢,崩漏,水火烫伤,痈肿疮毒。

【用量用法】内服:9~15克,煎服。外用:适量,研末搽敷患处。

验方 ①**湿疹**:地榆50克,加水2碗,煎成半碗,用纱布沾药液湿敷。②**红白痢、噤口痢**:地榆10克,炒乌梅5枚,山楂5克,水煎服。③**原发性血小板减少性紫癜**:生地榆、太子参各50克,水煎服,连服2个月。④**阴道出血不止、贫血**:地榆(细锉)100克,以醋1000毫升,煮十余沸,去渣,食前稍热服,每次100毫升。⑤**烧烫伤**:地榆根炒炭存性,磨粉,用麻油调成50%软膏,搽于创面,每日数次。

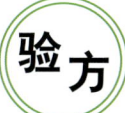

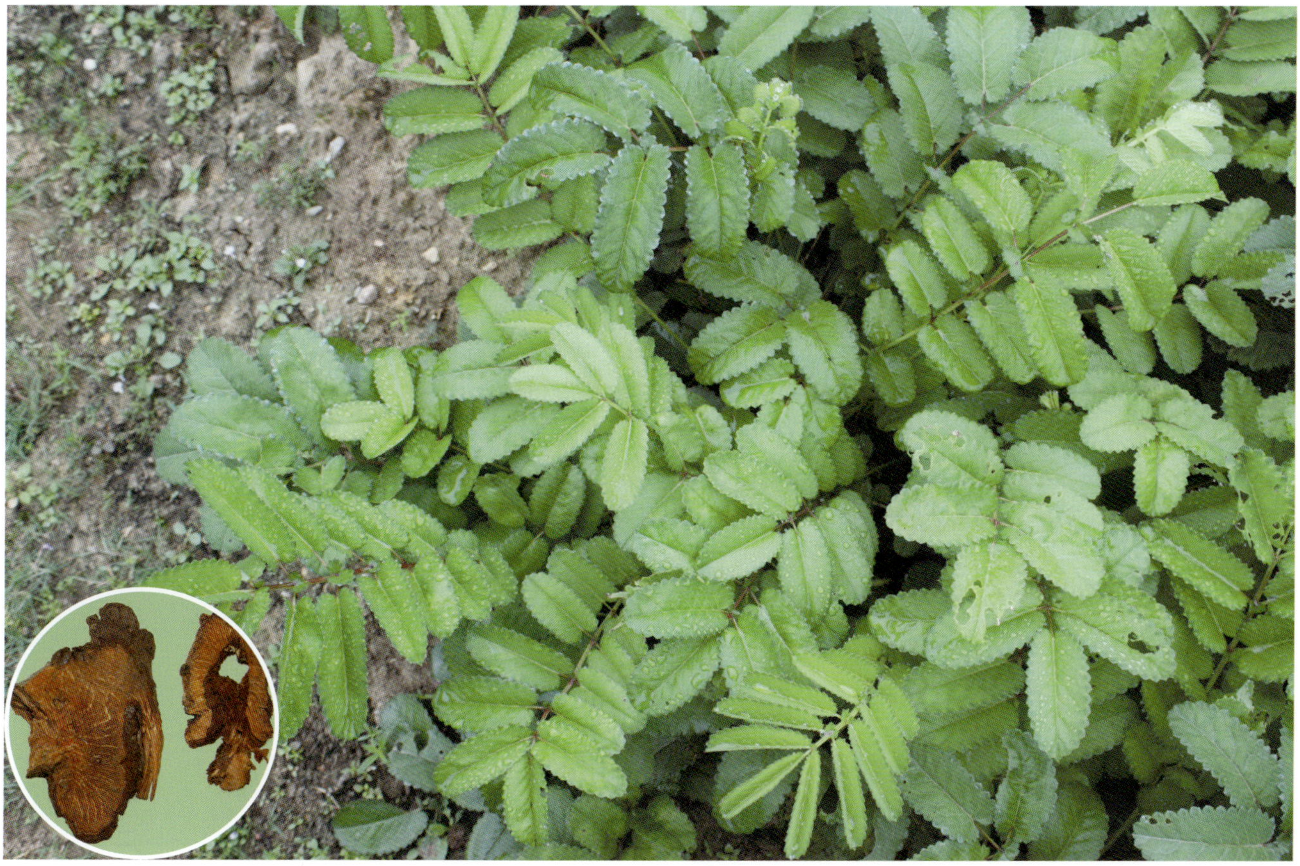

食疗药膳

● 地榆酒

原料：地榆60克，甜酒适量。
制法：将地榆洗净切段，焙干研成细末，用甜酒煎服。
用法：每次6克，每日2次。
功效：调经止漏。
适用：崩漏。

● 地榆粥

原料：地榆20克，大米100克，白糖适量。
制法：将地榆择净，放入锅中，加清水适量，浸泡5～10分钟后，水煎取汁，加大米煮粥，待粥熟时下白糖，再煮一二沸即成。
用法：每日1剂，连续3～5日。
功效：凉血止血，解毒敛疮。
适用：衄血、咯血、吐血、尿血、痔疮出血、崩漏、血痢不止及水火烫伤等。

使用注意

本品酸涩性凉，虚寒性出血及出血挟瘀者慎服。大面积烧、烫伤，不宜大量以地榆外搽，以免引起药物性肝炎。

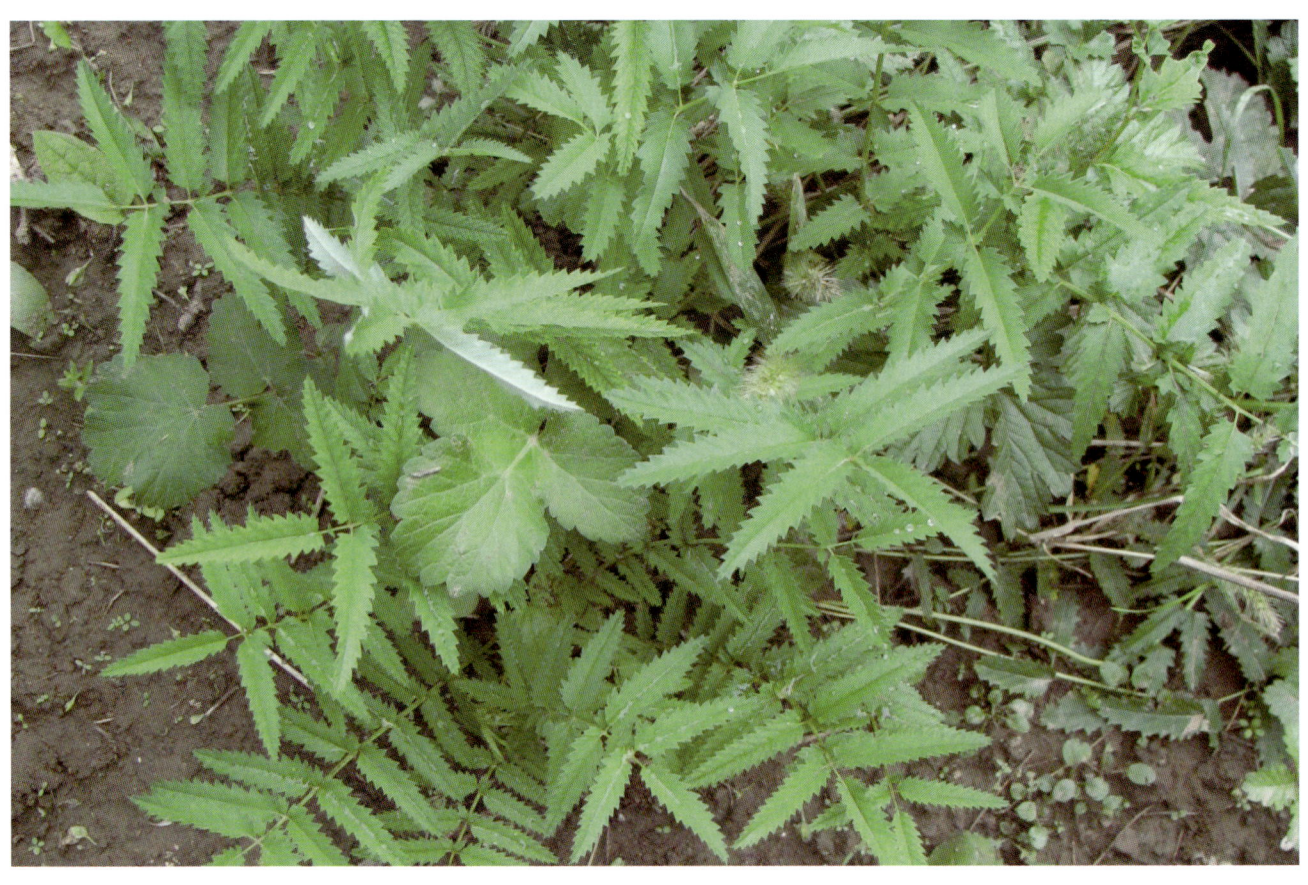

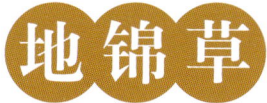

- **别名** 血见愁、奶汁草、莲子草、血经基、红莲草、小红筋草、铁线马齿苋。
- **来源** 本品为大戟科一年生草本植物地锦 *Euphorbia humifusa* Willd 或斑地锦的干燥全草。

【形态特征】地锦：一年生匍匐草本。茎纤细，近基部分枝，带紫红色，无毛。叶对生；叶柄极短；托叶线形，通常3裂；叶片长圆形，长4～10毫米，宽4～6毫米，先端钝圆，基部偏狭，边缘有细齿，两面无毛或疏生柔毛，绿色或淡红色。杯状花序单生长于叶腋；总苞倒圆锥形，浅红色，顶端4裂，裂片长三角形；腺体4，长圆形，有白色花瓣状附属物；子房3室；花柱3，2裂。蒴果三棱状球形，光滑无毛；种子卵形，黑褐色，外被白色蜡粉，长约1.2毫米，宽约0.7毫米。花期6～10月，果实7月渐次成熟。

斑叶地锦：本种与地锦草极相似，主要区别在于：叶片中央有一紫斑，背面有柔毛；蒴果表面密生白色细柔毛；种子卵形，有角棱。花果期与地锦草同。

【生境分布】生长于田野路旁及庭院间。全国各地均有分布，尤以长江流域及南方各省（区）为多。

【采收加工】夏、秋采集，洗净，晒干，切段用。

【性味归经】辛，平。归肝、大肠经。

【功能主治】清热解毒，凉血止血，利湿退黄。用于痢疾，泄泻，咯血，尿血，便血，崩漏，疮疖痈肿，湿热黄疸。

【用量用法】内服：9～20克，煎服。外用：适量。

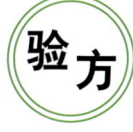

①痢疾、肠炎及肠道传染病：鲜地锦草100克，水煎服。②慢性支气管炎、咯血、咳血、吐血、崩漏：地锦草9克，水煎服。③鸡眼：地锦捣烂敷患处。

食疗药膳

● 地锦鸡肝

原料：地锦全草6～10克，鸡肝2具。
制法：用地锦草同鸡肝蒸熟。
用法：食肝喝汤。
功效：健胃补肝。
适用：小儿疳积。

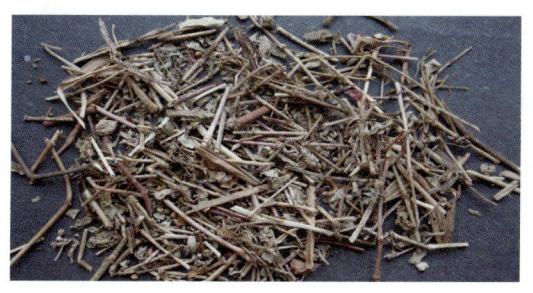

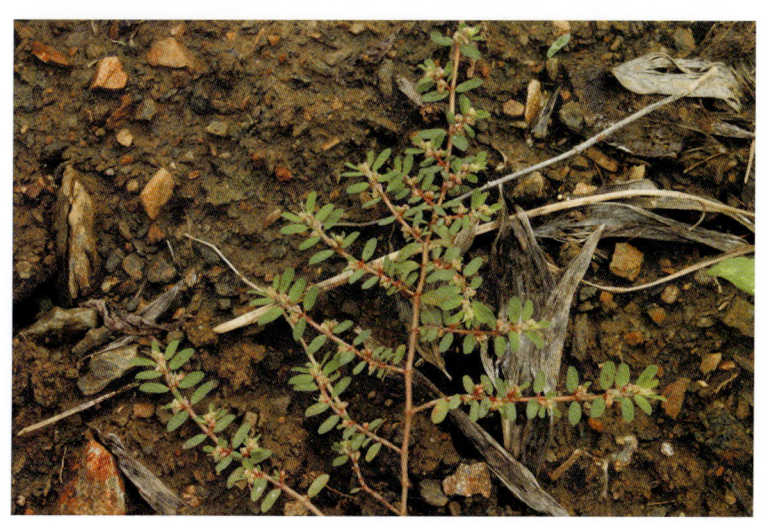

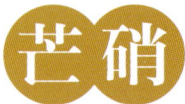

- **别名** 朴硝、英消、盆消、马牙消。
- **来源** 本品为硫酸盐类矿物芒硝族芒硝，经加工精制而成的结晶体。

【形态特征】单斜晶系，晶体呈短柱状或针状；通常成致密块状、纤维状集合体。无色或白色，玻璃光泽，具完全的板面解理，莫氏硬度1.5～2，比重1.48。味清凉略苦咸，极易潮解，在干燥的空气中逐渐失去水分而转变为白色粉末状的无水芒硝。本品为棱柱状、长方形或不规则块状及粒状。无色透明或类白色半透明。质脆，易碎，断面呈玻璃样光泽。无臭，味咸。

【生境分布】分布于河北、河南、山东、山西、江苏及安徽等省碱土地区。

【采收加工】在秋冬之间，碱质地面出现白霜，扫集后用锅煮炼，溶解后过滤，除去泥沙及不溶性杂质，将滤液放冷析出结晶，通称"皮硝"。再取萝卜洗净切片，置锅内加水与皮硝共煮，取上层液，放冷析出结晶，即芒硝。

【性味归经】咸、苦，寒。归胃、大肠经。

【功能主治】泻下通便，润燥软坚，清火消肿。用于实热积滞，腹满胀痛，大便燥结，肠痈肿痛；外治乳痈，痔疮肿痛。

【用量用法】内服：6～12克，一般不入煎剂，待汤剂煎得后，溶入汤液中服用。外用：适量。

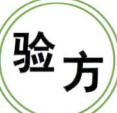

①肠胃积热，大便燥结：芒硝6～15克，温开水溶后内服。②小儿消化不良性泄泻：芒硝填满脐窝，外封暖脐膏药，每日1次。③胆囊炎、黄疸：芒硝4.5克，温开水溶后内服，每日3次。④急性阑尾炎：芒硝50克，大黄末30克，大蒜20克，捣敷患处，每日换药1次。⑤输卵管不通：芒硝60克，夏枯草、路路通各30克，鲜水蛭20克，研细装入布袋，蒸热后，敷于少腹两侧，每次1小时，早晚各1次。⑥乳腺增生：芒硝60克，生南星、露蜂房各20克，乳香、没药各15克，共研细末，凡士林调敷患处1小时，每日1次。⑦湿疹、荨麻疹：芒硝、白矾各30克，开水溶化，乘热洗疹块。⑧血栓闭塞性脉管炎：芒硝60克，乳香、没药、露蜂房、透骨草各20克，水蛭15克，地丁30克，共为细末，猪油调敷患处，每次1小时，早晚各1次。

使用注意

孕妇慎用；不宜与硫黄、三棱同用。

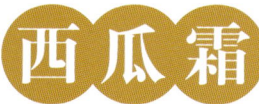

- **别名** 西瓜白霜。
- **来源** 本品为葫芦科植物西瓜 *Citrullus lanatus* (Thunb.) Marsum. Et Nakai 的成熟新鲜果实与芒硝经加工制成。

【形态特征】一年生蔓性草本。茎细弱，匍匐，有明显的棱沟。卷须2歧，厘米；叶片三角状卵形、广卵形，长8～20厘米，宽5～18厘米，3深裂或近3全裂，中间裂片较长，两侧裂片较短，裂片再作不规则羽状分裂，两面均为淡绿色，边缘波状或具疏齿。雌雄同株，雄花、雌花均单生长于叶腋，雄花直径2～2.5厘米，花梗细，被长柔毛；花萼合生成广钟形，被长毛，先端5裂，裂征窄披针形或线状披针形；花冠合生成漏斗状，外面绿色，被长柔毛，上部5深裂，裂片卵状椭圆形或广椭圆形，先端钝，雄蕊5，其中4枚成对合生，1枚分离，花丝粗短；雌花较雄花大，花和雄花相似；子房下位，卵形，外面多少被短柔毛，花柱短，柱头5浅裂，瓠果近圆形或长椭圆形，径约30厘米，表面绿以、渚绿色，多具深浅相间的条纹。种子多数，扁形，略呈卵形，黑色、红色、白色或黄色，或有斑纹，两面平滑，基部卵圆，经常边缘稍拱起。花、果期夏季。

【生境分布】我国各地均有栽培。

【采收加工】夏季雌花开放后37～40日采收第一批瓜，以后每隔30日左右采收1次。

【性味归经】咸，寒。归肺、胃、大肠经。

【功能主治】清热泻火，消肿止痛。用于咽喉肿痛，喉痹，口疮。

【用量用法】内服：0.5～1.5克，冲服或煎服。外用：适量，研末吹敷患处。

使用注意

虚寒患者忌用。

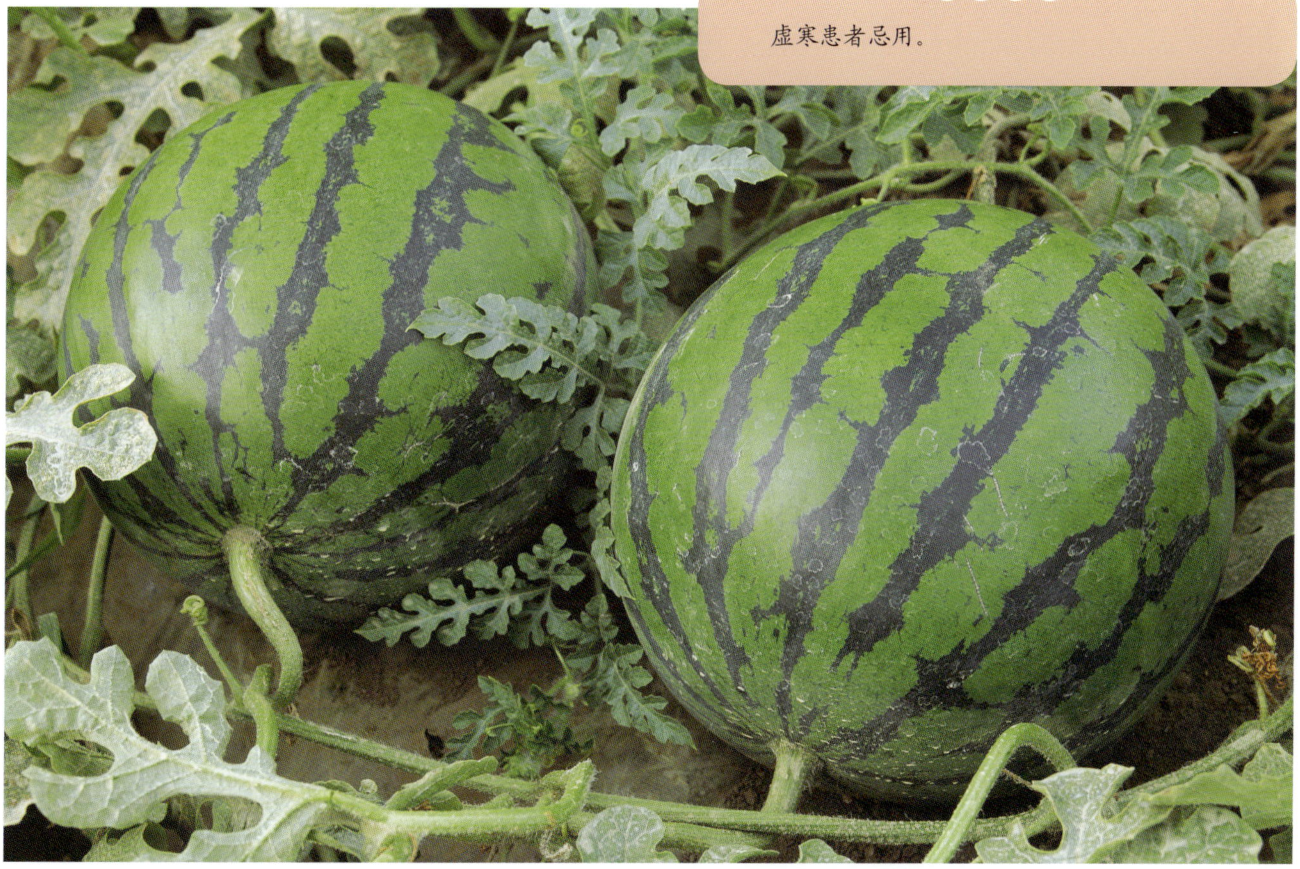

西红花

- **别名** 番红花、藏红花。
- **来源** 本品为鸢尾科植物番红花 Crocus sativus L. 的干燥柱头。

【形态特征】多年生草本。鳞茎扁球形，大小不一，直径0.5～1厘米，外被褐色膜质鳞叶。自鳞茎生出2～14株丛，每丛有叶2～13片，基部为3～5片广阔鳞片乌黑叶线形，长15～35厘米，宽2～4毫米，边缘反卷，具细毛。花顶生；花被片6，倒卵圆形，淡紫色，花筒细管状；雄蕊3，花药基部箭形；子房下位，3室，花柱细长，黄色，柱头3，膨大呈漏斗状，伸出花被筒外而下垂，深红色。蒴果长圆形，具三钝棱。种子多数，球形。花期10～11月。

【生境分布】主要分布在欧洲、地中海及中亚等地。北京、上海、浙江、江苏等地有引种栽培。

【采收加工】10～11月下旬，晴天早晨日出时采花，再摘取柱头，随即晒干，或在55℃～60℃下烘干。

【性味归经】甘，平。归心、肝经。

【功能主治】活血化瘀，凉血解毒，解郁安神。用于经闭癥瘕，产后瘀阻，温毒发斑，忧郁痞闷，惊悸发狂。

【用量用法】内服：1～3克，煎服或沸水泡服。

验方

①闭经、痛经、产后腰痛：西红花2克，丹参15克，益母草30克，香附12克，水煎服。②产后瘀血：西红花2克，丹皮、当归、干荷叶各6克，大黄4.5克，共研末，调服，每日3次，每次6克，开水送下。③月经不调：西红花3克，黑豆150克，红糖90克，水煎服。④跌打损伤：西红花3克，煎汁，加白酒少许，外洗患处。

使用注意

孕妇慎用。

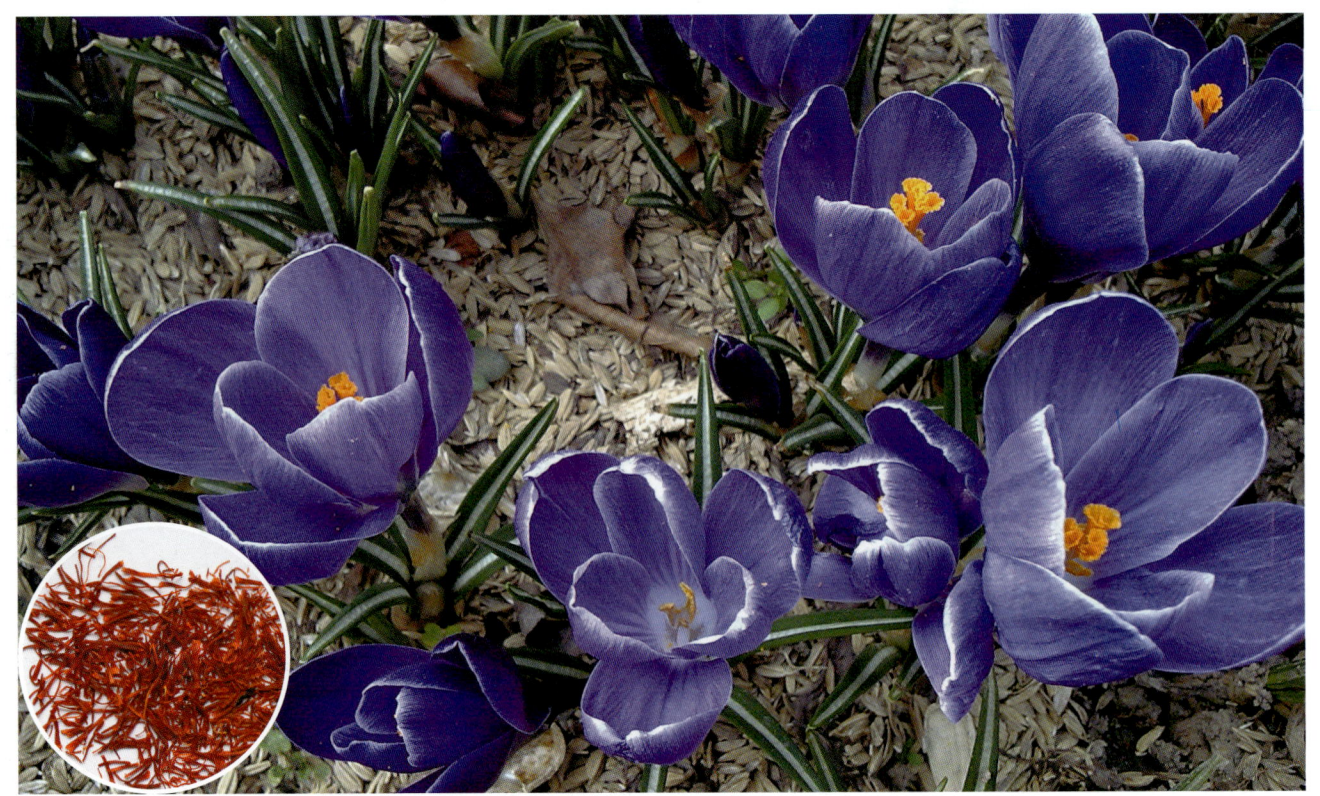

西青果

- **别名** 藏青果、西藏青果。
- **来源** 本品为使君子科植物诃子 *Terminalia chebula* Retz. 的干燥幼果。

【形态特征】乔木，高达30米。枝近无毛，皮孔细长，白色或淡黄色，幼枝黄褐色，被绒毛。叶互生或近对生；叶柄粗壮，长1.8~2.3厘米，距顶端1~5毫米处有2~4腺体；叶卵形或椭圆形，长7~14厘米，宽4.5~8.5厘米，先端短尖，基部钝圆或楔形，偏斜，全缘或微波状，两面无毛，密被细瘤点；穗状花序腋生或顶生，有时又组成圆锥花序；花两性；花萼管杯状，淡绿带黄色，长约3.5毫米，5齿裂，长约1毫米，三角形，外面无毛，内面被黄棕色的柔毛；花瓣缺；雄蕊10，高出花萼之上，花药小，椭圆形；子房下位，1室，圆柱形，长约1毫米，被毛，干时变黑褐色，花柱长而粗，锥尖。核果，卵形或椭圆形，长2.4~4.5厘米，径1.9~2.3厘米，青色，粗糙，无毛，成熟时变黑褐色，通常有5条钝棱。花期5月，果期7~9月。

【生境分布】本品以往由尼泊尔进口，经西藏运销各地。

【采收加工】9~10月采收未成熟的幼果，经水烫后晒干。

【性味归经】苦、酸、涩、平。归肺、大肠经。

【功能主治】清热生津，解毒。用于阴虚白喉。

【用量用法】内服：1.5~3克，煎服。

【验方】①**大叶性肺炎**：西青果、瓜蒌各15克，百部9克，为1日量，水煎分2次服。②**急慢性湿疹**：西青果10克，捣烂，加水1500毫升，小火煎至500毫升，再加米醋500毫升，煮沸即可，取药液浸渍或湿敷患处，每次30分钟，每日3次，每日1剂。③**失音**：西青果12克，桔梗15克，甘草5克，射干10克，前三味各一半炒一半生用，合射干共水煎服。

使用注意

本品性收敛，凡外有表邪，内有湿热积滞者不宜用。

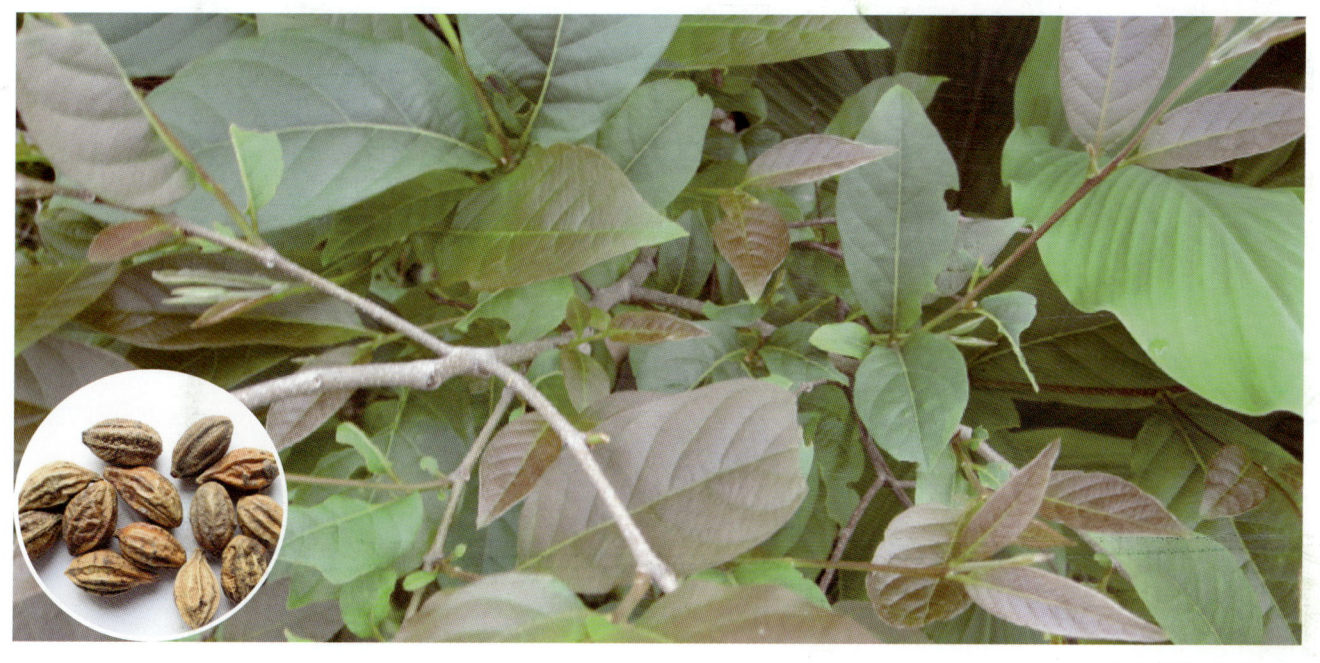

西河柳

- **别名** 柽柳、山川柳、三春柳、西湖柳、赤柽柳。
- **来源** 本品为柽柳科植物柽柳 Tamarix chinensis Lour. 的干燥细嫩枝叶。

【形态特征】柽柳为落叶灌木或小乔木。柽柳的老枝红紫色或淡棕色。叶互生，披针形，鳞片状，小而密生，呈浅蓝绿色。总状花序集生长于当年枝顶，组成圆锥状复花序；花小而密，花粉红色。

【生境分布】生长于坡地、沟渠旁。全国各地均有分布，主要分布于河北、河南、山东、安徽、江苏、湖北、云南、福建、广东等地。

【采收加工】5月前后花欲开时剪取细嫩枝叶，晒干或阴干。

【性味归经】甘、辛，平。归心、肺、胃经。

【功能主治】发表透疹，祛风除湿。用于麻疹不透，风湿痹痛。

【用量用法】内服：3～6克，煎服。外用：适量，煎汤擦洗。

验方 ①**风疹不透**：柽柳、芦根各30克，胡荽10克，煎汤内服或外洗。②**疹后泻痢**：柽柳末10克，砂糖调服。③**感冒**：柽柳15克，霜桑叶9克，生姜3片，水煎服。④**吐血**：鲜柽柳叶100克，茜草根25克，水煎服。⑤**慢性气管炎**：鲜柽柳100克（干者减半），白矾6分，水煎2次（白矾分2次入煎），药液混合，早晚分服。⑥**感冒发热、头痛**：柽柳、薄荷、绿豆衣各9克，生姜3克，煎服。⑦**风湿痹痛**：柽柳、虎杖根、鸡血藤各30克，水煎服。

使用注意

过量应用令人心烦、血压下降、呼吸困难。麻疹已透者不宜服用。

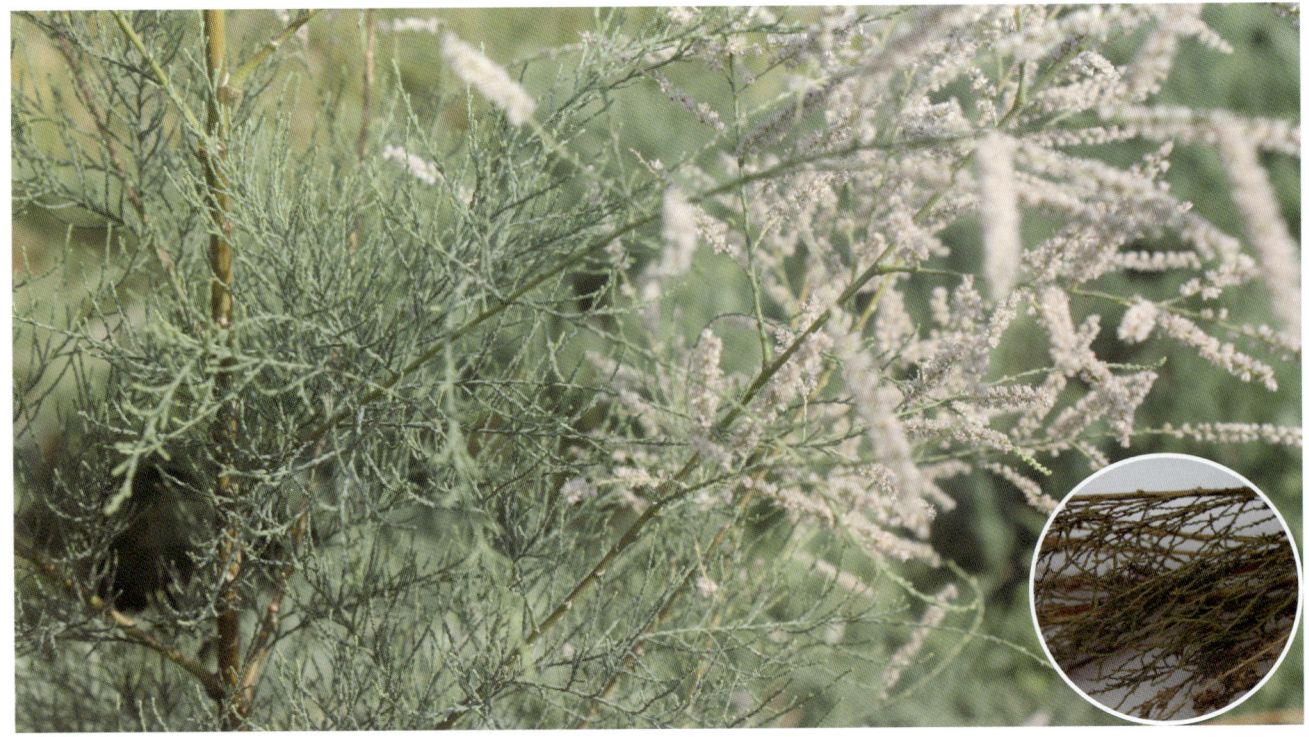

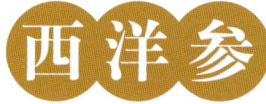

- **别名** 洋参、花旗参、美国人参。
- **来源** 本品为五加科多年生草本植物西洋参 *Panax quinquefolium* L. 的干燥根。

【形态特征】多年生草本。茎单一，不分枝。一年生无茎，生三出复叶一枚，二年生有二枚三出或五出复叶；3至5年轮生三、五枚掌状复叶，复叶中两侧小叶较小，中间一片小叶较大，小叶倒卵形，边缘具细重锯齿，但小叶下半部边缘的锯齿不明显。总叶柄长4～7厘米。伞状花序顶生，总花梗常较叶柄略长。花6～20朵，花绿色。浆果状核果，扁圆形，熟时鲜红色，种子二枚。

【生境分布】均系栽培品，生长于土质疏松、土层较厚、肥沃、富含腐殖质的森林沙质壤上。分布于美国、加拿大及法国，我国也有栽培。

【采收加工】于秋季挖取生长3～6年的根，除去分枝、须尾，晒干。喷水湿润，撞去外皮，再以硫黄熏之，晒干后色白起粉，称"粉皮西洋参"。挖起后即连皮晒干或烘干，外表土黄，并有细密色黑横纹者，称为"原皮西洋参"。

【性味归经】甘、微苦，凉。归心、肺、肾经。

【功能主治】补气养阴，清热生津。用于气虚阴亏，虚热烦倦，咳喘痰血，内热消渴，口燥咽干。

【用量用法】内服：3～6克，另煎兑服。

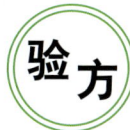

①**失眠**：西洋参3克，灵芝15克，水煎代茶饮。②**便秘**：西洋参粉1小茶匙（粉干），用开水在下午两点服下。③**气虚**：西洋参、麦冬、石斛、六一散各10克，用开水冲饮，剩下的渣子也可以嚼着吃。

使用注意

中阳虚衰、寒湿中阻及气郁化火等一切实证、火郁之证均应忌服。反藜芦，忌铁器及火炒炮制本品。

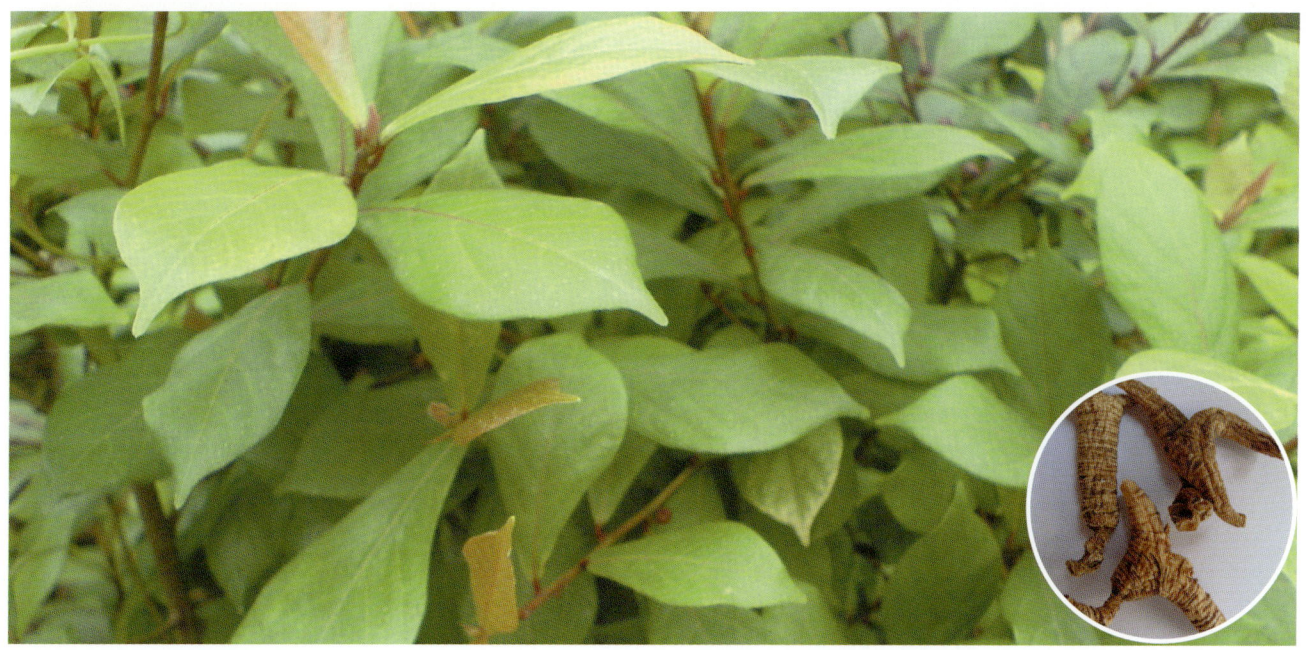

百合

- **别名** 强瞿、山丹、番韭、倒仙。
- **来源** 本品为百合科多年生草本植物卷丹 *Lilium lancifolium* Thunb、百合或细叶百合的干燥肉质鳞茎。

【形态特征】多年生球根草本花卉，株高40～60厘米，还有高达1米以上的。茎直立，不分枝，草绿色，茎秆基部带红色或紫褐色斑点。地下具鳞茎，鳞茎由阔卵形或披针形，白色或淡黄色，直径由6～8厘米的肉质鳞片抱合成球形，外有膜质层。单叶，互生，狭线形，无叶柄，直接包生长于茎秆上，叶脉平行。花生长于茎秆顶端，呈总状花序，簇生或单生，花冠较大，花筒较长，呈漏斗形喇叭状，六裂无萼片，因茎秆纤细，花朵大，开放时常下垂或平伸。

【生境分布】生长于山野林内及草丛中。全国大部分地区均产，分布于湖南、浙江、江苏、陕西、四川等地。

【采收加工】秋季采挖，洗净，剥取鳞片，置沸水略烫，干燥生用。

【性味归经】甘，寒。归心、肺经。

【功能主治】养阴润肺，清心安神。用于阴虚燥咳，劳嗽咳血，虚烦惊悸，失眠多梦，精神恍惚。

【用量用法】内服：6～12克，煎服；亦可蒸食，煮粥。外用：鲜品适量捣敷。

验方

①**神经衰弱、心烦失眠**：百合25克，菖蒲6克，酸枣仁12克，水煎，每日1剂。②**天疱疮**：生百合适量，捣烂，敷于患处，每日1～2次。③**肺脓肿、化脓性肺炎**：百合30～60克，捣研绞汁，白酒适量，以温开水饮服。④**老年慢性支气管炎伴有肺气肿**：百合2～3个，洗净捣汁，以温开水服，每日2次。

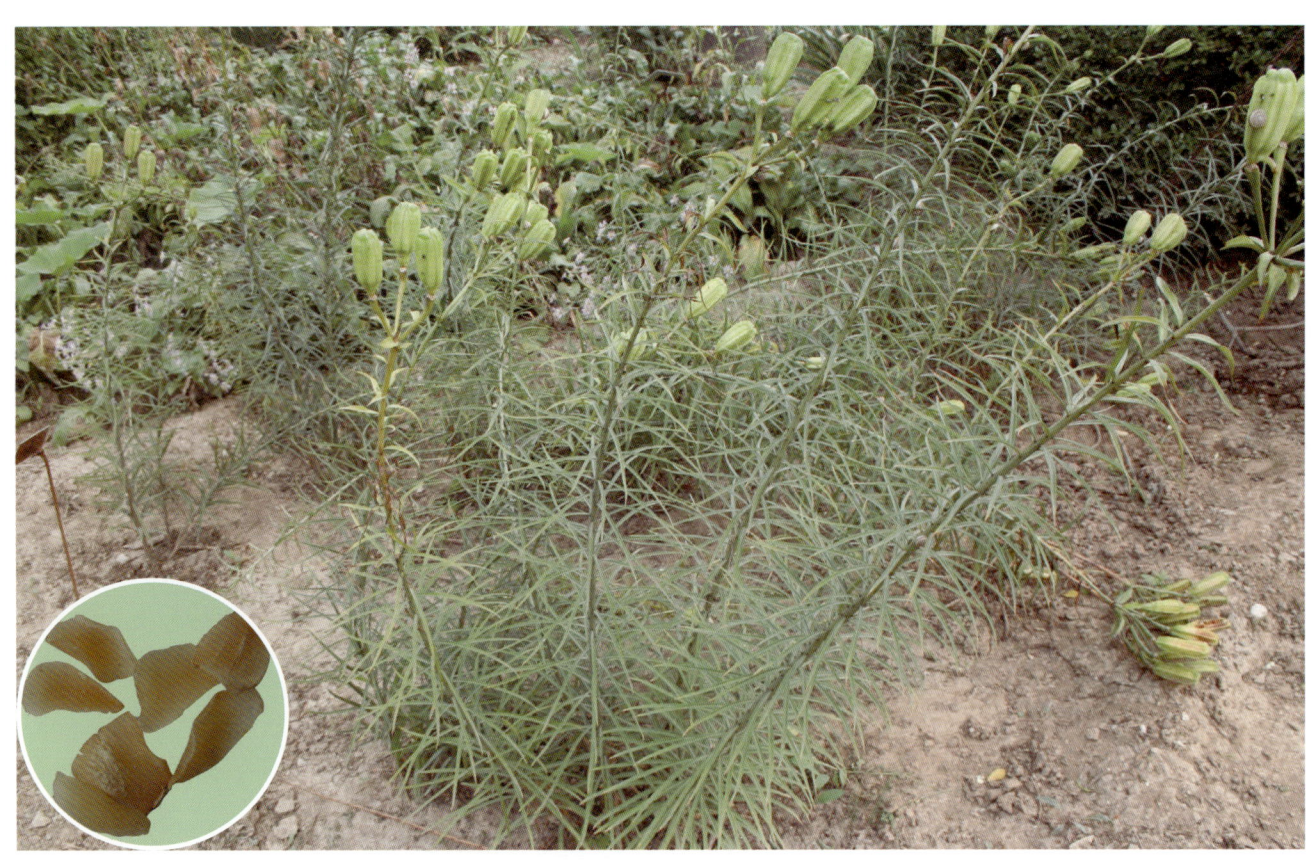

食疗药膳

●百合粉粥
原料：鲜百合60克，粳米100克，冰糖适量。
制法：百合晒干后研粉，用百合粉30克同冰糖、粳米煮粥即可。
用法：早餐食用。
功能：润肺止咳，养心安神。
适用：慢性气管炎、肺热或肺燥干咳、涕泪过多、热病恢复期余热未消、精神恍惚、坐卧不安、妇女更年期综合征。

●百合煮豆腐
原料：百合30克，豆腐250克，葱、盐、味精各适量。
制法：百合用清水浸泡1夜，洗净；豆腐洗净，切成块；葱切碎。将百合、豆腐、盐、味精同放锅内，加水适量煮熟，加入葱花即成。
用法：每日1次，佐餐食用。
功效：润肺止咳，清心安神。
适用：肺痨久嗽、咳唾痰血等。

●百合绿豆汤
原料：绿豆300克，鲜百合100克，葱花5克，盐2克，味精1克。
制法：将百合掰开去皮，与绿豆同加水置砂锅内大火煮之，水沸后改小火，至绿豆开花百合破烂时，起锅入味精、盐、葱花即成。
用法：每食适量。
功效：清热解暑。
适用：暑入阳明之高热心烦。

使用注意
甘寒滑利之品，风寒咳嗽，中寒便溏者忌服。

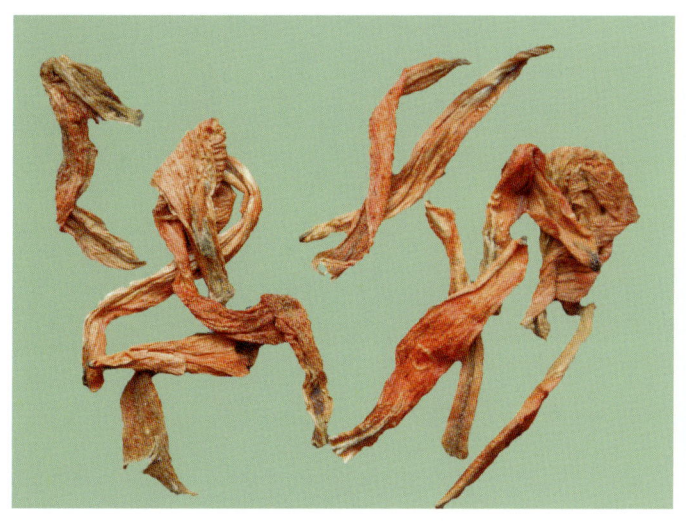
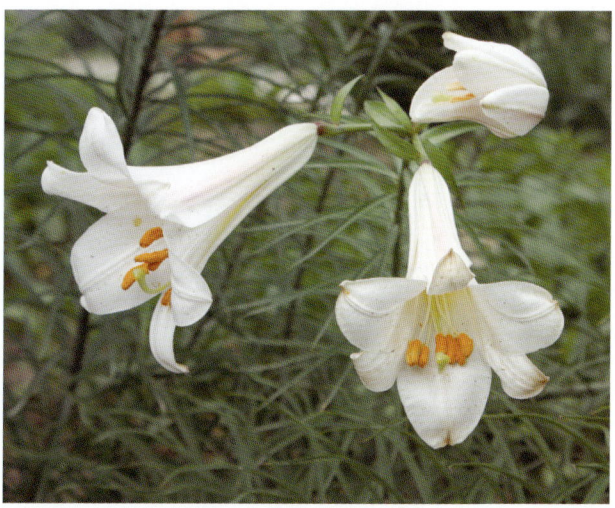

百部

- **别名** 百奶、肥百部、制百部、百条根、九丛根、一窝虎、野天门冬。
- **来源** 本品为百部科植物直立百部 *Stemona sessilifolia* (Miq.) Miq.、蔓生百部的干燥块根。

【形态特征】直立百部：多年生草本，高30~60厘米。茎直立，不分枝，有纵纹。叶常3~4片轮生，偶为5片；卵形、卵状椭圆形至卵状披针形，长3.5~5.5厘米，宽1.8~3.8厘米，先端急尖或渐尖，基部楔形，叶脉通常5条，中间3条特别明显；有短柄或几无柄。花腋生，多数生长于近茎下部呈鳞片状的苞腋间；花梗细长，直立或斜向上。花期3~4月。蔓生百部：多年生草本，高60~90厘米，全体平滑无毛。根肉质，通常作纺锤形，数个至数十个簇生。茎上部蔓状，具纵纹。叶通常4片轮生；卵形或卵状披针形，长3~9厘米，宽1.5~4厘米，先端锐尖或渐尖，全缘或带微波状，基部圆形或近于截形，偶为浅心形，中脉5~9条；叶柄线形，长1.5~2.5厘米。花梗丝状，长1.5~2.5厘米，其基部贴生长于叶片中脉上，每梗通常单生1花；花被4片，淡绿色，卵状披针形至卵形；雄蕊4，紫色，花丝短，花药内向，线形，顶端有一线形附属体；子房卵形，甚小，无花柱。蒴果广卵形而扁；内有长椭圆形的种子数粒。花期5月，果期7月。

【生境分布】生长于阳坡灌木林下或竹林下。分布于安徽、江苏、湖北、浙江、山东等地。

【采收加工】春季2~3月发新芽前及秋季8~9月茎苗枯干时挖取根部，洗净泥沙，除去茎苗及须根，置沸水中略烫或蒸至无白心，取出，晒干或阴干。

【性味归经】甘、苦，微温。归肺经。

【功能主治】润肺下气止咳，杀虫灭虱。用于新久咳嗽，肺痨咳嗽，顿咳；外用于头虱，体虱，蛲虫病，阴痒。蜜百部润肺止咳，用于阴虚劳嗽。

【用量用法】内服：3~9克，煎服。外用：适量，水煎或酒浸。

验方

①**剧烈咳嗽**：百部根浸酒，温服，每日3次。②**熏衣虱**：百部、秦艽各等份，共研为末，烧烟熏衣，虱自落。用上两药煮汤洗亦可。③**手癣（鹅掌风）**：百部、皂角、威灵仙、土槿皮、白鲜皮各9克，醋60毫升，加水1000毫升煎，先熏后洗，每日5次。④**小儿百日咳**：蜜炙百部、夏枯草各9克，水煎服。⑤**肺结核空洞**：蜜炙百部、白及各12克，黄芩6克，黄精15克，水煎服。

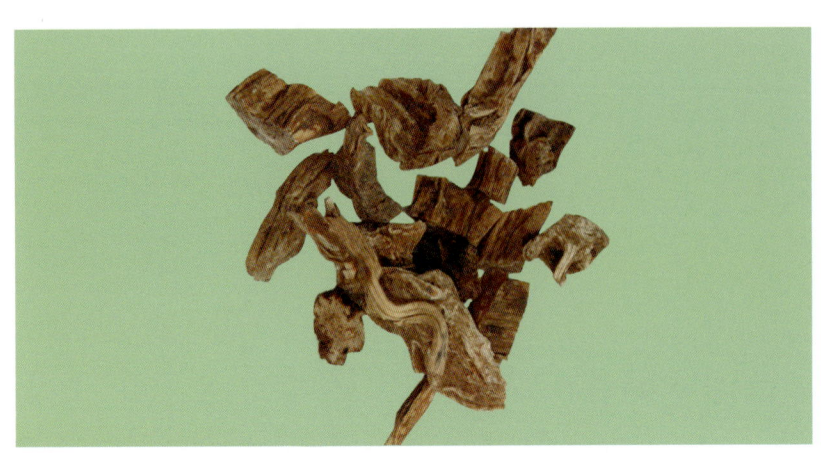

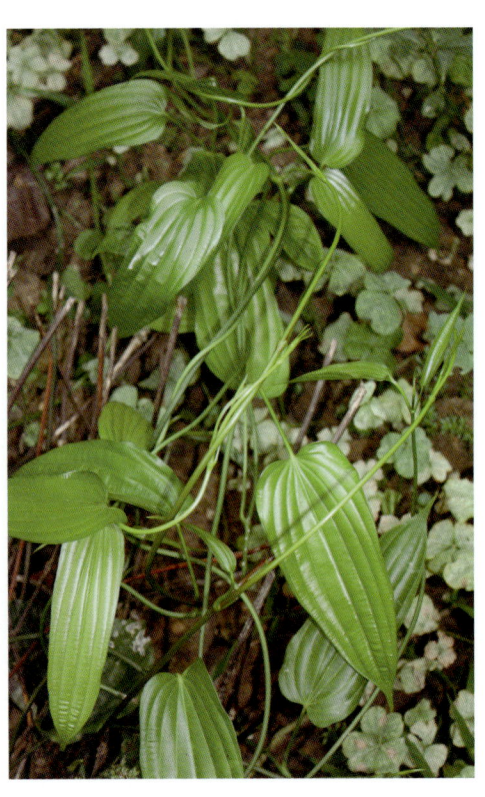

食疗药膳

● 百部生姜汁

原料：百部汁、生姜汁各等量。

制法：和匀同煎数沸。无鲜百部时，可用干品煎取浓汁。也可酌加蜜糖调味。

用法：每日3次，每服3～5毫升。

功效：散寒宣肺，降逆止咳。

适用：风寒咳嗽、头痛、鼻塞、流涕、恶寒发热等。

● 百部汁卤猪肾

原料：百部100克，猪肾1具，酱油、黄酒、白糖适量。

制法：先将水浸半小时后的百部用小火煮煎，待滤出两煎药液后，弃渣，烧至汁水剩约半碗时，加酱油2匙，黄酒1匙，白糖2匙。放入猪肾，不断翻动，直至卤汁烧至快尽，药液全部渗入猪肾时，离火。

用法：每次半只切片佐膳食，每日2次。

功效：补肾。

适用：肾结核。

使用注意

易伤胃滑肠，脾虚便溏者慎服。本品且有小毒，服用过量，可引起呼吸中枢麻痹。

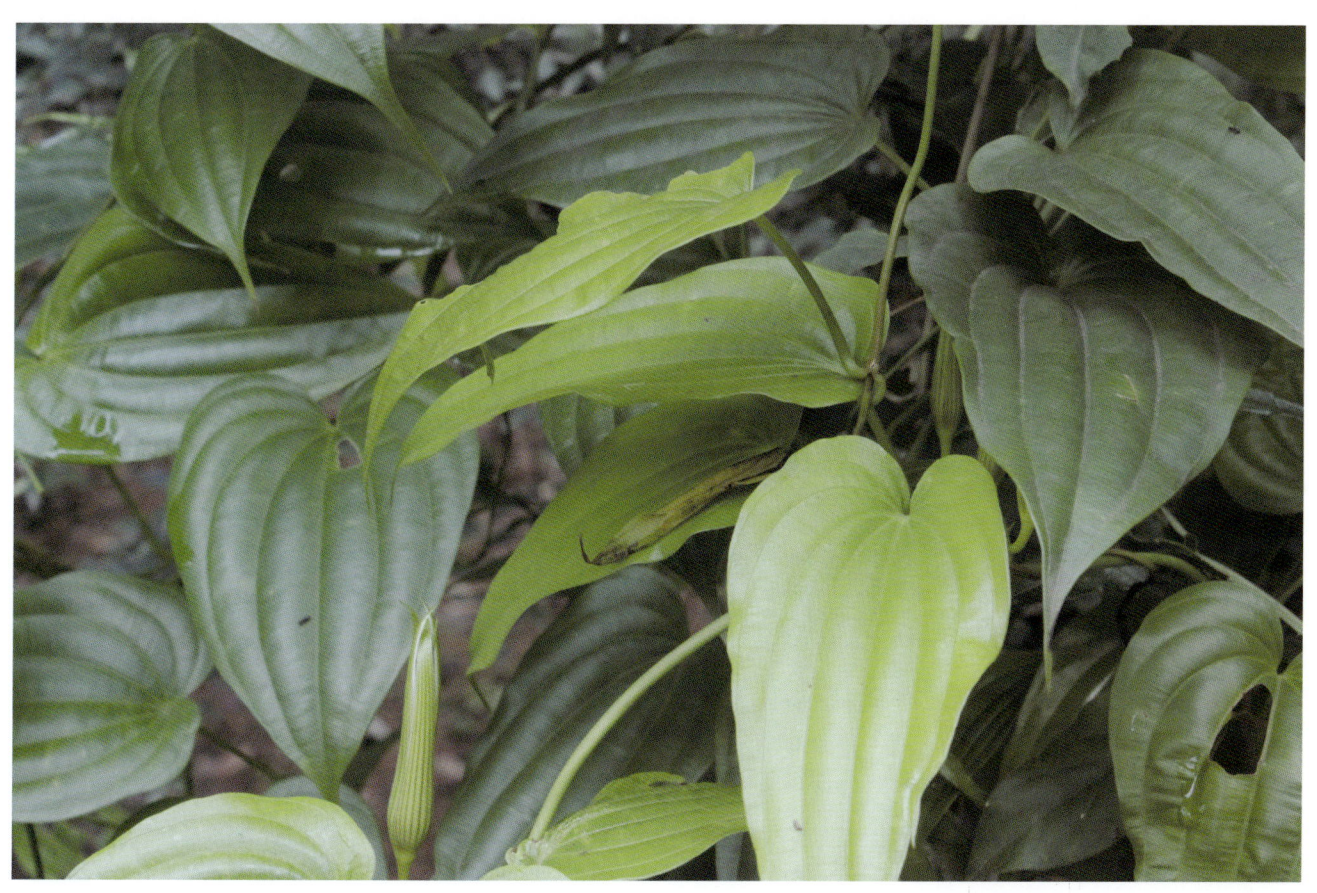

当归

- **别名** 云归、秦归、西当归、岷当归。
- **来源** 本品为伞形科多年生草本植物当归 Angelica sinensis (Oliv.) Diels 的干燥根。

【形态特征】多年生草本，茎带紫色，有纵直槽纹。叶为二至三回奇数羽状复叶，叶柄基部膨大呈鞘，叶片卵形，小叶片呈卵形或卵状披针形，近顶端一对无柄，一至二回分裂，裂片边缘有缺刻。复伞形花序顶生，无总苞或有2片。双悬果椭圆形，分果有5棱，侧棱有翅，每个棱槽有1个油管，结合面2个油管。

【生境分布】生长于高寒多雨的山区；多栽培。分布于甘肃省岷县（古秦州），产量大、质优。其次四川、云南、湖北、陕西、贵州等地也有栽培。

【采收加工】甘肃当归秋末采挖，去净泥土，放置，待水分稍蒸发后，当根变软时，捆成小把；架在棚顶上，先以湿木柴火猛烘上色，再以小火熏干，经过翻棚，使色均匀，全部干度达70%～80%，停火下棚。云南当归一般在立冬前后采挖，去净泥土，勿沾水受潮以免变黑腐烂，摊晒时注意翻动，每晚收进屋内晾于通风处，以免霜冻，至干即得。

【性味归经】甘、辛，温。归肝、心、脾经。

【功能主治】补血活血，调经止痛，润肠通便。用于血虚萎黄，眩晕心悸，月经不调，经闭痛经，虚寒腹痛，风湿痹痛，跌仆损伤，痈疽疮疡，肠燥便秘。酒当归活血通经，用于经闭痛经，风湿痹痛，跌仆损伤。

【用量用法】内服：6～12克，煎服；浸酒，熬膏或入丸、散。外用：适量，多入膏药中。

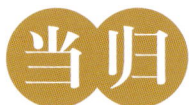

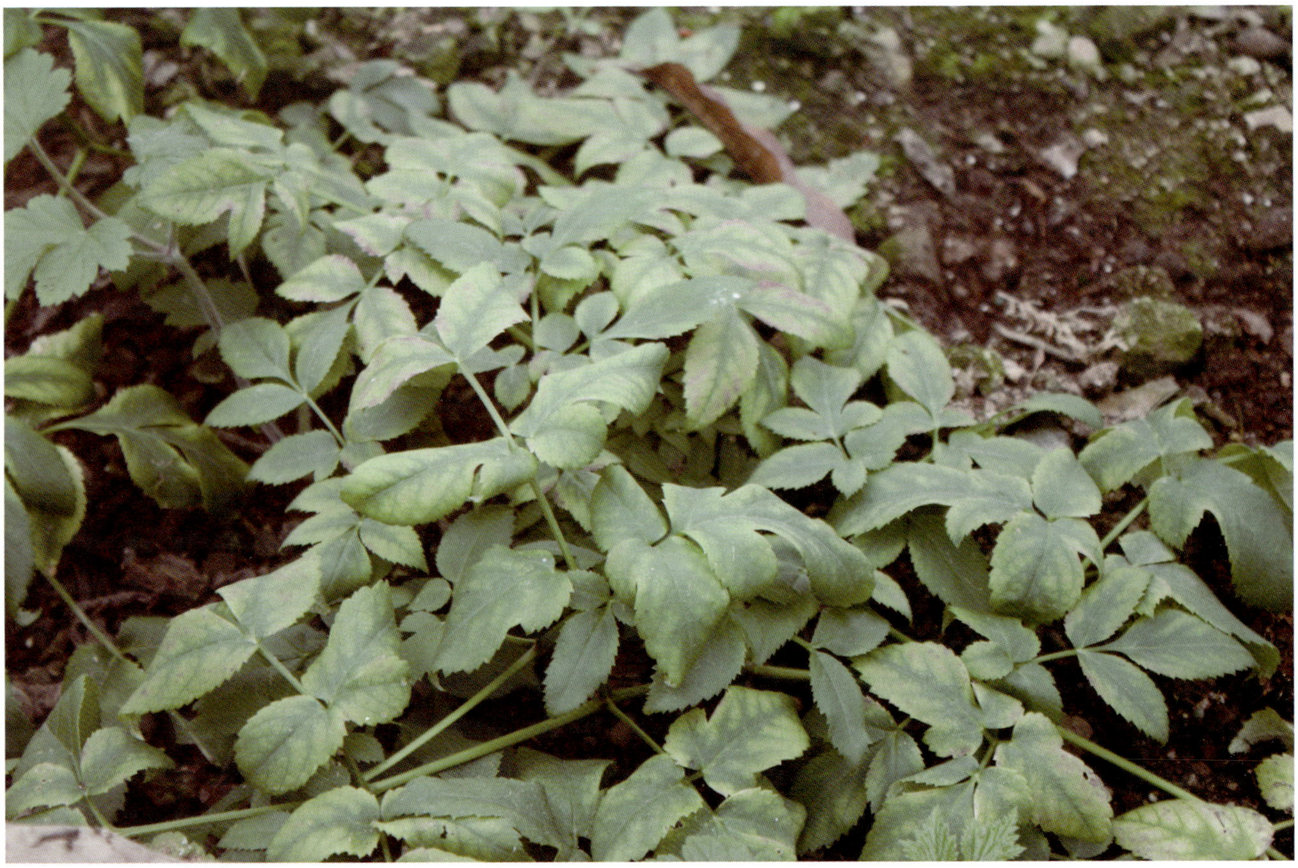

验方

①**痛经**：当归（米醋微炒）、延胡索、红花、没药各等份，为末，每次10克，温酒调下。
②**经闭**：当归、茜草各30克，泽兰15克，每日1剂，水煎，分3次服，经来则止后服。
③**大便不通**：当归、白芷各等份，为末，每次10克，米汤下。
④**月经前后眩晕头痛**：当归头12克，丹参15克，土茯苓20克，水煎服。
⑤**经前小腹胀、月经量少**：当归尾、丹参各15克，益母草20克，水煎服。
⑥**孕妇虚燥心烦腰倦**：当归身、白莲须各10克，川杜仲12克，水煎服。

食疗药膳

●当归酒

原料：当归60克，白酒500毫升。
制法：将当归和白酒一起放入锅内煎煮20分钟，待药液晾温后装入瓶中密封，一周后即可饮用。
用法：每次10～20毫升，每日2～3次。
功效：补血活血，温经止痛。
适用：血虚夹瘀所致的头痛、心悸怔忡、失眠健忘、头晕目眩、面色萎黄、痛经以及更年期综合征等。

●当归首乌鸡肉汤

原料：当归、何首乌各20克，枸杞子15克，鸡肉200克。
制法：将鸡肉洗净切块与当归、何首乌、枸杞同放锅内加清水适量煮至鸡肉烂熟时放入生姜、葱花、盐、味精调味。
用法：饮汤食肉。
功效：补肝肾，益气血。
适用：肝血不足所致的身体虚弱、头晕目眩、倦怠乏力、心悸怔忡、失眠健忘、食欲不佳等。

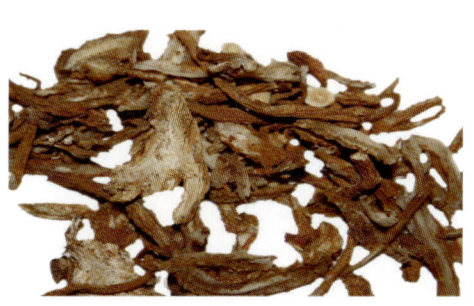

使用注意

本品味甘，滑肠，湿盛中满，大便溏泻者不宜。

肉苁蓉

- **别名** 大芸（淡大芸）、寸芸、苁蓉（甜苁蓉、淡苁蓉）、地精、查干告亚。
- **来源** 本品为列当科植物肉苁蓉 Cistanche deserticola Y.C.Ma 的干燥带鳞叶的肉质茎。

【形态特征】多年生寄生草本，高80～100厘米。茎肉质肥厚，不分枝。鳞叶黄色，肉质，覆瓦状排列，披针形或线状披针形。穗状花序顶生，长于花茎；每花下有1苞片，小苞片2，基部与花萼合生；背面被毛，花萼5浅裂，有缘毛；花冠管状钟形，黄色，顶端5裂，裂片蓝紫色；雄蕊4。蒴果卵形，褐色。种子极多，细小。花期5～6月。肉苁蓉不分枝，下部较粗。叶肉质，鳞片状，螺旋状排列，淡黄白色，下部叶紧密，宽卵形或三角状卵形，上部叶稀疏，披针形或窄披针形。穗状花序顶生，伸出地面，有多数花；苞片线状披针形或卵状披针形；小苞片卵状披针形或披针形，与花萼近等长；花萼钟状，5浅裂，裂片近圆形；花冠管状钟形，长3～4厘米，淡黄白色。蒴果卵圆形，2瓣裂，褐色；种子多数，微小，椭圆状卵圆形或椭圆形，表面网状，具光泽。

【生境分布】肉苁蓉生长于盐碱地、干河沟沙地、戈壁滩一带。寄生在红沙、盐爪爪、着叶盐爪、珍珠、西伯利亚白刺等植物的根上。分布内蒙古、陕西、甘肃、宁夏、新疆等地。管花肉苁蓉生长于水分较充足的柽柳丛中及沙丘地，常寄生长于柽柳属植物的根上。广泛分布于非洲北部、阿拉伯半岛、巴基斯坦、印度及中亚地区。

【采收加工】春秋均可采收。以3～5月采者为好，过时则中空。春季苗未出土或刚出土时采者，通常半埋于沙土中晒干。称为淡苁蓉。秋季采者，水分多，不宜晒干，须投入盐湖中1～3年，取出晒干，称咸苁蓉。

【性味归经】甘、咸，温。归肾、大肠经。

【功能主治】补肾阳，益精血，润肠通便。用于肾阳不足，精血亏虚，阳痿不孕，腰膝酸软，筋骨无力，肠燥便秘。

【用量用法】内服：6～10克，煎服。

验方 ①**阳痿、遗精、腰膝痿软**：肉苁蓉、韭菜子各9克，水煎服。②**神经衰弱、健忘、听力减退**：肉苁蓉、枸杞子、五味子、麦冬、黄精、玉竹各适量，水煎服。③**肾虚不孕**：肉苁蓉、山药各30克，鹿茸18克，原蚕蛾4.5克，炼蜜为丸，每服10克，每日2次。④**男子肾虚精亏、阳痿尿频**：肉苁蓉240克，熟地黄180克，五味子120克，菟丝子60克，研为细末，酒煮山药糊为丸，每次9克，每日2次。⑤**便秘**：肉苁蓉30克，水煎服，每日1剂。⑥**肾阳虚闭经**：肉苁蓉、附子、茯苓、白术、桃仁、白芍各15克，干姜10克，水煎服，每日1剂。

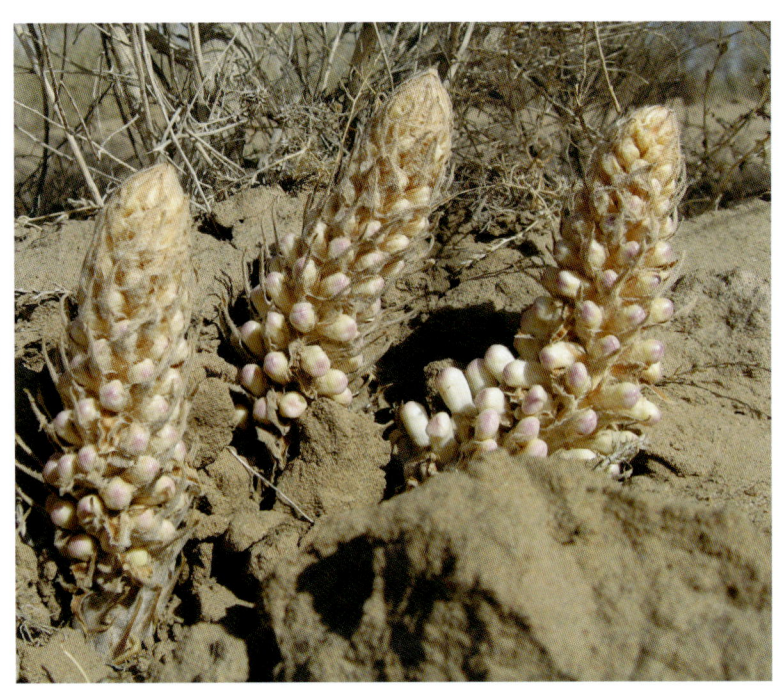

食疗药膳

●苁蓉强身粥

原料：肉苁蓉30克，羊瘦肉、大米各100克。

制法：先将肉苁蓉放入沙罐中，加水煮熟后，捞出切成薄片备用；将切细的羊肉、洗净的大米与苁蓉片同放入沙罐，熬煮至粥熟加葱、姜、盐等调味料，再煮2沸即成。

用法：每日1剂，分2次于空腹时食粥。

功效：补肾温阳，填精健骨，益气和中。

适用：脾肾阳虚，精血不足之腰膝酸冷、下肢软弱、阳痿早泄、遗精遗尿等。

●肉苁蓉豆豉汤

原料：豆豉150克，萝卜90克，芋头5个，豆腐2块，肉苁蓉12克。

制法：将豆豉压碎，萝卜切丝，芋头切成细块，豆腐切小方块。肉苁蓉用6杯水。以慢火煎约1小时，煮至约4杯分量，隔渣留汁待用。肉苁蓉汁加放适量水，放入豆豉和少许盐，搅匀溶开，加盖煮。煮滚后放萝卜丝和芋头，加盖煮滚，再放入豆腐，煮至豆腐浮起，调味即可。

服法：不拘时饮用。

功效：补脾益肾，延年益寿。

适用：男子性功效减退。

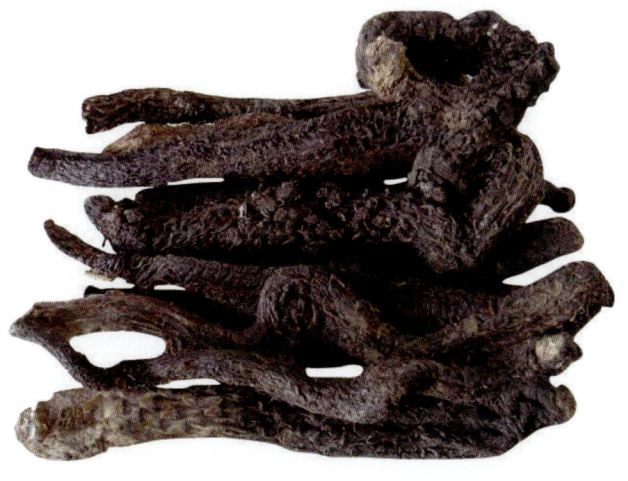

使用注意

药力和缓，用量宜大。助阳滑肠，故阳事易举、精滑不固者，腹泻便溏者忌服。实热便秘者不宜使用。

 ●**别名** 肉叩、肉扣、肉蔻、肉果、玉果。
●**来源** 本品为肉豆蔻科高大乔木植物肉豆蔻 *Myristica fragrans* Houtt. 的干燥种仁。

【形态特征】高大乔木，全株无毛。叶互生，革质，叶柄长4～10毫米，叶片椭圆状披针形或椭圆形，长5～15厘米，先端尾状，基部急尖，全缘，上面暗绿色，下面常粉绿色并有红棕色的叶脉。花单性，雌雄异株，总状花序腋生，具苞片。浆果肉质，梨形或近于圆球形，黄棕色，成熟时纵裂成两瓣，露出绯红色肉质的假种皮，内含种子1枚，种皮壳状，木质坚硬。

【生境分布】在热带地区广为栽培。分布于马来西亚、印度尼西亚；我国广东、广西、云南等省（区）也有栽培。

【采收加工】每年4～6月及11～12月各采1次。早晨摘取成熟果实，剖开果皮、剥去假种皮，再敲脱壳状的种皮，取出种仁用石灰乳浸1天后，小火焙干。

【性味归经】辛，温。归脾、胃、大肠经。

【功能主治】温中行气，涩肠止泻。用于脾胃虚寒，久泻不止，脘腹胀痛，食少呕吐。

【用量用法】内服：3～10克，煎服；或入散剂，1.5～3克。

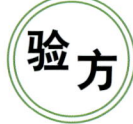 ①**脾虚泄泻、肠鸣不食：** 肉豆蔻1枚，挖小孔，入乳香3小块在内，以面裹煨，面熟为度，去面，碾为细末。每次5克，米饮送下，小儿0.25克。②**五更泄泻：** 肉豆蔻10克，吴茱萸、五味子各6克，补骨脂8克，水煎服。

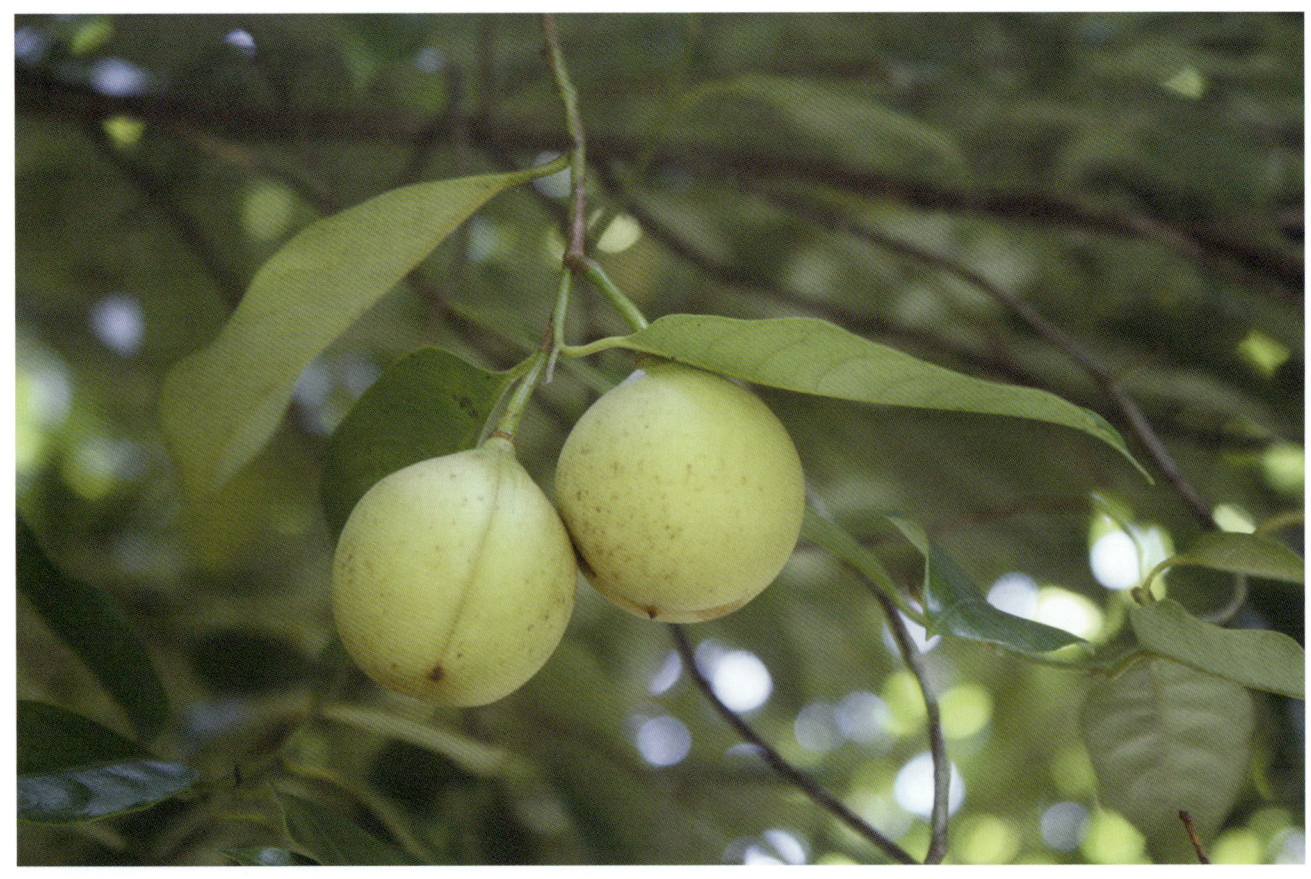

食疗药膳

● 豆蔻粥

原料：肉豆蔻1枚，粳米100克。
制法：先将肉豆蔻研末，粳米如常法作稀粥，粥熟后入肉豆蔻末，搅匀即可。
用法：温热顿服。
功效：温中健脾。
适用：伤寒后、脾胃虚冷、呕逆不下食等。

● 肉豆蔻莲子粥

原料：莲子60克，肉豆蔻5克，米、盐各少许。
制法：莲子用开水烫过，备用。米洗净后加水、肉豆蔻、莲子一同用小火煮，煮至成粥状，加盐，即可。
用法：早餐食用。
功效：温中健胃，行气止痛。
适用：食欲不振、脾胃虚寒、胃寒呕吐、虚寒性胃痛等。

使用注意
凡湿热泻痢者忌用。

● 豆蔻蒸鱼

原料：肉豆蔻6克，白术8克，干姜、姜片、花椒、党参各10克，鲜草鱼1条（约600克），胡椒面1克，葱节15克，红油50克，黄酒10毫升，猪网油半张。
制法：将中药洗净烘干成末。草鱼去鳞除腮及内脏，洗净，用刀在鱼两边斜划几道花纹，将绍酒、盐、味精、胡椒面、中药末调匀，抹满鱼身内外，待几分钟后抹上红油，把姜片、葱丝分放在鱼身上，用猪网油包好，放于盘中入笼蒸约40分钟，去掉猪网油、姜、葱即成。
用法：佐餐食用。
功效：补气温中，行气止痛，涩肠止泻。
适用：脾胃虚寒食少乏力、胃脘冷痛、腹痛久泻等。

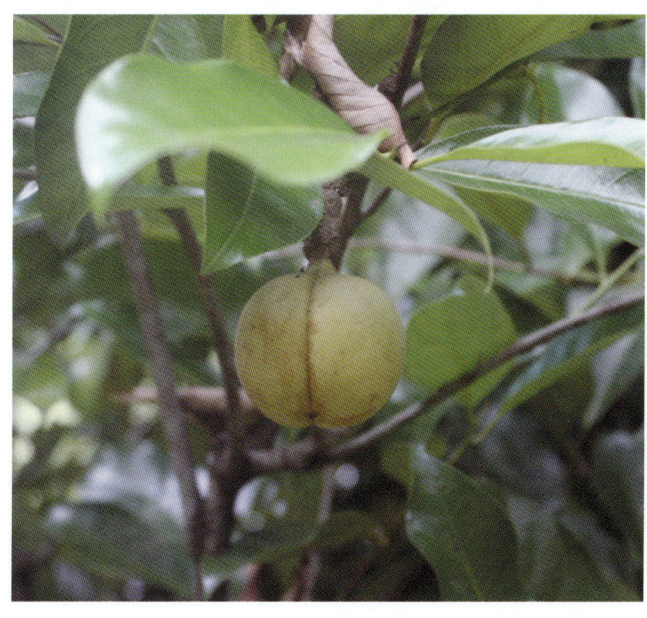
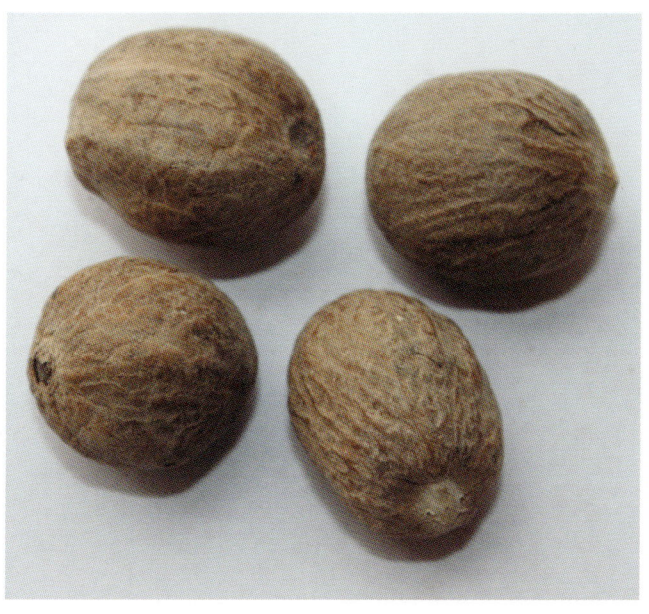

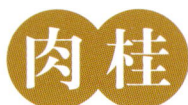

- **别名** 玉桂、牡桂、菌桂、筒桂、大桂、辣桂。
- **来源** 本品为樟科植物肉桂 Cinnamomum cassia Presl 的干燥树皮。

【形态特征】常绿乔木，树皮灰褐色，幼枝多有4棱。叶互生，叶片革质长椭圆形或近披针形，先端尖，基部钝，全缘，3出脉于背面明显隆起。圆锥花序腋生或近顶生，花小白色，花被6片，能育雄蕊9，子房上位，胚珠1枚。浆果椭圆形，长1厘米，黑紫色，基部有浅杯状宿存花被。

【生境分布】多为栽培。主产广东、海南、云南等地。

【采收加工】多于秋季剥取，刮去栓皮，阴干。

【性味归经】辛、甘，大热。归肾、脾、心、肝经。

【功能主治】补火助阳，引火归元，散寒止痛，温通经脉。用于阳痿宫冷，腰膝冷痛，肾虚作喘，虚阳上浮，眩晕目赤，心腹冷痛，虚寒吐泻，寒疝腹痛，痛经经闭。

【用量用法】内服：1～5克，煎服，宜后下；研末冲服，每次1～2克。

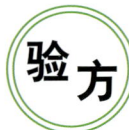

①**面赤口烂、腰痛足冷：**肉桂、细辛各3克，玄参、熟地黄、知母各15克，水煎服。②**腹寒腹痛：**肉桂、丁香、吴茱萸等量，研细末，水调饼，贴于脐部。③**腰痛：**肉桂5克，杜仲15克，牛膝12克，水煎服。④**胸痛、跌打损伤：**肉桂、三七各5克，研末酒冲服。⑤**冻疮：**肉桂、干姜、辣椒各适量，浸茶油，外搽。

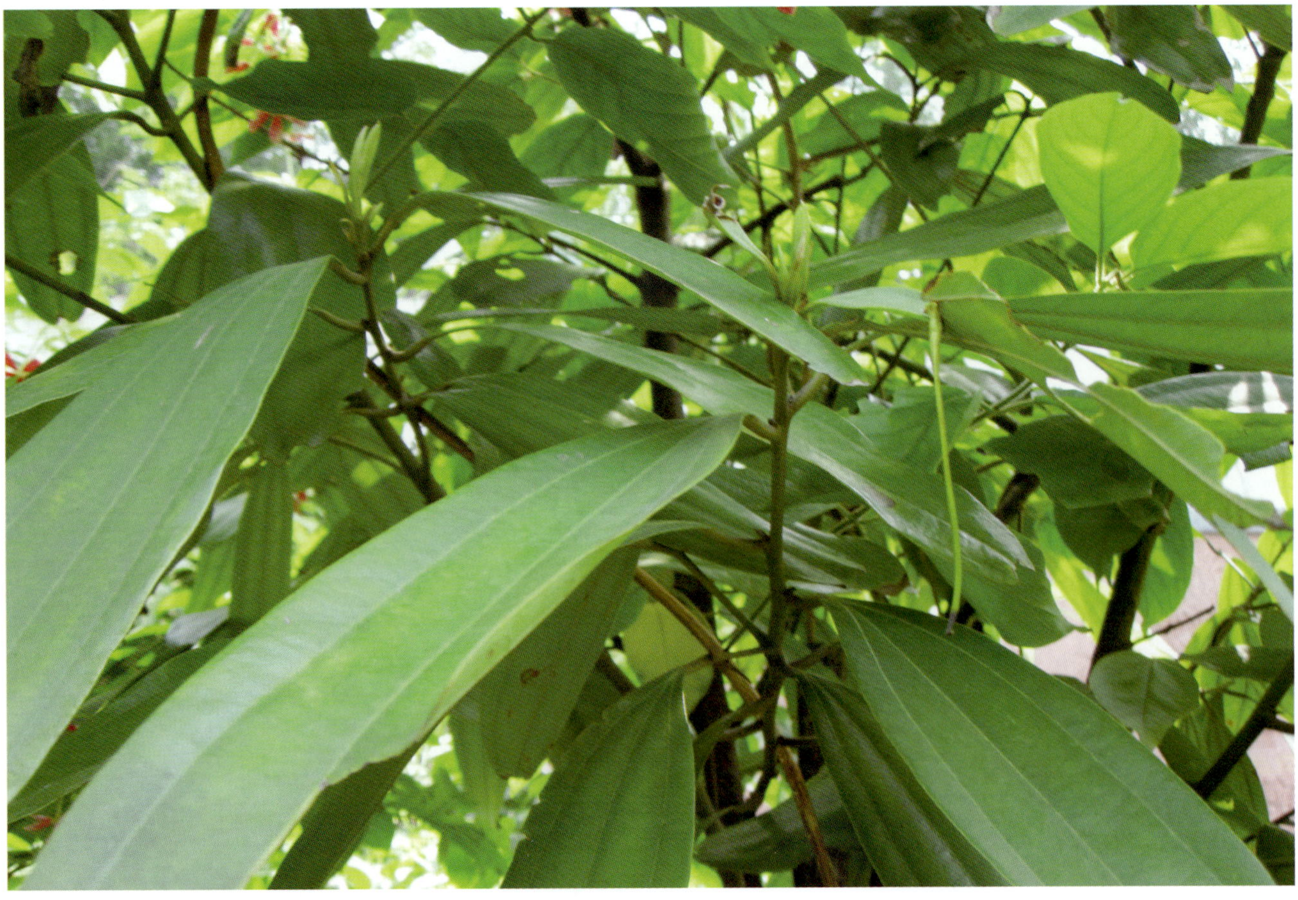

食疗药膳

●桂浆粥

原料:肉桂2~3克,粳米30~60克,红糖适量。

制法:将肉桂煎取浓汁去渣,再用粳米煮粥,待粥煮沸后,调入桂汁及红糖,同煮为粥;或用肉桂末1~2克调入粥内。

用法:每日1剂,每日2次。

功效:补阳气,暖脾胃,散寒止痛。

适用:肾阳不足、畏寒怕冷、四肢发凉、阳痿、小便频数清长;或脾阳不振,脘腹冷痛,饮食减少,大便稀薄,呕吐,肠鸣腹胀,消化不良;以及寒湿腰痛,风寒湿痹,妇人虚寒性痛经等。

使用注意

有出血倾向者及孕妇慎用;不宜与赤石脂同用。

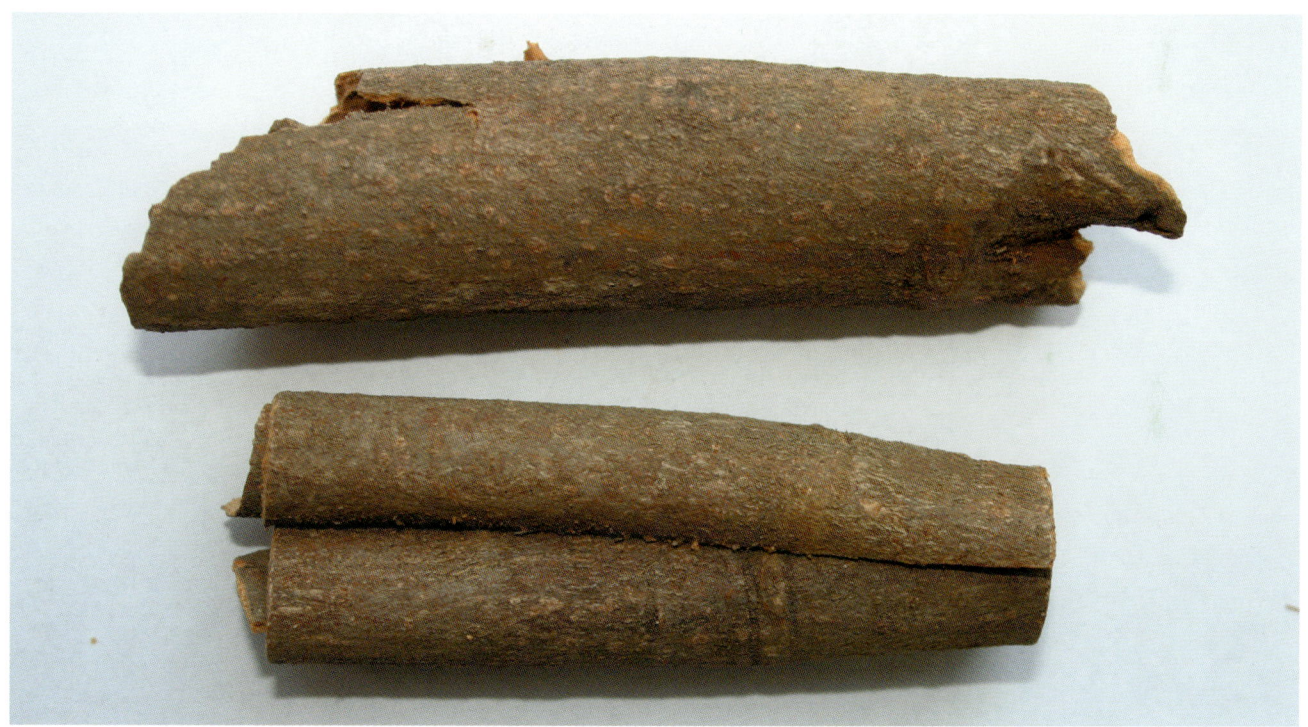

朱砂

- **别名** 丹粟、丹砂、赤丹、汞沙、辰砂。
- **来源** 本品为硫化物类矿物辰砂族辰砂，主含硫化汞。

【形态特征】三方晶系。晶体成厚板状或菱面体，在自然界中单体少见，多呈粒状、致密状块体出现，也有呈粉末状被膜者。颜色为朱红色至黑红色，有时带铅灰色。条痕为红色。金刚光泽，半透明。有平行的完全解理。断口呈半贝壳状或参差状。硬度2~2.5，比重8.09~8.2。性脆。常呈矿脉，产于石灰岩、板岩、砂岩中。

【生境分布】产于石灰岩、板岩、砂岩中。分布湖南、湖北、四川、广西、云南、贵州。

【采收加工】劈开辰砂矿石，取出岩石中夹杂的少数朱砂。可利用浮选法，将凿碎的矿石放在直径约尺余的淘洗盘内，左右旋转之，因其比重不同，故砂沉于底，石浮于上。除去石质后，再将朱砂劈成片、块状。其片状者称为"镜面砂"，块状者称"豆瓣砂"，碎末者称"朱宝砂"。

【性味归经】甘，微寒；有毒。归心经。

【功能主治】清心镇惊，安神，明目，解毒。用于心悸易惊，失眠多梦，癫痫发狂，小儿惊风，视物昏花，口疮，喉痹，疮疡肿毒。

【用量用法】内服：0.1~0.5克，多入丸散服，不宜入煎剂。外用：适量。

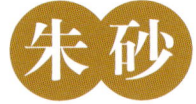

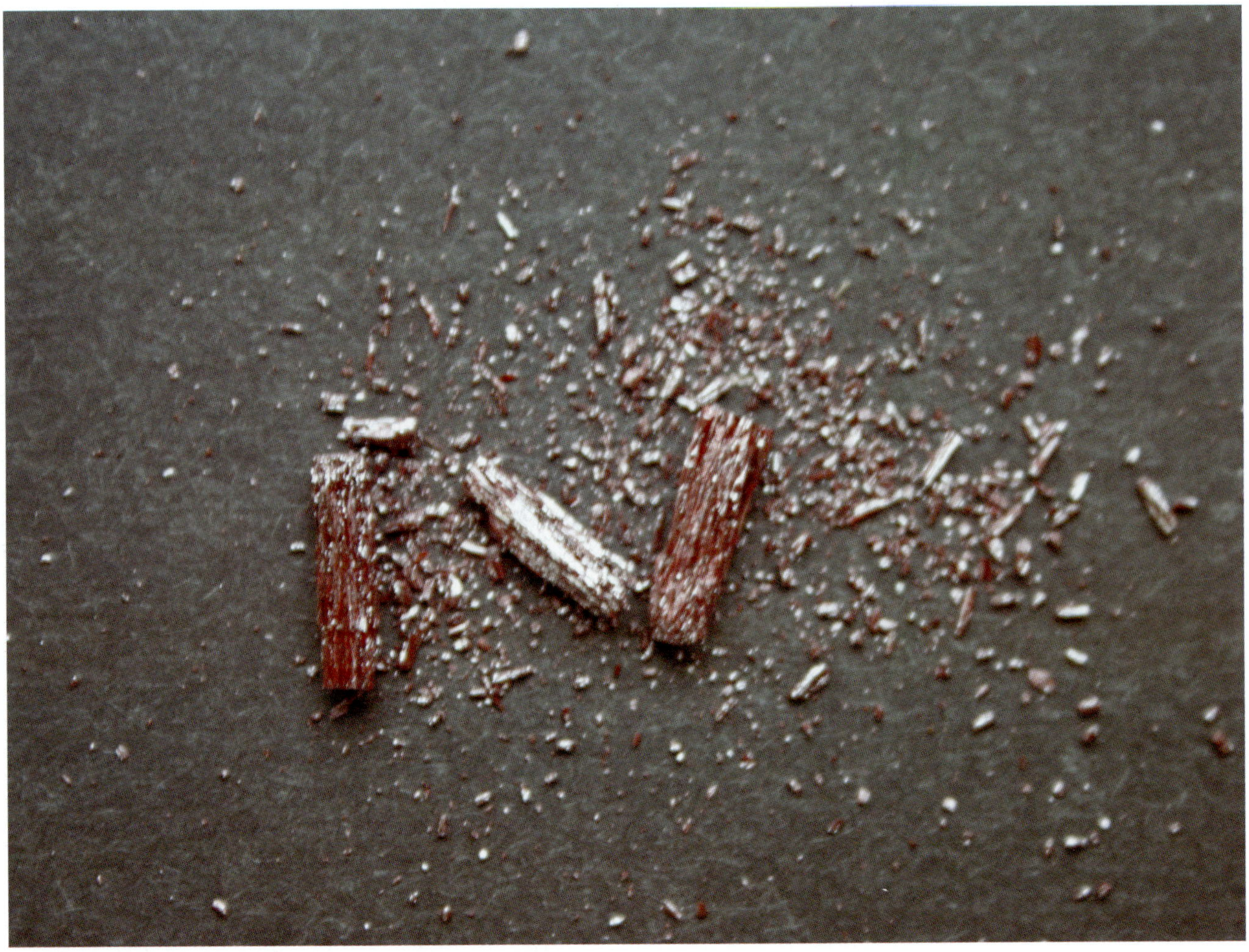

验方

①**病毒性心肌炎**：朱砂拌茯苓、黄芪、丹参、川连、五味子、麦冬、甘草、生地、当归各适量，每日1剂，15日为1个疗程，并随症加减。②**神经性呕吐**：朱砂30克，法半夏15克，丁香、生甘草各6克，冰片0.6克，制成散剂，每服3克，每日2次。③**慢性气管炎**：朱砂30克，川军300克，共研细末，炼蜜为丸，每丸3克，每日1丸，10日为1个疗程。④**结核盗汗**：朱砂粉1份，五倍子粉5份，均匀混合，成人每次2~3克，加少许温开水糊成团状，每晚睡前敷于脐窝内，纱布覆盖，小儿用量酌减。⑤**产后血晕**：朱砂1.5~3.0克，研末，用热醋或鲜童便适量灌服。⑥**失眠**：朱砂3~5克，研细末。用干净的白布1块，搽糨糊少许，将朱砂均匀粘附于上，然后外敷涌泉穴，胶布固定。用前先用热水把脚洗净，睡前贴。⑦**精神分裂症**：朱砂3克，鲜猪心2个，将猪心扎3个洞，每个猪心填入朱砂1.5克，用砂锅炖熟，喝汤吃肉，连服20~30个。

食疗药膳

●桃仁朱砂酒

原料：桃仁500克，朱砂60克，18°酒500毫升。
制法：将酒放入三个瓷瓶中，逐瓶放入桃仁朱砂后封口摇匀即可。
用法：每日2次，每次10毫升。
功效：柔肝缓急，补血强筋，和颜悦色。
适用：筋脉挛急疼痛，气血亏虚。

●磁朱鸡肝酥

原料：鲜鸡肝500克，神曲粉20克，磁石粉、姜片、酱油各10克，朱砂粉5克，鸡蛋1个，干淀粉50克，盐2克，绍酒30克，味精1克，葱节15克，菜油600克，耗100克。
制法：将鸡肝洗净，切成片放入碗内，加姜、葱、绍酒、盐拌匀。蛋打入碗内，加神曲粉、朱砂粉、味精、酱油、干淀粉拌和均匀，加鸡肝片调和均匀，朱砂经过水飞待用。炒锅置中火上，下菜油烧至七成熟，将鸡肝片拌散入油锅，用竹筷拨散，防止粘连，炸至黄色起锅，待油温升至七成热时，回炸一下，起锅入盘，撒上朱砂粉即成。
服法：佐餐食用。
功效：补肝肾明目，摄纳浮阳，镇心安神。
适用：肝血不足之心悸失眠、耳鸣耳聋、视物昏花、夜盲症、肾虚之遗尿、胎漏等。

使用注意

本品有毒，不宜大量服用，也不宜少量久服；孕妇及肝肾功能不全者禁用。

朱砂根

- **别名** 凤凰肠、老鼠尾、平地木、石青子、地杨梅、散血丹、浪伞根。
- **来源** 本品为紫金牛科植物朱砂根 Ardisia crenata Sims 的干燥根。

【形态特征】灌木，高达1.5米，茎直立，有数个分枝。叶纸质至革质，椭圆状披针形至倒披针形，长6～12厘米，宽2～4厘米；先端短尖或渐尖，基部短尖或楔尖，两面均秃净，有隆起的腺点，边缘有钝圆波状齿，背卷，有腺体；侧脉12～18对，极纤细，近边缘处结合而成一边脉，常隐于卷边内；叶柄长5～10毫米。伞形花序顶生或腋生，花序柄长1.5～2厘米；花白色或淡红色；萼片5裂，裂片长卵形，钝头；花冠5裂，裂片长椭圆状披针形，长4～5毫米，与萼片均有稀疏的腺点；雄蕊5，花丝极短，基部扁；子房上位，花柱线形。核果球形，直径约6毫米，熟时红色，有黑色斑点。花期6～7月。

【生境分布】生长于山地林下、沟边、路旁。分布浙江、安徽、江西、湖南、湖北、四川、福建、广东、广西等地。

【采收加工】秋后采挖根部，洗净晒干。

【性味归经】微苦、辛，平。归肺、肝经。

【功能主治】解毒消肿，活血止痛，祛风除湿。用于咽喉肿痛，风湿痹痛，跌打损伤。

【用量用法】内服：3～9克，煎服；或研末为丸、浸酒。外用：捣敷。

验方

①咽喉肿痛：朱砂根9～15克，水煎服。②肺病及劳伤吐血：朱砂根9～15克，同猪肺炖服。连吃3次为1个疗程。③上呼吸道感染，扁桃体炎，白喉，丹毒，淋巴结炎：朱砂根9～15克，煎服。④跌打损伤、关节风痛：朱砂根9～15克，水煎服。⑤妇女白带、痛经：朱砂根9～15克，水煎服。⑥流火（丝虫病引起的淋巴管炎）：朱砂根干根50～100克，水煎，调酒服。⑦毒蛇咬伤：朱砂根鲜者100克，水煎服；另用盐肤木叶或树皮、乌桕叶适量，煎汤清洗伤口，用朱砂根皮捣烂，敷创口周围。

使用注意

虚弱者慎用。

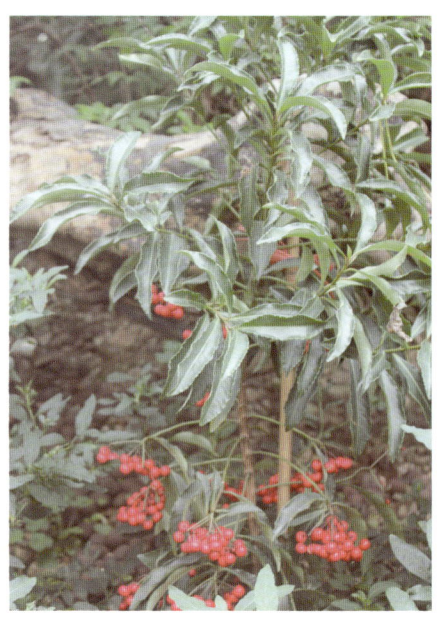
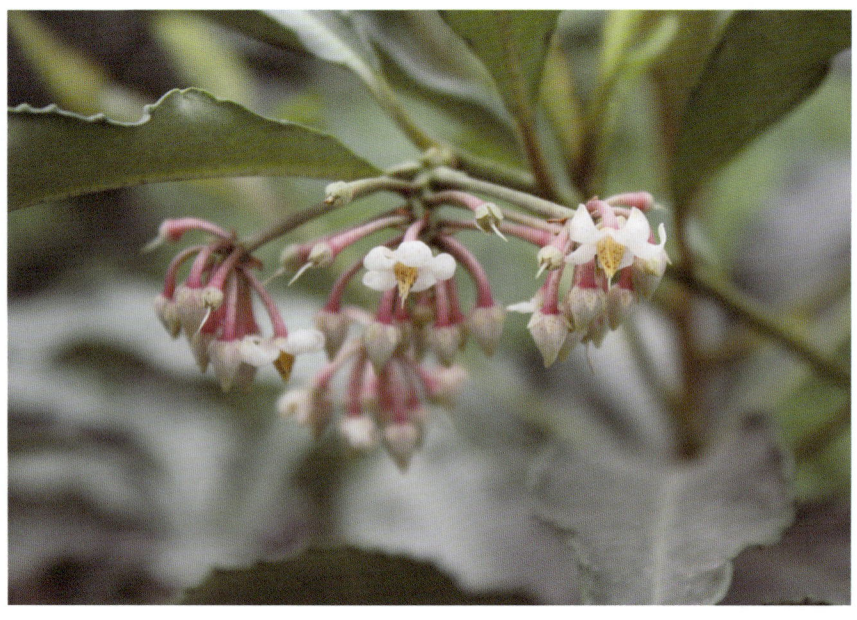

竹节参

- **别名** 明七、白三七、竹根七、萝卜七、蜈蚣七、竹节人参。
- **来源** 本品为五加科植物竹节参 *Panax japonicus* C. A. Mey. 的干燥根茎。

【形态特征】多年生草本，野生高50~80厘米，栽培植株高可达150厘米。根茎横卧，呈竹鞭状，肉质肥厚，白色，结节间具凹陷茎痕，栽培品根茎可重达1000克，叶为掌状复叶，3~5枚轮生长于茎顶；叶柄长8~11厘米；小叶通常5，叶片膜质，倒卵状椭圆形至长圆状椭圆形，长5~18厘米，宽2~6.5厘米，先端渐尖，稀长尖，基部楔形至近圆形，边缘具细锯齿或重锯齿，上面叶脉无毛或疏生刚毛，下面无毛或疏生密毛。伞形花序单生长于茎顶，通常有花50~80朵，栽培品可达2500朵，总花梗长12~70厘米，无毛或有疏短柔毛；花小，淡绿色，小花梗长约10毫米；花萼绿色，先端5齿，齿三角状卵形；花瓣5，长卵形，覆瓦状排列；雄蕊5，花丝较花瓣短；子房下位，2~5室，花柱2~5，中部以下连合，上部分离，果时外弯。核果状浆果，球形，初熟时红色，全熟时顶部紫黑色，直径5~7毫米。种子2~5，白色，三角状长卵形，长约4.5毫米。花期5~6月，果期7~9月。

【采收加工】秋季采挖，除去主根及外皮，干燥。

【生境分布】生长于海拔1800~2600米的山谷阔叶林中。分布于西南及陕西、甘肃、安徽、浙江、江西、福建、河南、湖南、湖北、广西、西藏等地。

【采收加工】9~10月挖取根茎，除去须根，洗净泥土，晒干或烘干。

【性味归经】甘、微苦，温。归肝、脾、肺经。

【功能主治】散瘀止血，消肿止痛，祛痰止咳，补虚强壮。用于痨嗽咯血，跌仆损伤，咳嗽痰多，病后虚弱。

【用量用法】内服：6~9克，煎服。

使用注意

孕妇忌服。无虚无瘀者不宜。

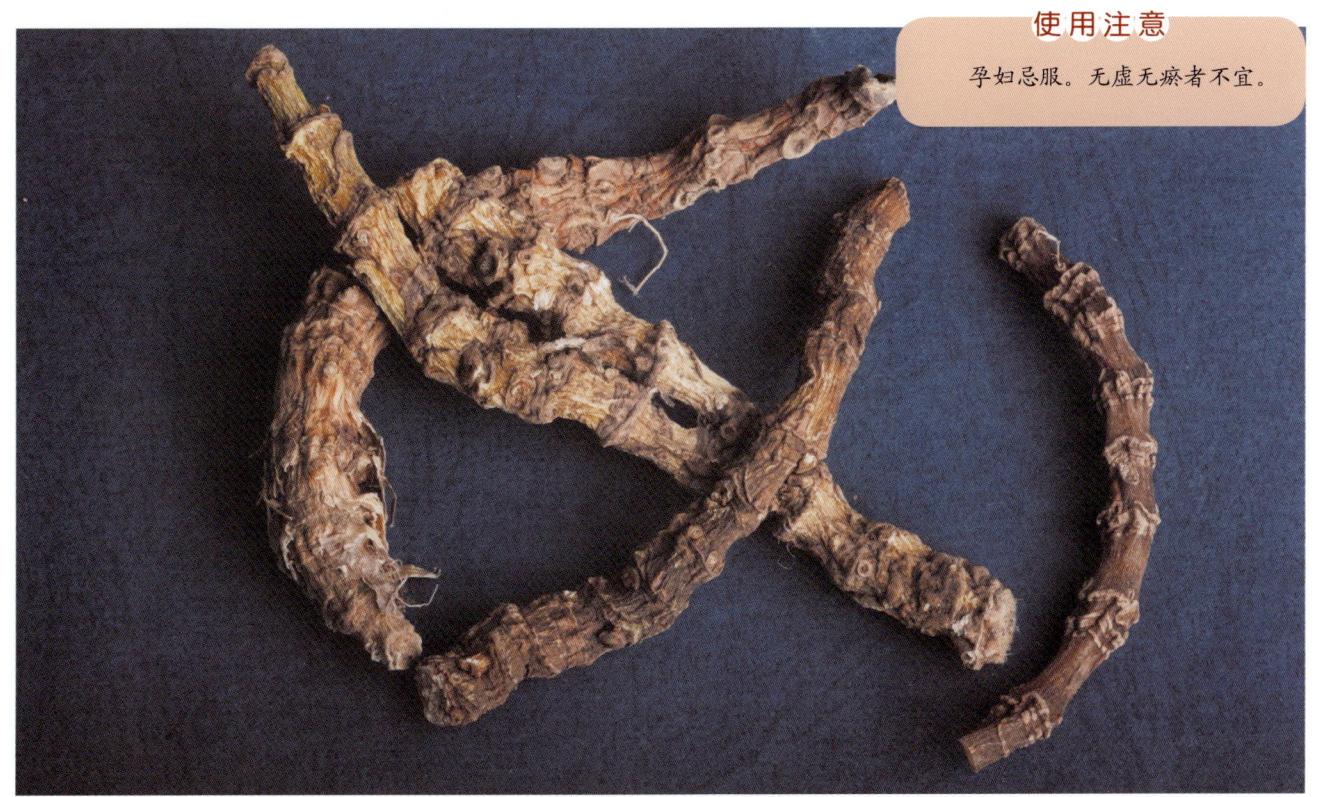

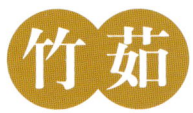 竹茹

- **别名** 竹皮、青竹茹、嫩竹茹、细竹茹、淡竹茹、淡竹皮茹。
- **来源** 本品为禾本科植物青秆竹*Bambusa tuldoides* Munro、大头典竹或淡竹的茎秆的干燥中间层。

【形态特征】单丛生，秆高6～8米，直径3～4.5厘米。节间壁厚，长30～36厘米，幼时被白粉。节稍隆起。分枝常于秆基部第一节开始分出，数枝簇生节上。秆箨早落。箨鞘背面无毛，干时肋纹稍绉起，先端呈不对称的拱形，外侧一边稍下斜至箨鞘全长的1/10～1/8。箨耳稍不等大，靠外侧1枚稍大，卵形，略波褶，边缘被波曲状刚毛，小的1枚椭圆形。箨舌高2.5～3.5毫米，边缘被短流苏毛，片直，呈不对称三角形或狭三角形，基部两侧与耳相连，连接部分宽约0.5毫米。叶披针形至狭披针形，长10～18厘米，宽11～17毫米，背面密生短柔毛。

【生境分布】生长于路旁、山坡，也有栽培的。分布于长江流域和南方各省。

【采收加工】全年均可采制，取新鲜茎，除去外皮，将稍带绿色的中间层刮成丝条，或削成薄片，捆扎成束，阴干。前者称"散竹茹"，后者称"齐竹茹"。

【性味归经】甘，微寒。归肺、胃、心、胆经。

【功能主治】清热化痰，除烦，止呕。用于痰热咳嗽，胆火挟痰，惊悸不宁，心烦失眠，中风痰迷，舌强不语，胃热呕吐，妊娠恶阻，胎动不安。

【用量用法】内服：5～10克，煎服。

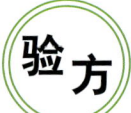 验方

①**肺热咳嗽，咳吐黄痰：** 竹茹10克，水煎服。②**急性胃肠炎，泻次不多，呕吐恶心较重：** 竹茹10克，生姜6克，水煎服。③**神经官能症：** 竹茹、陈皮、炒枳实、姜半夏、茯苓各10克，甘草6克，生姜3片，大枣3枚，水煎服。④**胃脘痛：** 姜竹茹、半夏、茯苓、陈皮、枳壳各10克，黄连3～9克，炙甘草6克，每日1剂，水煎服。⑤**眩晕：** 竹茹、桂枝、半夏、陈皮、天麻各9克，茯苓30克，白术、党参各12克，川附片、砂仁、甘草各6克，生姜3片，大枣7枚，水煎服，随证加减。

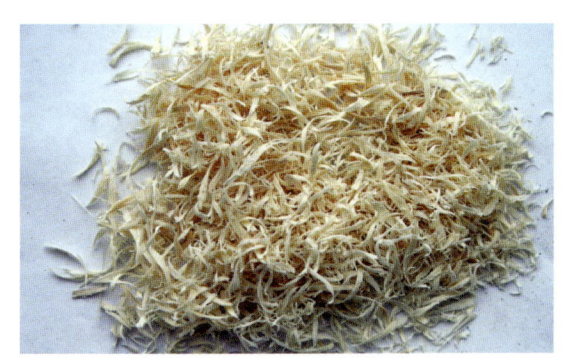

使用注意

寒痰咳嗽、胃寒呕吐勿用。

延胡索

- **别名** 元胡、延胡、玄胡索、元胡索。
- **来源** 本品为罂粟科多年生草本植物延胡索 Corydalis yanhusuo W. T. Wang 的干燥块茎。

【形态特征】多年生草本，茎纤弱，高约20厘米。叶互生，有长柄，小叶片长椭圆形至线形，全缘。总状花序顶生，花红紫色，横生长于小花梗上，蒴果长圆形。

【生境分布】生长于稀疏林、山地、树林边缘的草丛中。分布于浙江，江苏、湖北、湖南、安徽、江西等地大面积有栽培。本品为浙江特产，尤以金华地区产品最佳。

【采收加工】夏初茎叶枯萎时采挖，除去须根，洗净，置沸水中煮至无白心时，取出晒干。

【性味归经】辛、苦，温。归肝、脾经。

【功能主治】活血，行气，止痛。用于胸胁、脘腹疼痛，胸痹心痛，经闭痛经，产后瘀阻，跌仆肿痛。

【用量用法】内服：3～10克，煎汤；或研末吞服，每次1.5～3克。

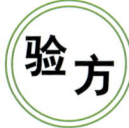

验方 ①**尿血（非器质性疾病引起的）**：延胡索50克，朴硝37.5克，共研为末，每次20克，水煎服。②**产后恶露下不尽、腹内痛**：延胡索末，以温酒调下5克。③**跌打损伤**：延胡索炒黄研细，每次5～10克，开水送服，也可加黄酒适量同服。④**疝气危急**：延胡索（盐炒）、全蝎（去毒，生用）各等份，为末，每次2.5克，空腹盐酒下。

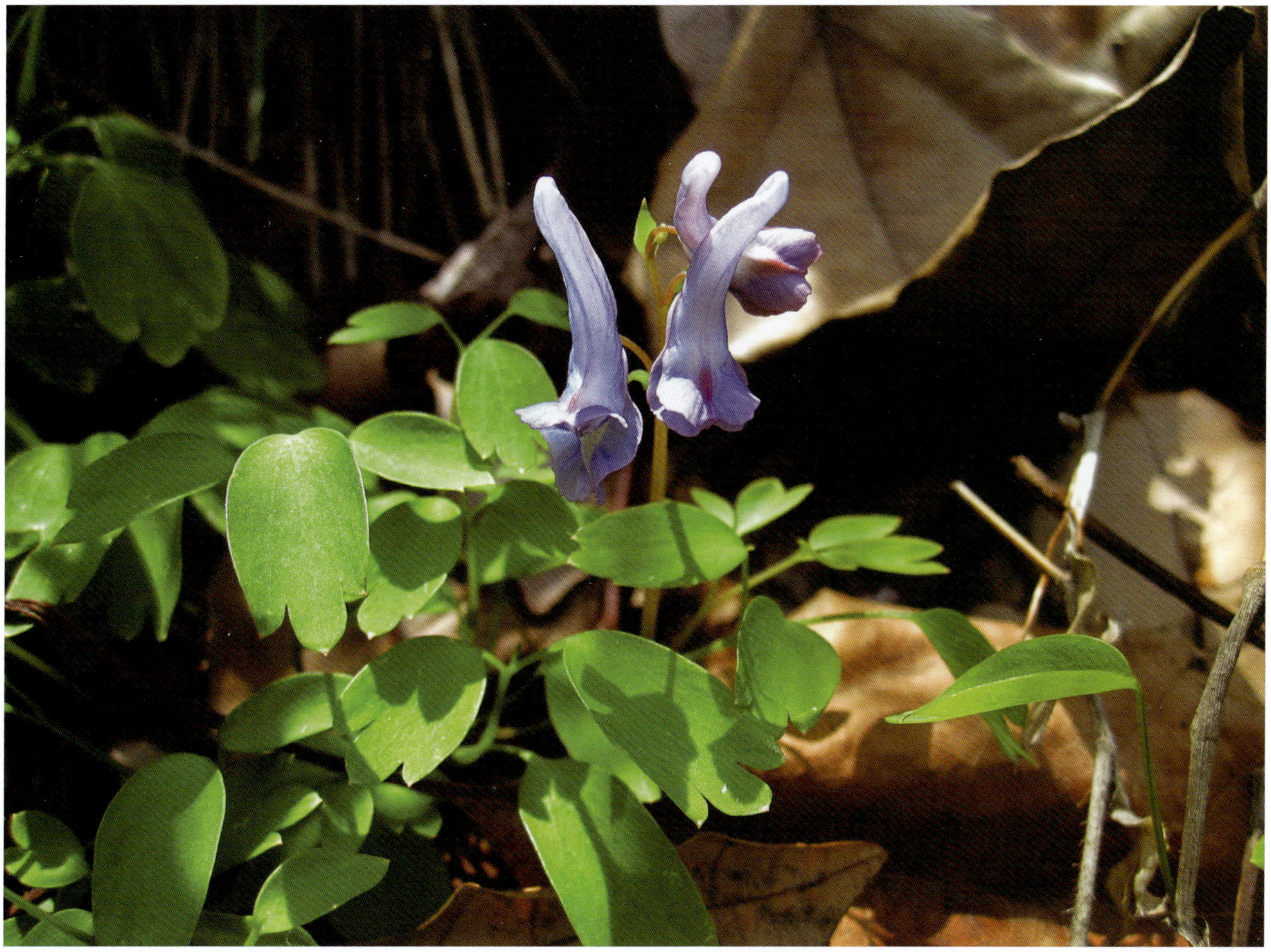

食疗药膳

●三七延胡索大蒜糊

原料：延胡索粉、三七粉各10克，紫皮大蒜50克。
制法：先将三七、延胡索分别除杂、洗净、晒干，研成细末后，充分拌和均匀，备用；用紫皮大蒜剥去外膜，洗净、切碎，剁成大蒜茸糊，盛入碗中，拌入三七、延胡索细末，加温开水适量，搅拌成糊状。
用法：早晚2次分服。
功效：活血行气，抗癌止痛。
适用：气滞血瘀型胃癌、肺癌等癌症引起的疼痛。

●佛手延胡索山楂茶

原料：延胡索、佛手各6克，山楂10克。
制法：将以上3味水煎，取汁。
用法：代茶频饮，每日1剂。
功效：行血逐瘀。
适用：血瘀气闭型产后血晕。

使用注意

孕妇慎服。

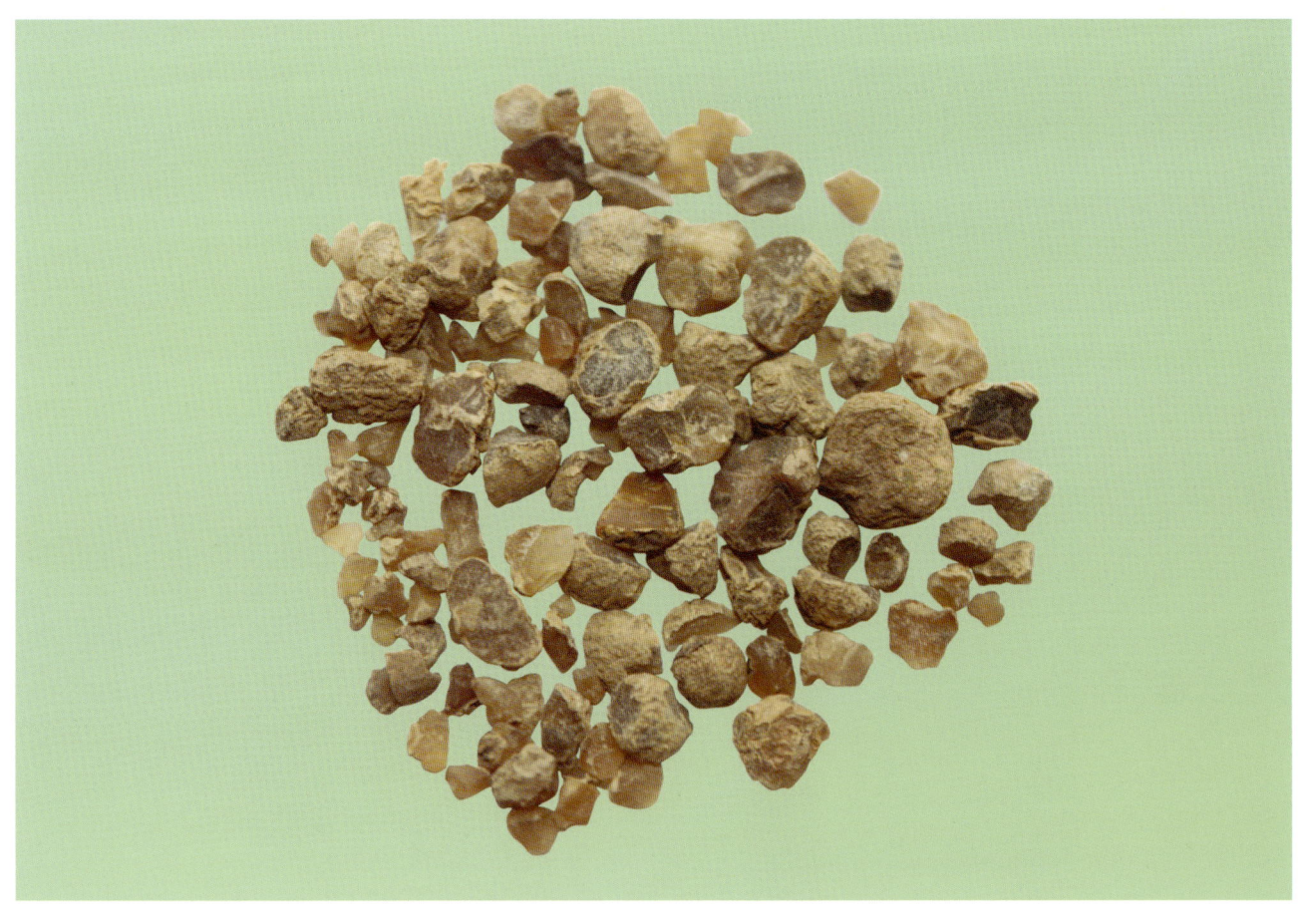

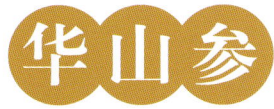

- **别名** 热参、大红参、大紫参、白毛参、华山人参。
- **来源** 本品为茄科植物漏斗泡囊草 *Physochlaina infundibularis* Kuang 的干燥根。

【形态特征】多年生草本，高20～60厘米。根粗壮，肉质，锥状圆柱形。茎直立，被毛，常数茎丛生。叶互生，卵形、宽卵形或三角状宽卵形，长3～7厘米，基部楔形下延，有时近截形或浅心形，全缘或微波状；叶柄长5～6厘米。伞房花序顶生或腋生；花梗长达7厘米，密生白色毛茸；花萼钟形，裂片5，长椭圆形或长三角形，边缘及外面具白色毛茸，在果期膨大成球状的囊；花冠黄绿色，或边缘呈黄绿色，边缘以下呈紫褐色，裂片5，广卵形至三角形，花冠外面及边缘具毛茸；雄蕊5，着生长于花冠管内下方；子房2室，花柱丝状。蒴果盖裂，包于囊状宿萼内。种子肾形。花期3～5月，果期5～6月。

【生境分布】生长于山坡、沟谷或草地。分布陕西、山西、河南等地。

【采收加工】麦收后采挖。

【性味归经】甘、微苦，温；有毒。归肺、心经。

【功能主治】温肺祛痰，平喘止咳，安神镇惊。用于寒痰喘咳，惊悸失眠。

【用量用法】内服：0.1～0.2克，煎服。

使用注意

不宜多服，以免中毒；青光眼患者禁服；孕妇及前列腺重度肥大者慎用。

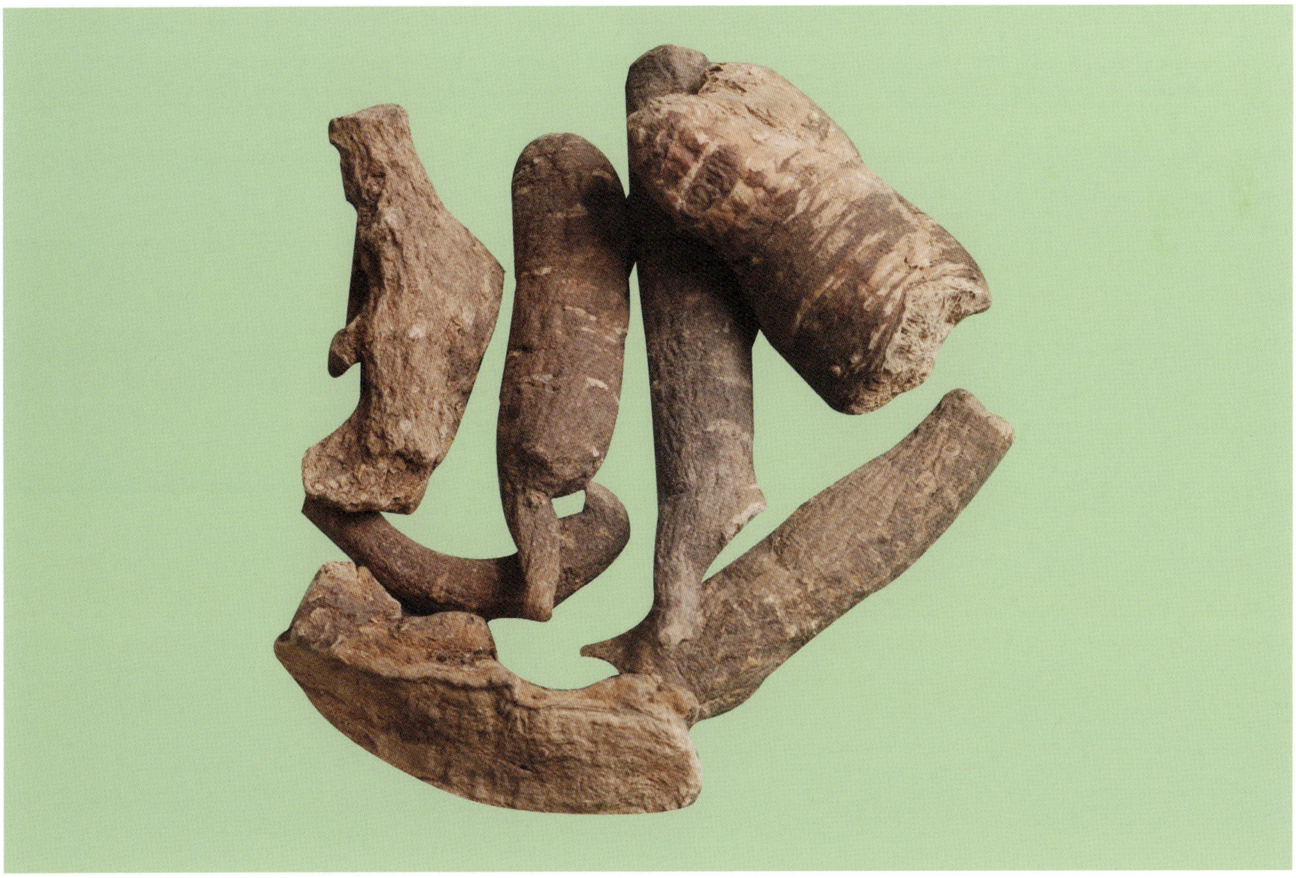

自然铜

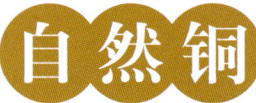

- **别名** 石髓铅、方块铜。
- **来源** 本品为硫化物类矿物黄铁矿族黄铁矿，主含二硫化铁（FeS_2）。

【形态特征】黄铁矿的晶形多为立方体，或为八面体，五角十二面体以及它们的聚形，或为粒状集合体，多数为结核状及钟乳状体。药用主为立方体。多呈方块形，直径0.2～0.5厘米。表面亮铜黄色，有金属光泽，有的表面显棕褐色（系氧化成氧化铁所致），具棕黑色或墨绿色细条纹及砂眼。立方体相邻晶面上的条纹相互垂直，是其重要特征。均匀质重，硬脆，易砸碎，碎块形状一般不规则，也有显小方形者。硬度6～6.5，比重4.9～5.2，条痕色棕黑色或黑绿色，断口呈条差状，有时呈贝壳状。断面黄白色，有金属光泽，或棕褐色，可见银白色亮星。

【生境分布】产于四川、广东、湖南、云南、河北及辽宁等地。四川产者为优。

【采收加工】四季可采。采挖后，除去杂质，砸碎，或以火煅，醋淬后用。

【性味归经】辛，平。归肝经。

【功能主治】散瘀止痛，续筋接骨。用于跌打损伤，筋骨折伤，瘀肿疼痛。

【用量用法】内服：3～9克，多入丸散，若入煎剂宜先煎。外用：适量。

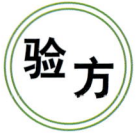

① **闪腰岔气、腰痛：** 煅自然铜、土鳖虫各50克，研末，每次2克，开水送下，每日2次。

② **打仆伤：** 自然铜（研极细，水飞过）、没药、当归各0.25克，以酒调频服，以手摩痛处。

③ **恶疮及火烧汤烫：** 自然铜、密陀僧各50克，并煅研，甘草、黄柏各100克（并为末），上四味，一并研细，收密器中，水调搽或干敷。

食疗药膳

● 铜青汤

组成：防风1寸许，铜青黑豆大1块，杏仁2枚（去尖不去皮）。

制法：上切细，于盏中新汲水浸，汤瓶上顿令极热。

用法：乘热洗之。

功效：清肝明目。

适用：风睑，青赤眼。

使用注意

本品为行血散瘀之品，不宜久服，凡阴虚火旺，因虚无瘀者，均应慎用。

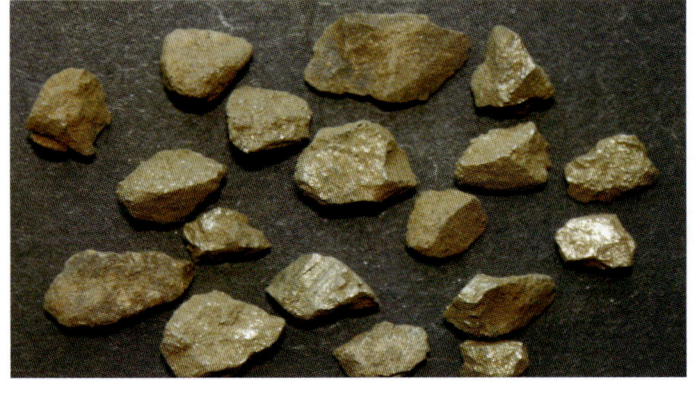
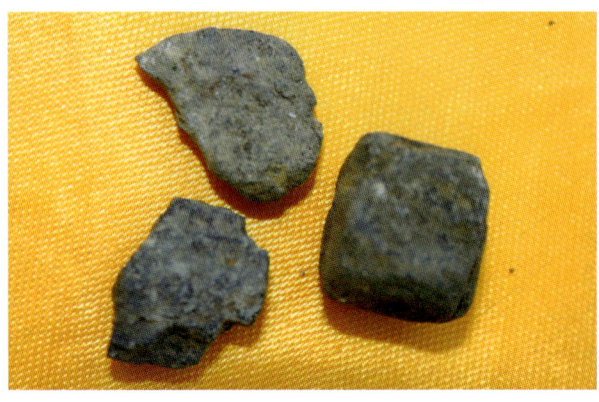

血竭

- **别名** 海蜡、骐驎竭、麒麟血、木血竭。
- **来源** 本品为棕榈科植物麒麟竭 *Daemonorops draco* Bl.果实渗出的树脂经加工制成。

【形态特征】云状复叶在枝梢互生，基部有时近于对生；叶柄和叶轴均被稀疏小刺，小叶片多数，互生，条形至披针形。花单性，雌雄异株，肉穗花序形大，具有圆锥状分枝；基部外被长形苞包，花黄色。果实核果状，阔卵形或近球形，果皮猩红色，表皮密被覆瓦状鳞片。

【生境分布】多为栽培，分布于马来西亚、印度尼西亚、伊朗等地，我国广东、台湾等地也有栽培。

【采收加工】采收成熟果实捣烂，置布袋中，榨取树脂，然后煎熬至胶状，冷却凝固成块状物；或取果实，置笼内蒸，使树脂渗出；也有将树干砍破或钻以若干个小孔，使树脂自然渗出，凝固而成。

【性味归经】甘、咸，平。归心、肝经。

【功能主治】活血定痛，化瘀止血，生肌敛疮。用于跌打损伤，心腹瘀痛，外伤出血，疮疡不敛。

【用量用法】内服：研末，1~2克，或入丸剂。外用：研末撒或入膏药用。

验方 ①**跌打损伤瘀滞疼痛或外伤出血：**血竭30克，麝香0.15克，冰片0.36克，乳香、红花、没药各4.5克，朱砂3.6克，儿茶7.2克，研为极细末，密贮，每服0.21克，冲酒服或开水送服，或用烧酒调敷患处。②**上消化道出血：**血竭粉1克，每日4次，大便潜血转阴后改服1克，每日2次，潜血转阴两日后停药，并适当配合补液，一般1~7日大便潜血转阴，血竭粉累积量12~30克。③**痈疽溃后久不收口：**血竭、没药、儿茶、象皮、乳香、赤石脂、龙骨各30克，冰片9克，研为细末，洗净患处后撒敷，或用温开水调敷。④**子宫内膜炎、慢性附件炎或盆腔炎、功能性子宫出血、子宫肌瘤：**血竭（或末3克吞服），制没药、生甘草各4.5克，荠菜、马齿苋、仙鹤草各30克，艾叶炭3克，赤白芍9克。经前1~2克水煎服，5剂为1个疗程，共1~2个疗程，连服2~3个月。

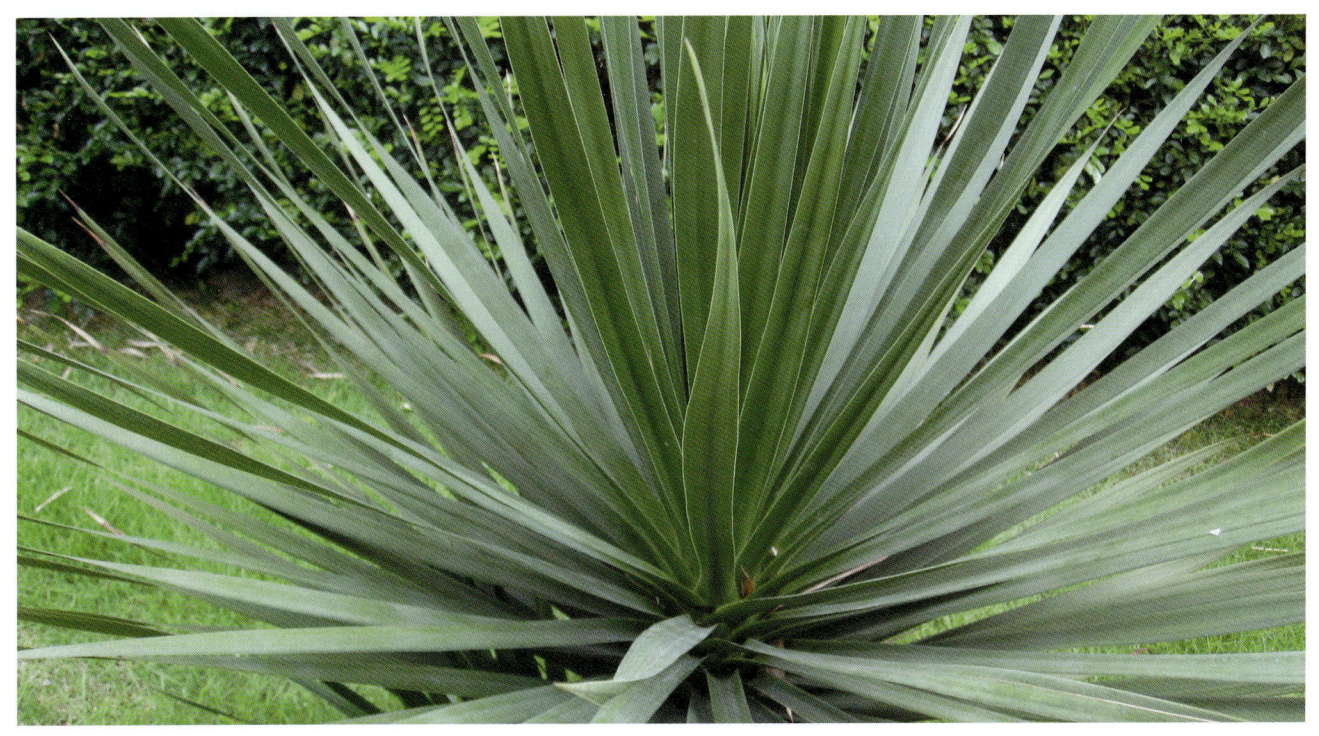

食疗药膳

●白鸽血竭煮酒

原料：白鸽2只，血竭60克，白酒2000毫升。

制法：将白鸽宰杀后去皮，洗净，去肠。将血竭纳入白鸽腹中，用针线缝合，用白酒煮沸30分钟，候冷即成。

用法：鸽肉分2次食用，酒每日2次，每次10毫升。

功效：活血行瘀，补血益颜。

适用：气血大亏、面目暗黑、容颜憔悴、肌肤粗糙、肌肉消瘦、骨蒸潮热的干血痨等。

使用注意

无瘀血者不宜用。

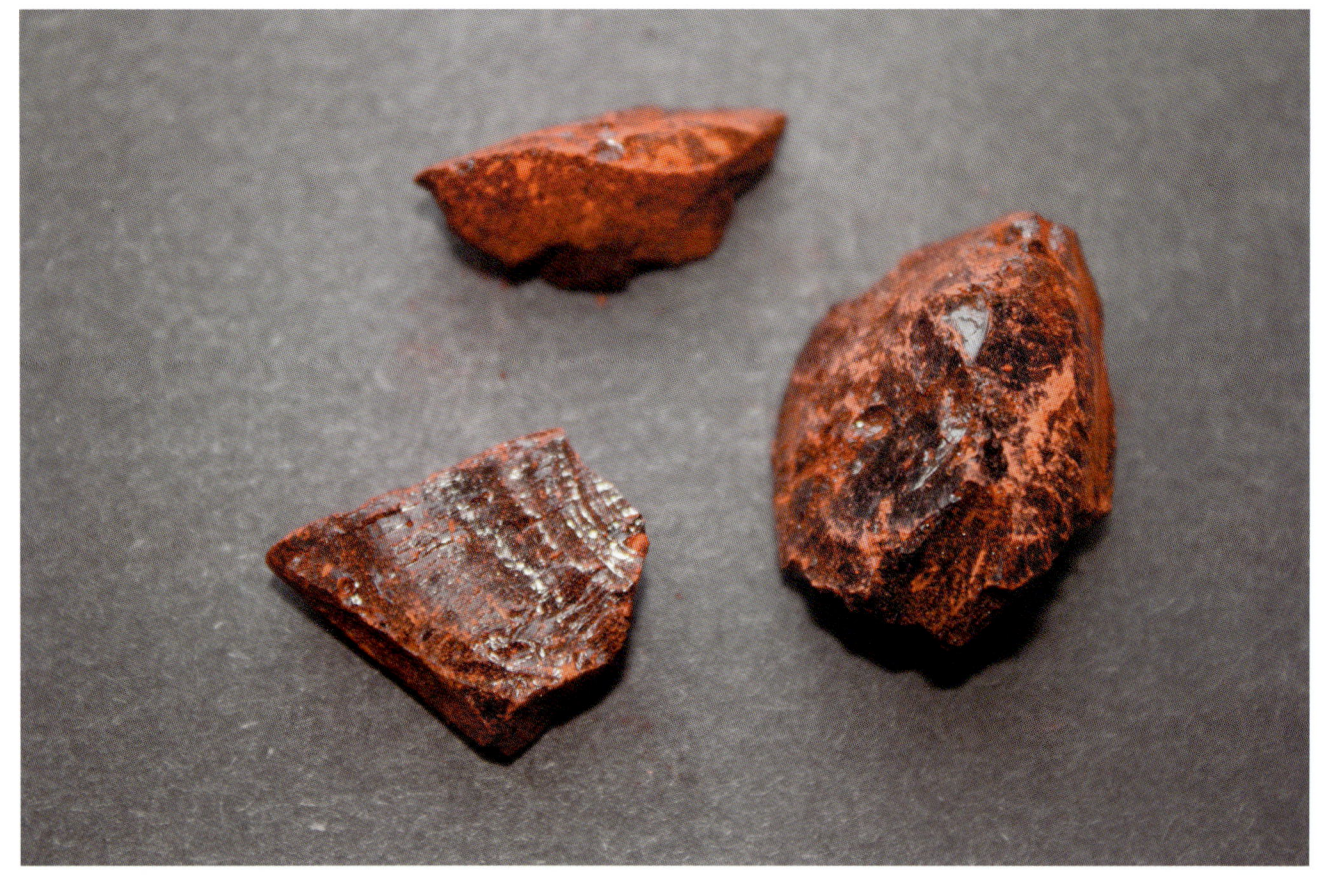

全蝎

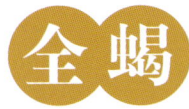

- **别名** 全虫、钳蝎、蝎子。
- **来源** 本品为钳蝎科动物东亚钳蝎 Buthus martensii Karsch 的干燥体。

【形态特征】钳蝎体长约6厘米,分为头胸部及腹部2部。头胸部较短,7节,分节不明显,背面覆有头胸甲,前端两侧各有1团单眼,头胸甲背部中央处,另有1对,如复眼。头部有附肢2对,1对为钳角,甚小;1对为强大的脚须,形如蟹螯。胸部有步足4对,每足分为7节,末端各有钩爪2枚。腹部甚长,分前腹及后腹两部,前腹部宽广,共有7节,第1节腹面有一生殖厣,内有生殖孔;第2节腹面有1对栉板,上有齿16~25个;第3~6节的腹面,各有肺气孔1对。后腹部细长,分为5节和1节尾刺,后腹部各节皆有颗粒排列而成的纵棱数条。尾刺呈钩状,上屈,内有毒腺。卵胎生。

【生境分布】生长于阴暗潮湿处。分布于河南、山东、湖北、安徽等地。

【采收加工】野生蝎春末至秋初均可捕捉。清明至谷雨前后捕捉者,称为"春蝎",此时未食泥土,品质较佳;夏季产者称为"伏蝎",产量较多。因已食泥土,品质较次。饲养蝎一般在秋季,隔年收捕1次。捕得后,先浸入清水中,待其吐出泥土,置沸水或沸盐水中,煮至全身僵硬,捞出,置通风处,阴干。

【性味归经】辛,平;有毒。归肝经。

【功能主治】息风镇痉,通络止痛,攻毒散结。用于肝风内动,痉挛抽搐,小儿惊风,中风口㖞,半身不遂,破伤风,风湿顽痹,偏正头痛,疮疡,瘰疬。

【用量用法】内服:3~6克,煎服。或研末吞服,每次0.6~1克。外用:适量。

验方

①**风牙疼痛**:全蝎3个,蜂房10克,炒研,擦牙。②**关节疼痛、筋节挛疼**:全蝎7个(炒),麝香0.2克,研匀,空腹,温酒调服。③**偏头痛**:全蝎、藿香、麻黄、细辛各等份,共研细末,每次3克,开水送服。④**痈疮肿毒**:全蝎、栀子各10克,麻油煎黑去滓,入黄蜡,化成膏敷之。⑤**阴囊湿疹成疮**:全蝎、延胡索、杜仲(炒)各15克,水煎服。⑥**乳腺小叶增生**:全蝎2克,夹于馒头或糕点中食之,每日1次,7日为1个疗程。

使用注意

孕妇禁用。

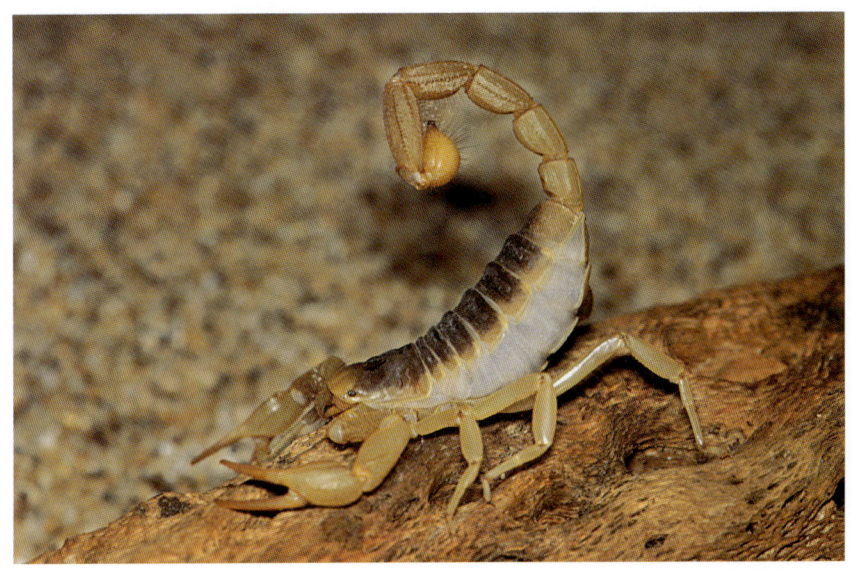

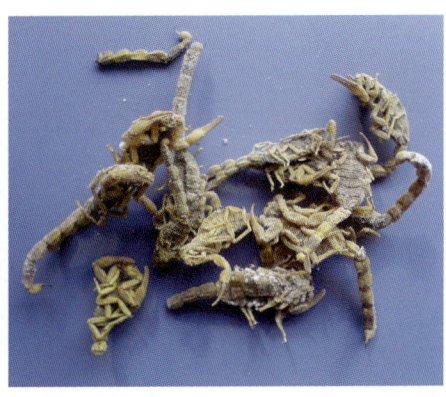

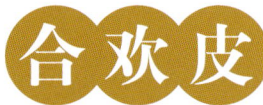

- **别名** 合昏皮、夜合皮、合欢木皮。
- **来源** 本品为豆科植物合欢Albizia julibrissin Durazz.的干燥树皮。

【形态特征】落叶乔木，伞形树冠。叶互生，伞房状花序，雄蕊花丝犹如缕状，半白半红，故有"马缨花""绒花"之称。树干浅灰褐色，树皮轻度纵裂。枝粗而疏生，幼枝带棱角。叶为偶数两面羽状复叶，小叶10对～30对，镰刀状圆形，昼开夜合。伞房花序头状，萼及花瓣均为黄绿色，五裂，花丝上部为红色或粉红色丝状，簇结成球，花期6～7月。果实为荚果，成熟期为10月。

【生境分布】生长于山谷、林缘、坡地，南北多有栽培。分布于辽宁、河北、陕西、甘肃、宁夏、新疆、山东、江苏、安徽、江西、福建、河南、湖北、湖南、广西、广东、四川、贵州、云南等省区。

【采收加工】夏秋花开放时剥下树皮，晒干。切段生用。花则晴天摘下，迅速晒干或晾干。

【性味归经】甘，平。归心、肝、肺经。

【功能主治】解郁安神，活血消肿。用于心神不安，忧郁失眠，肺痈，疮肿，跌仆伤痛。

【用量用法】内服：6～12克，煎服；或入丸、散。

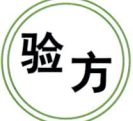

①**心烦失眠**：合欢皮9克，夜交藤15克，水煎服。②**夜盲**：合欢皮、千层塔各9克，水煎服。③**跌打损伤、瘀血肿痛**：合欢皮15克，川芎、当归各10克，没药、乳香各8克，水煎服。④**疮痈肿痛**：合欢皮、紫花地丁、蒲公英各10克，水煎服。⑤**肺痈（肺脓肿）咳吐脓血**：合欢皮、芦根、鱼腥草各15克，桃仁、黄芩各10克，水煎服。⑥**神经衰弱、郁闷不乐、失眠健忘**：合欢皮或花、夜交藤各15克，酸枣仁10克，柴胡9克，水煎服。

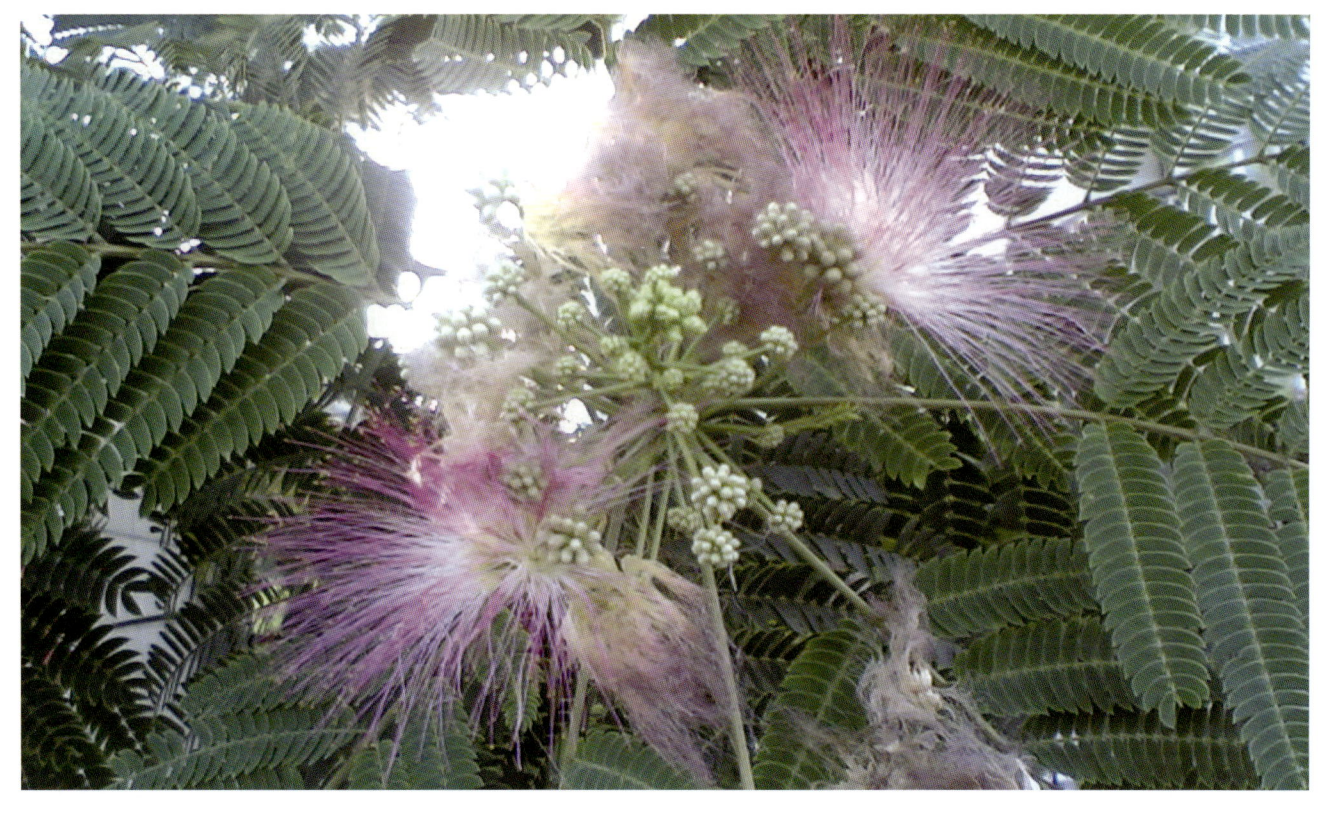

食疗药膳

●合欢皮酒

原料：合欢皮500克，黄酒2500毫升。

制法：将合欢皮掰碎，放入酒坛中，倒入黄酒，密封坛口，置于阴凉处，每日摇晃1~2次，15日后即成。

用法：每日2次，每次15~20毫升。

功效：安神健脑，止痛消肿。

适用：健忘、神经衰弱、失眠、头痛、伤口疼痛等。

使用注意

阴虚津伤者慎用。

●合欢芡实茶

原料：合欢皮15克，芡实、红糖各30克。

制法：合欢皮、芡实加水1000毫升，煮沸30分钟，去渣，加入红糖，再煎至300毫升，分3次温服。

用法：每日1剂。

功效：益气安神。

适用：神经衰弱、失眠等。

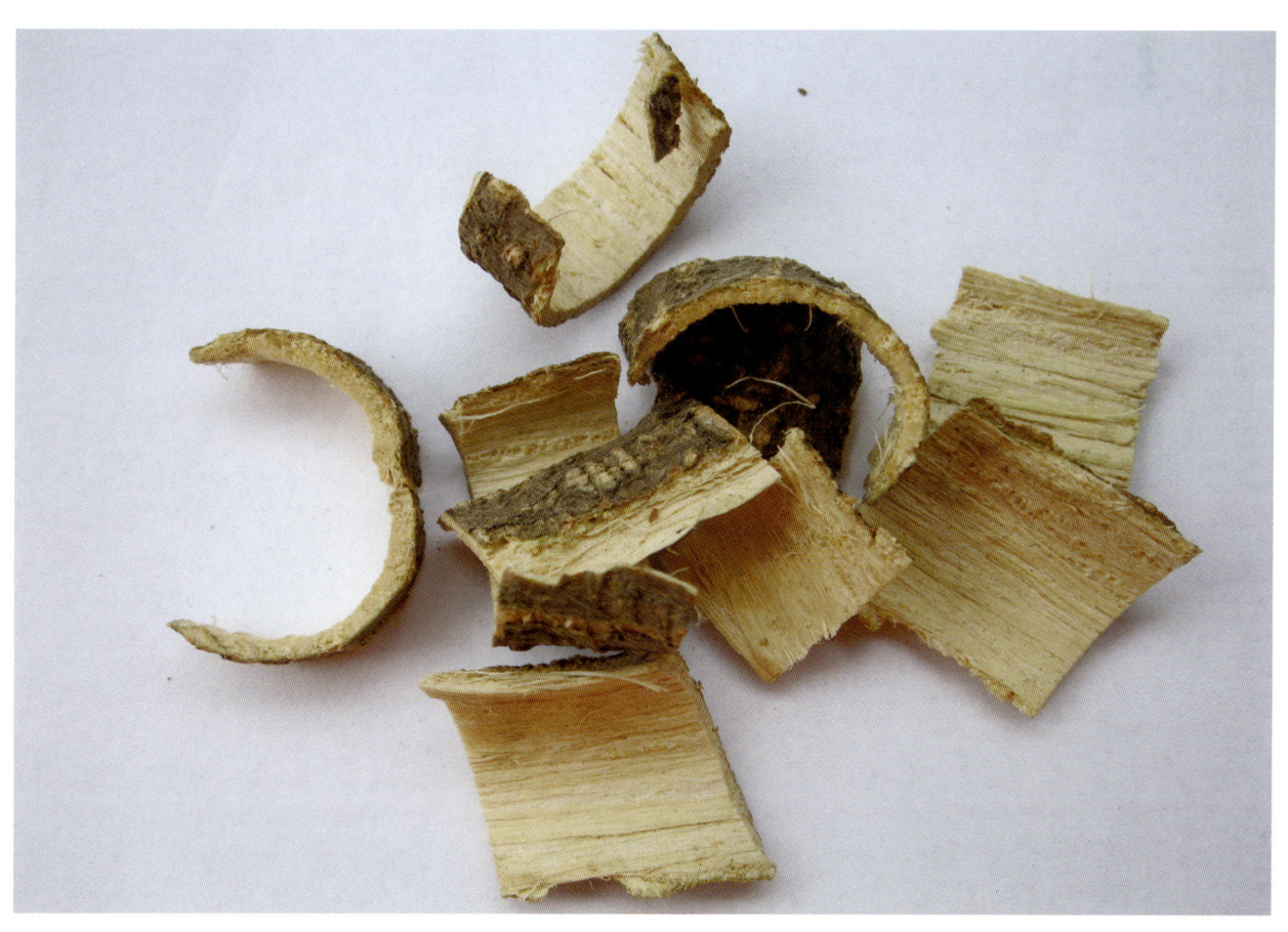

合欢花

- **别名** 绒花树、夜合欢、鸟绒树、夜合树、苦情花。
- **来源** 本品为豆科植物合欢 *Albizia julibrissin* Durazz. 的干燥花序或花蕾。

【形态特征】落叶乔木，高可达16米。树皮灰褐色，小枝带棱角。二回羽状复叶互生，叶片4～12对；小叶10～30对，镰状长圆形，两侧极偏斜，长6～12毫米。宽1～4毫米，先端急尖，基部楔形。花序头状，多数，伞房状排列，腋生或顶生；花萼筒状，5齿裂；花冠漏斗状，5裂，淡红色；雄蕊多数而细长，花丝基部连合。荚果扁平，长椭圆形，长9～15厘米。花期6～7月，果期9～11月。

【生境分布】生长于路旁、林边及山坡上。分布于华东、华南、西南及辽宁、河北、河南、陕西。

【采收加工】夏季花开放时择晴天采收，及时晒干。

【性味归经】甘，平。归心、肝经。

【功能主治】解郁安神。用于心神不安，忧郁失眠。

【用量用法】内服：5～10克，煎服；或入丸、散。

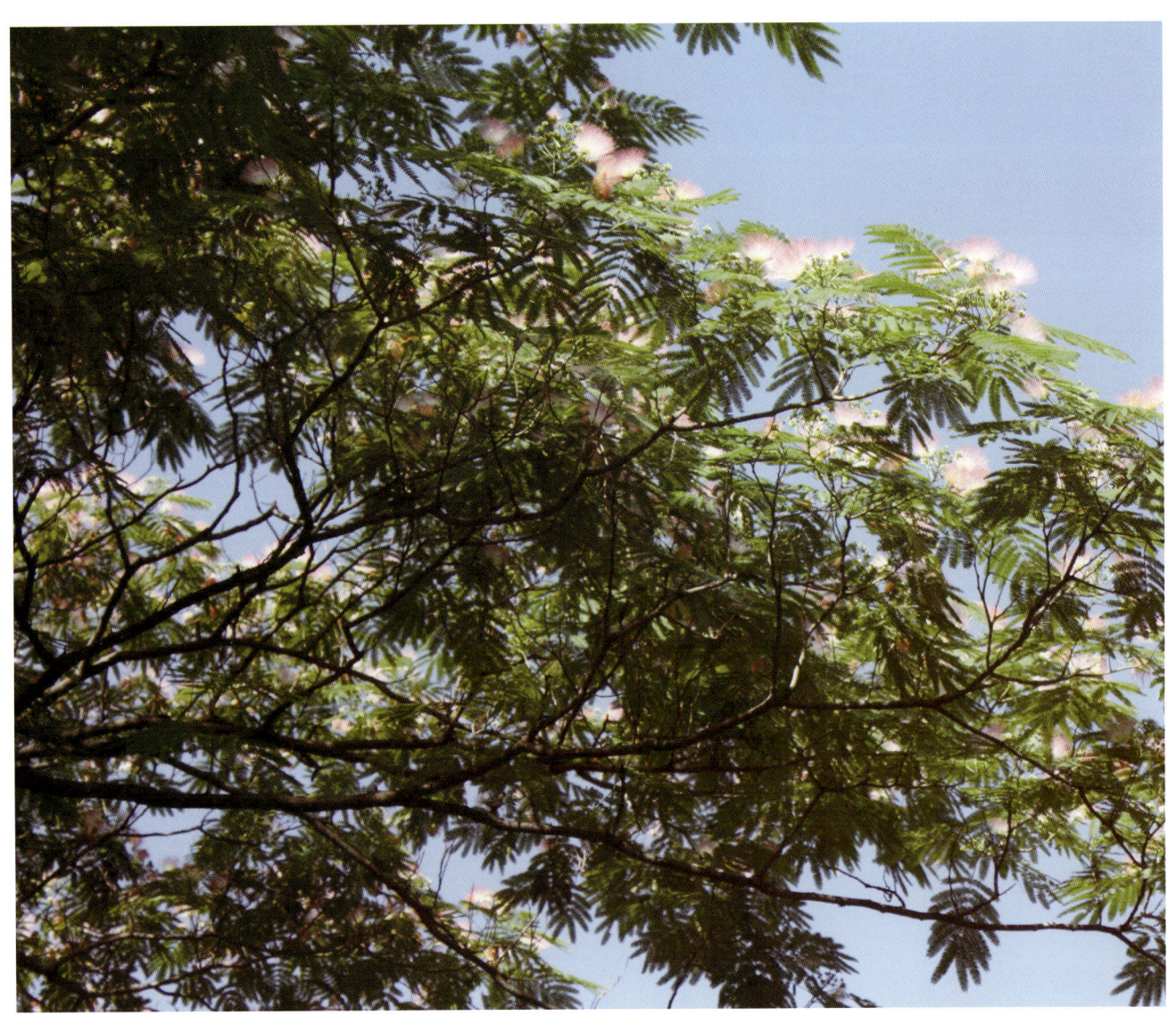

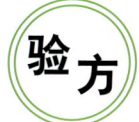

验方

①**心肾不交失眠**：合欢花、官桂、黄连、夜交藤各适量，水煎服。②**风火眼疾**：合欢花配鸡肝、羊肝或猪肝，蒸服。③**眼雾不明**：合欢花、一朵云各适量，泡酒服。④**跌打疼痛**：合欢花末，酒调服10克。⑤**小儿撮口风**：合欢花枝煮成浓汁，揩洗口腔。

食疗药膳

●合欢花粥

原料：合欢花30克（鲜花50克），粳米50克，红糖适量。
制法：将合欢花、粳米、红糖同放入锅内，加清水500毫升，用小火烧至粥稠即可。
用法：于每晚睡前1小时温热顿服。
功效：安神解郁，活血，消痈肿。
适用：妇女更年期综合征，症见忧郁忿怒、虚烦不安、健忘失眠等。

●黄花合欢大枣汤

原料：合欢花10克，黄花菜30克，大枣10枚，蜂蜜适量。
制法：将黄花菜洗净，与合欢花共入锅内，水煎去渣取汁，再与大枣共炖熟，调入蜂蜜即成。
用法：每日1～2次，连服7～10日。
功效：除烦解郁安神。
适用：肝气不舒引起的惊悸、失眠。

使用注意

阴虚津伤者慎用。

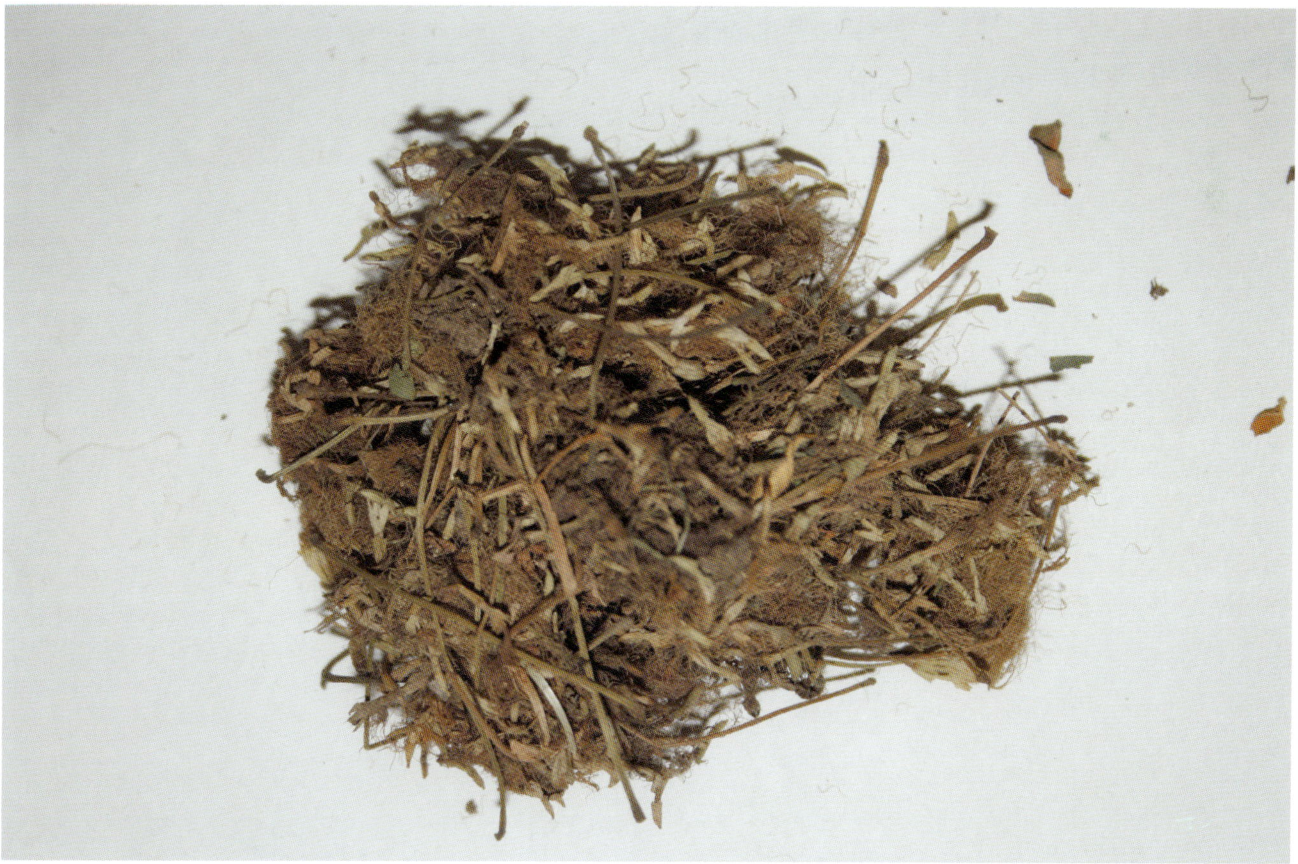

决明子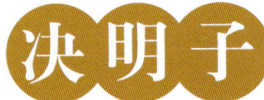

- **别名** 羊明、羊角、草决明、还瞳子、马蹄决明。
- **来源** 本品为豆科一年生草本植物决明 *Cassia obtusifolia* L. 或小决明的干燥成熟种子。

【形态特征】决明：一年生半灌木状草本；高1~2米，上部多分枝，全体被短柔毛。双数羽状复叶互生，有小叶2~4对，在下面两小叶之间的叶轴上有长形暗红色腺体；小叶片倒卵形或倒卵状短圆形，长1.5~6.5厘米，宽1~3厘米，先端圆形，有小突尖，基部楔形，两侧不对称，全缘。幼时两面疏生柔毛。花成对腋生，小花梗长1~2.3厘米；萼片5，分离；花瓣5，黄色，倒卵形，长约12毫米，具短爪，最上瓣先端有凹，基部渐窄；发育雄蕊7，3枚退化。子房细长弯曲，柱头头状。荚果4棱柱状，略扁，稍弯曲。长15~24厘米，果柄长2~4厘米。种子多数，菱状方形，淡褐色或绿棕色，有光泽，两侧面各有一条线形的宽0.3~0.5毫米浅色斜凹纹。

小决明：与决明形态相似，但植株较小，通常不超过130厘米。下面两对小叶间各有1个腺体；小花梗、果实及果柄均较短；种子较小，两侧各有1条宽1.5~2毫米的绿黄棕色带。具臭气。

【生境分布】生长于村边、路旁和旷野等处。分布于安徽、广西、四川、浙江、广东等省（区），南北各地均有栽培。

【采收加工】秋季果实成熟后，将全株割下或摘下果荚晒干，打出种子，扬净荚壳及杂质，再晒干。

【性味归经】甘、苦、咸，微寒。归肝、肾、大肠经。

【功能主治】清肝明目，润肠通便。本品苦寒可降泄肝经郁热，清肝明目作用好而为眼科常用药；味甘质润而有润肠通便之功。

【用量用法】内服：9~15克，煎服。

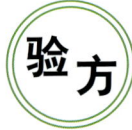

验方 ①**急性结膜炎：** 决明子、菊花、蝉蜕、青葙子各15克，水煎服。②**夜盲症：** 决明子、枸杞子各9克，猪肝适量，水煎，食肝服汤。③**习惯性便秘：** 决明子、郁李仁各18克，沸水冲泡代茶饮。④**外感风寒头痛：** 决明子50克，用火炒后研成细粉，然后用凉开水调和，擦在头部两侧太阳穴处。

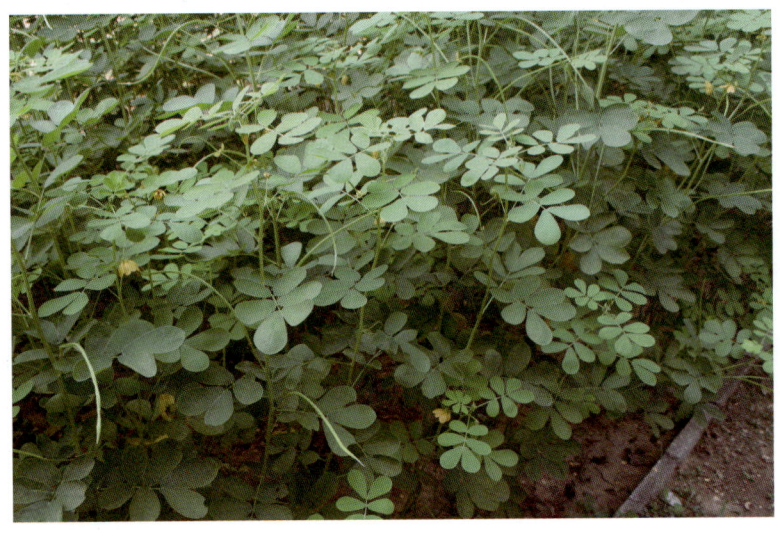
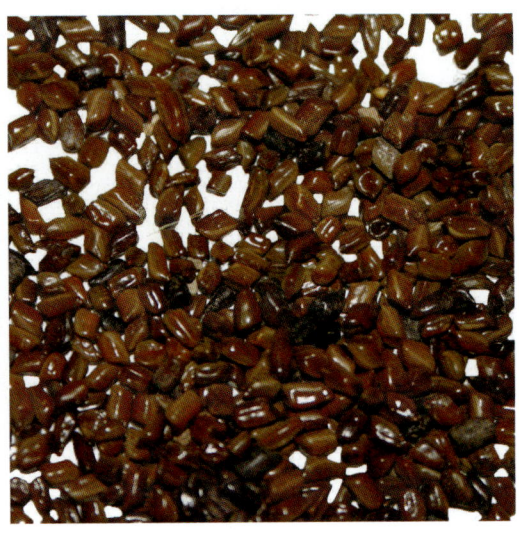

食疗药膳

●决明子茶
原料：决明子15克。
制法：先将决明子炒黄，加适量水煎。
用法：代茶频饮。
功效：清肝，利水，通便。
适用：高血压。

●苍术决明煮鸡肝
原料：苍术、决明子各10克，鸡肝5具，油、盐各适量。
制法：先将苍术、决明子水煎，取汁与鸡肝、油、盐蒸熟。
用法：每食适量，每日2次，宜常食。
功效：养肝、健脾，消食除积。
适用：小儿疳疾。

●决明菊花粥
原料：决明子、白菊花、白糖各15克，粳米100克。
制法：将决明子入锅内炒出香气起锅，冷后与白菊花煎取汁，去渣，澄清去沉淀。粳米淘洗净，入锅加药汁煮成粥，加白糖食之。
用法：每日1次。
功效：清肝明目，润肠通便。
适用：风热目赤肿痛、流泪、头痛头晕、大便秘结及肝炎、高血压、高脂血等。

●决明子大米粥
原料：决明子10克，大米60克。
制法：将决明子炒香后水煮取汁，加入大米煮成粥即可。
用法：早餐食用。
功效：滋阴明目，润肠通便，降压降脂。
适用：高血压、高脂血的便秘者。

●桃仁决明茶
原料：决明子12克，桃仁10克，蜂蜜适量。
制法：将上两味药以适量水煎，加蜂蜜冲服。
用法：代茶频饮。
功效：破瘀行血，润肠通便，清肝益肾，活血降压。
适用：高血压、脑血栓形成有热象者。

使用注意
气虚便溏者慎用。

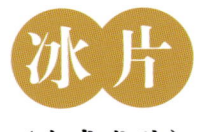

冰片（合成龙脑）

- **别名** 片脑、桔片、龙脑香、梅花脑、冰片脑、梅花冰片、羯布罗香。
- **来源** 本品为龙脑香科乔木龙脑香树脂的加工品，或龙脑香的树干经蒸馏冷却而得的结晶，称"龙脑冰片"，也称"梅片"。由菊科多年生草本植物艾纳香叶的升华物经加工劈削而成，称"艾片"。现多用松节油、樟脑等，经化学方法合成，称"机制冰片"。

【形态特征】常绿乔木，高达5米，光滑无毛，树皮有凹入的裂缝，外有坚硬的龙脑结晶。叶互生，革质；叶柄粗壮；叶片卵圆形，先端尖；基部钝圆形或阔楔形，全缘，两面无毛，有光泽，主脉明显，侧脉羽状，先端在近叶缘处相连。圆锥状花序，着生长于枝上部的叶腋间，花两性，整齐；花托肉质，微凹；花萼5，覆瓦状排列，花后继续生长；花瓣5，白色；雄蕊多数，离生，略呈周位状，花药线状，药室内向，边缘开裂，药隔延长呈尖尾状，花丝短；雌蕊1，由3心皮组成，子房上位，中轴胎座，3室，每室有胚珠2枚，花柱丝状。干果卵圆形，果皮革质，不裂，花托呈壳斗状，边缘有5片翼状宿存花萼。种子1～2枚，具胚乳。

【生境分布】生长于热带雨林。龙脑香分布于东南亚地区，我国台湾有引种；艾纳香分布于广东、广西、云南、贵州等地。

【采收加工】龙脑冰片是从龙脑树干的裂缝处采取干燥的树脂，或砍下树枝、树干，切成碎片，用水蒸气蒸馏升华，冷却后即成结晶而得。

【性味归经】辛、苦，微寒。归心、脾、肺经。

【功能主治】开窍醒神，清热止痛。用于热病神昏、惊厥，中风痰厥，气郁暴厥，中恶昏迷，胸痹心痛，目赤，口疮，咽喉肿痛，耳道流脓。

【用量用法】内服：0.15～0.3克，入丸、散，不入煎剂。外用：适量，研末干掺或调敷。

验方

①**头晕**：以神门、脑、心、交感等耳穴为主，每次选双耳的2～3穴，取米粒大小冰片用胶布贴于新选穴位上，3日更换1次，4次为1个疗程。②**中耳炎、外耳道炎和耳部湿疹、耳道流脓、流水者**：冰片1份，枯矾10份，或再加入硼砂，拭净耳脓后吹入耳内。③**过敏性鼻炎**：冰片2克，扑尔敏0.4克，共研极细末，取少许，用一侧鼻孔猛吸一下，另一鼻再吸入等量，每日2～3次。④**肛裂**：冰片、煅龙骨各6克，朱砂7.5克，煅甘石60克，煅石膏135克，均研细末与360克凡士林混合搅拌，加适量麻油调成软膏（生肌膏）。局部用红汞消毒后，用探针挑适量生肌膏搽满肛裂面，然后用干棉球覆盖，借探针把部分棉球推入肛内，最后用纱布盖于肛门口，胶布固定。上药12小时内控制大便，次日排便后用高锰酸钾溶液坐浴后再换药，一般需上药3～5次。⑤**咽喉炎、扁桃体炎、白喉、小儿鹅口疮、口腔炎、咽喉口舌肿痛**：冰片1.2克，硼砂、玄明粉各15克，朱砂1.8克，各研极细末，和匀，用瓶密贮，用吹药器喷于患部，每日数次。

使用注意

孕妇慎服。忌见火与高热。

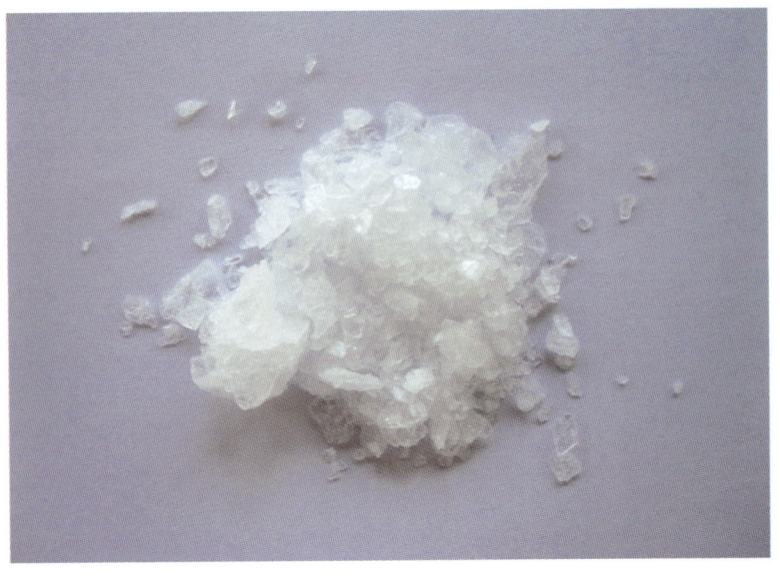

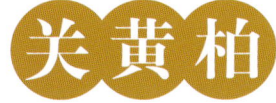

关黄柏

- **别名** 关柏、檗木。
- **来源** 本品为芸香科植物黄檗 *Phellodendron amurense* Rupr. 的干燥树皮。

【形态特征】乔木，高10~25米。树皮淡黄褐色或淡灰色，木栓层厚而软，有规则深纵沟裂。叶对生，羽状复叶，小叶5~13厘米，卵形或卵状披针形，长5~12厘米，宽3~4.5厘米，边缘具细锯齿或波状，有缘毛，上面暗绿色，下面苍白色。圆锥花序顶生，雌雄异株，花小而多，黄绿色。浆果状核果球形，紫黑色，有香气。

【生境分布】生长于深山、河边、溪旁林中。主产辽宁、吉林、河北。

【采收加工】3~6月将树皮剥下，趁鲜刮去粗皮，晒干。

【性味归经】苦，寒。归肾、膀胱经。

【功能主治】清热燥湿，泻火除蒸，解毒疗疮。用于湿热泻痢，黄疸尿赤，带下阴痒，热淋涩痛，脚气痿躄，骨蒸劳热，盗汗，遗精，疮疡肿毒，湿疹湿疮。盐关黄柏滋阴降火。用于阴虚火旺，盗汗骨蒸。

【用量用法】内服：3~12克，煎服。外用：适量。

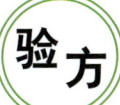

①**水火烫伤**：黄柏、甘草各等份，共为细末。在炎热季节酌加5%~10%的冰片（寒冷季节酌加2%~4%）。用时以芝麻油调匀敷患处，有水疱者可先用三棱针刺破，然后敷药。每日1次，一般连用2~5次。适用于1~2度的烧烫伤，3度以上烫伤者兼服清热解毒中药。②**甲沟炎**：黄柏30克，加水200毫升，煎取药液50毫升。将脚洗净后，用脱脂棉花，浸泡黄柏液，将患趾四周包裹，外用塑料薄膜包扎，胶布固定，使药物不得外溢。首次用药后疼痛即可明显减轻，次晨换药重新包扎，中午可打开晾1小时，继续换药包扎，一般轻者包扎2日即可痊愈。③**足癣**：黄柏适量研粉，撒于患处。趾间湿烂严重者用黄柏、地肤子、白鲜皮各20克，苦参30克，枯矾15克，水煎，去渣放温后浸泡患处，每日数次，每次30分钟。④**下肢疮疡、神经性皮炎**：黄柏研末，先用热温水清洗患处，再将黄柏末用新米泔水调搽；用麻油调搽或干擦也可。⑤**耳部湿疹**：黄柏粉1份，香油1.2份调成糊状，每日搽药1次，一般用药1~2次后，湿烂面开始干燥结痂，5~7日后基本好转或痊愈。⑥**下阴自汗，头晕腰酸**：黄柏15克，苍术20克，川椒30粒，加水2000毫升，煎至600毫升，每次100毫升，每日3次，2日服完。

使用注意

脾虚泄泻，胃弱食少者忌服。

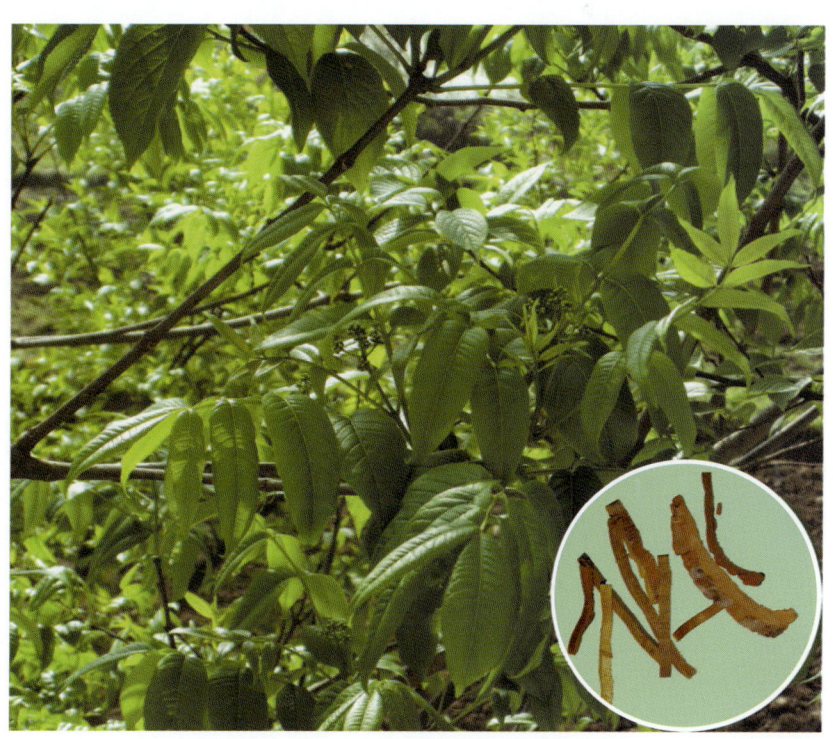

灯心草

- **别名** 蔺草、灯芯草、龙须草、野席草、马棕根、野马棕。
- **来源** 本品为灯心草科多年生草本植物灯心草 *Juncus effusus* L.的干燥茎髓。

【形态特征】 多年生草本，高40~100厘米，根茎横走，密生须根，茎簇生，直立，细柱形。叶鞘红褐色或淡黄色，叶片退化呈刺芒状。花序假侧生，聚伞状，多花，密集或疏散，花淡绿色，具短柄。蒴果长圆状，先端钝或微凹，长约与花被等长或稍长，内有3个完整的隔膜。

【生境分布】 生长于池旁、河边、稻田旁、水沟边、草地上或沼泽湿处。分布于江苏、四川、云南等地。

【采收加工】 夏末至秋季采收。割取茎部，晒干。去皮取出茎髓，理直，扎成小把。

【性味归经】 甘、淡，微寒。归心、肺、小肠经。

【功能主治】 清心火，利小便。用于心烦失眠，尿少涩痛，口舌生疮。

【用量用法】 内服：1~3克，煎服；或入丸、散。

验方 ①**水肿**：灯心草90克，水煎服。②**膀胱炎、尿道炎、肾炎水肿**：鲜灯心草30~60克，鲜车前草60克，海金沙、薏苡仁各30克，水煎服。③**小儿心烦夜啼**：灯心草15克，煎2次，分2次服。④**失眠**：灯心草适量，煎水代茶喝。⑤**急慢性咽炎**：灯心草、红花各适量烧灰，酒送服5克。⑥**湿热黄疸**：灯草根200克，加酒、水各半，煮半日，露一夜，温服。⑦**鼻血不止**：灯心草50克，为末，加丹砂5克，每次10克，米汤送下。

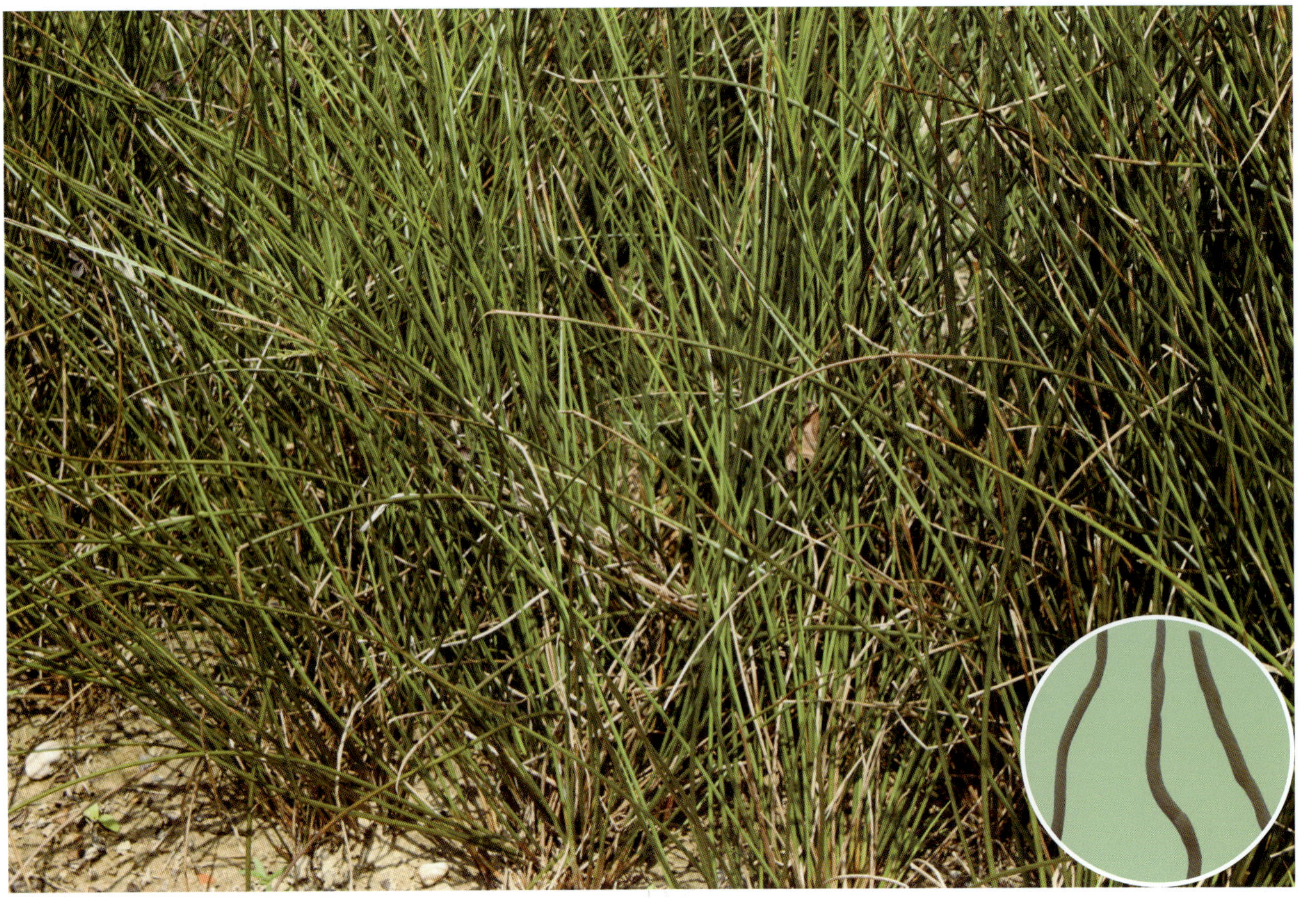

食疗药膳

●灯心苦瓜汤

原料：灯心草5扎，苦瓜（去瓤，核）200克，盐适量。
制法：苦瓜洗净后切成块状。将苦瓜块与灯心草一起放进砂锅内，用适量清水煎煮，加盐调味便可。
用法：佐餐食用，每日1~2次，每次150~200毫升。
功效：清心降火。
适用：夏季风热上攻所引起的目赤肿痛、眼眵增多、口干心烦、小便黄赤等。

●灯心草粥

原料：灯心草6克，粳米30克，栀子3克，熟石膏粉（食用）10克。
制法：先煎石膏、山栀子、灯心草，久煎取汁去渣，加入粳米共煮成粥。
用法：早晚餐分食。
功效：清热泻脾。
适用：小儿流涎、口舌生疮、烦躁不宁等到。

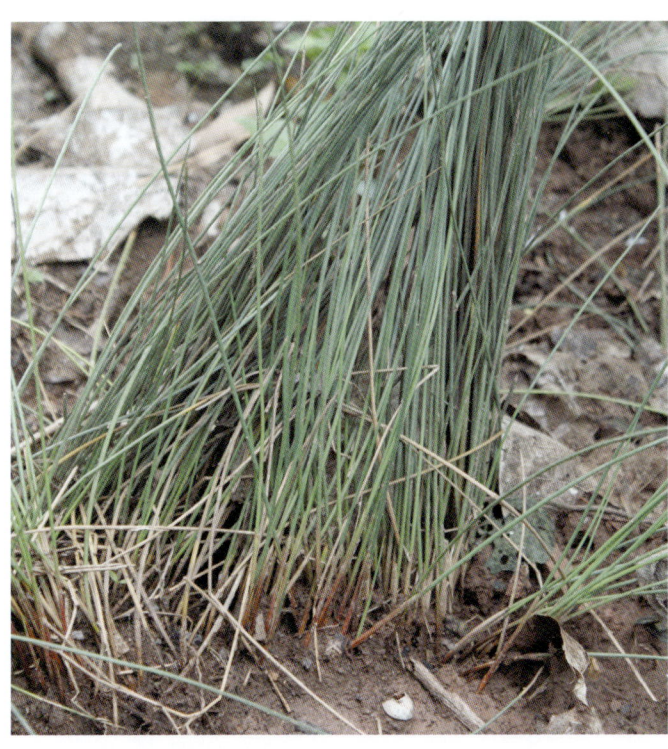

使用注意

气虚小便不禁者忌服。

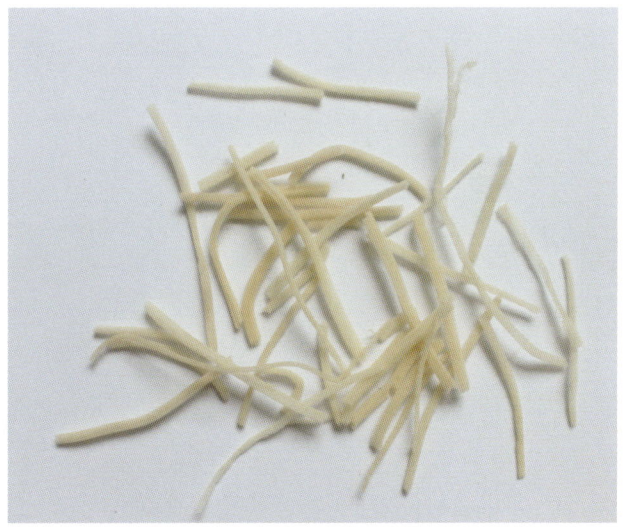

安息香

- **别名** 野茉莉、拙贝罗香。
- **来源** 本品为安息香科乔木白花树 Styrax tonkinensis (Pierre) Craib ex Hart. 的干燥树脂。

【形态特征】乔木，高5~20米。树皮灰褐色，有不规则纵裂纹；枝稍扁，被褐色长绒毛，后变为无毛。叶互生；柄长8~15毫米，密被褐色星状毛；叶片椭圆形、椭圆状卵形至卵形，长5~18厘米，宽4~10厘米，先端短渐尖，基部圆形或楔形，上面无毛或嫩叶脉上被星状毛，下面密被灰色至粉绿色星状绒毛，边全缘，幼叶有时具2~3个齿裂，侧脉5~6对。顶生圆锥花序较大，长5~15厘米，下部的总状花序较短，花梗和花序梗密被黄褐色星状短柔毛；萼杯状，5齿裂；花白色，长1.2~2.5厘米，5裂，裂片卵状披针形；花萼及花冠均密被白色星状毛；雄蕊10，等长，花丝扁平，疏被白色星状毛，下部联合成筒；花柱长约1.5厘米。果实近球形，直径约1厘米，外面密被星状绒毛。种子卵形，栗褐色，密被小瘤状突起和星状毛。花期4~6月，果期8~10月。

【生境分布】分布于越南、老挝及泰国等地，我国云南、广西也产。

【采收加工】树干经自然损伤或夏、秋二季割裂树干，收集流出的树脂，阴干。

【性味归经】辛、苦，平。归心、脾经。

【功能主治】开窍醒神，行气活血，止痛。用于中风痰厥，气郁暴厥，中恶昏迷，心腹疼痛，产后血晕，小儿惊风。

【用量用法】内服：0.6~1.5克，多入丸、散服。

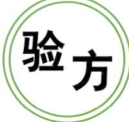

验方

①**小儿肚痛**：安息香酒蒸成膏，沉香、丁香、木香、藿香、八角茴香各15克，缩砂仁、香附子、炙甘草各25克，为末，以膏和炼蜜丸，如芡子大，每次5克，紫苏汤送下。②**妇人产后血晕、血胀**：安息香5克，五灵脂（水飞净末）25克，共和匀，每次5克，炒姜汤调下。③**心绞痛**：安息香适量，研为细末，温水送服。

食疗药膳

● **补骨脂安息香饧**

原料：炙补骨脂、安息香（研）各30克，胡桃仁60克，蜂蜜适量。

制法：先将前3味捣研极细，炼蜜调为稀饧。

用法：每服5毫升，空心温酒下。

功效：补肾健脾，止带。

适用：妇人赤白带下并脚弱。

使用注意

阴虚火旺者慎服。

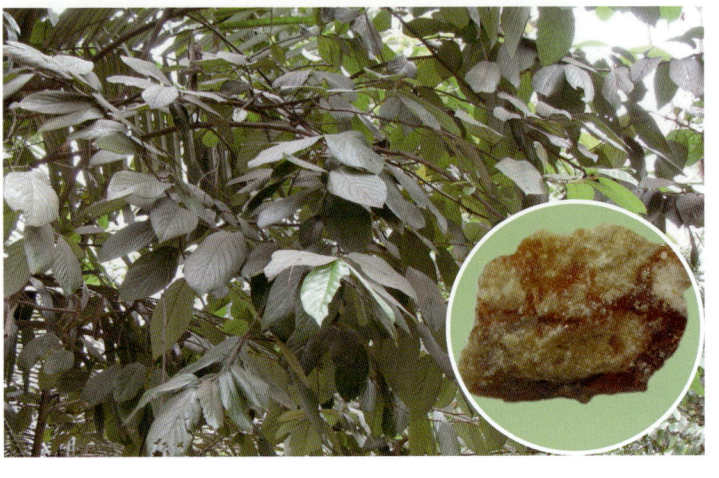

防己

- **别名** 解离、石解、石蟾蜍、粉防己、倒地拱、载君行。
- **来源** 本品为防己科多年生木质藤本植物粉防己 Stephania tetrandra S. Moore（汉防己）或马兜铃科多年生缠绕草本植物广防己（木防己）的根。

【形态特征】木质藤本，主根为圆柱形。单叶互生，长椭圆形或卵状披针形，先端短尖，基部圆形，全缘，下面密被褐色短柔毛总状花序，有花1～3朵，被毛花被下部呈弯曲的筒状，长约5厘米，上部扩大，三浅裂，紫色带黄色斑纹，子房下位。蒴果长圆形，具6棱，种子多数。根呈圆柱形或半圆柱形，直径1.5～4.5厘米，略弯曲，弯曲处有横沟。表面粗糙，灰棕色或淡黄色质坚硬不易折断，断面粉性，可见放射状的木质部（俗称车轮纹）。

【生境分布】生长于山野丘陵地、草丛或矮林边缘。主产于安徽、浙江、江西、福建等地。

【采收加工】秋季采挖，洗净泥土，切片，晒干，生用。

【性味归经】苦，寒。归膀胱、肺经。

【功能主治】祛风止痛，利水消肿。用于风湿痹痛，水肿脚气，小便不利，湿疹疮毒。

【用量用法】内服：5～10克，煎服。

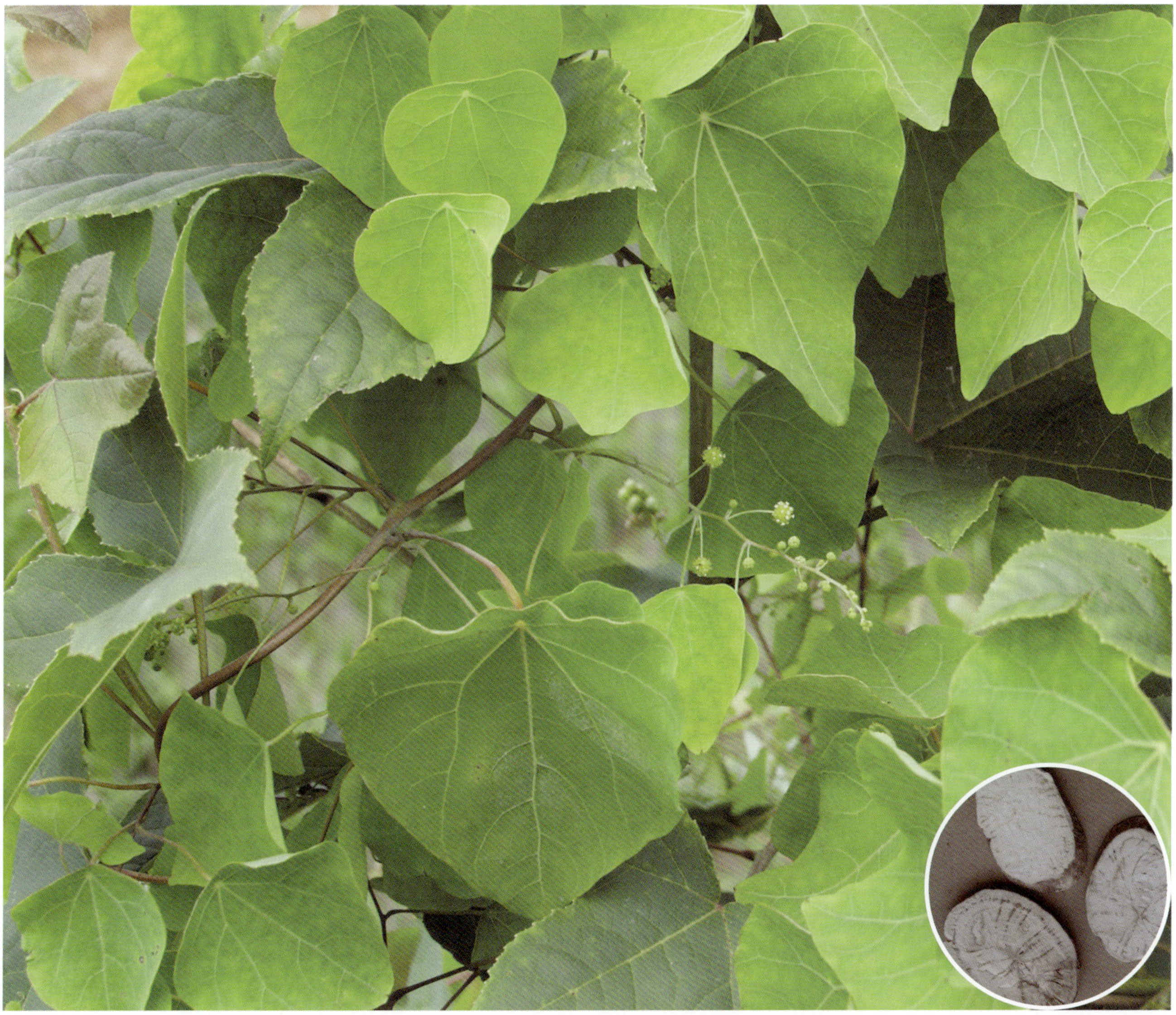

验方

①**风湿性关节炎、风湿性心肌炎对湿热身痛者：**常用木防己与薏苡仁、滑石、蚕沙、杏仁、连翘、山栀子、制半夏、赤小豆配伍，如宣痹汤；对肌肉疼痛、麻木者，用木防己9克，或配用灵仙12克，蚕沙9克，鸡血藤15克，水煎服。②**各种神经痛：**汉防己3克，苯海拉明25毫克，1次口服，每日2～3次。③**肝硬化水肿及腹水、肺源性心脏病水肿、肾炎水肿及小便不利，对于实证：**粉防己、大黄、椒目、葶苈子各30克，研末，水泛为丸，如绿豆大，每次1～2丸，每日2～3次。④**冠心病心绞痛：**汉防己甲素120毫克/20毫升生理盐水静注，每日2次，2周为1个疗程。⑤**高血压：**汉防己6～12克，常与其他降压药配用。⑥**中心性视网膜炎：**防己、泽泻各6克，茯苓、丹参、地龙各15克，甘草、赤小豆各30克，白术、当归、桂枝、仙灵脾各10克，黄芪12克，鸡血藤18克，水煎服，每日1剂。

食疗药膳

●防己大枣汁

原料：黄芪12克，防己、白术各10克，甘草3克，生姜3片，大枣5枚。
制法：将上几味加水煎取汁。
用法：每日2次。
功效：益气健脾，利水消肿。
适用：气虚所致突发水肿，症见汗出恶风、身重浮肿、小便不利、肢重麻木等。

使用注意

本品大苦大寒，易伤胃气，体弱阴虚、胃纳不佳者慎用。

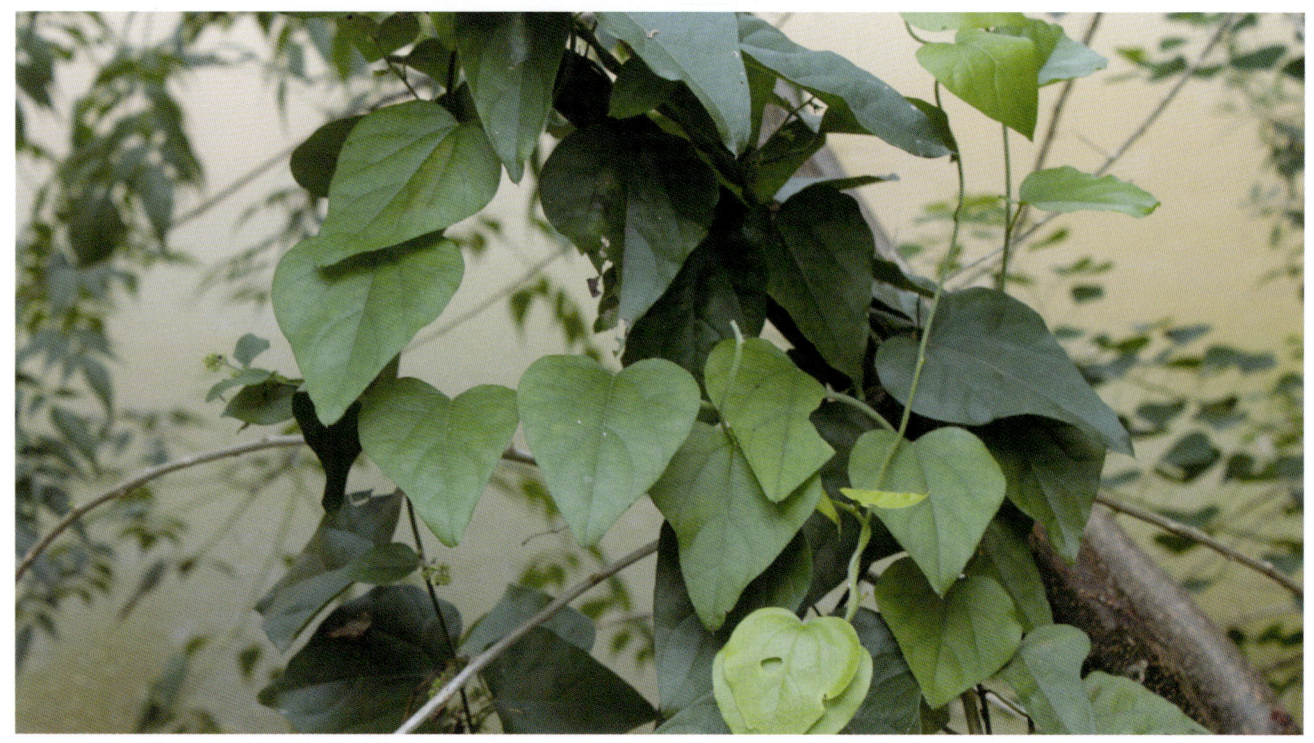

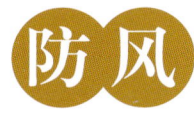

- **别名** 屏风、铜芸、百种、回云、百枝、回草、风肉。
- **来源** 本品为伞形科植物防风 Saposhnikovia divaricata（Turcz.） Schischk 的干燥根。

【形态特征】多年生草本，高达80厘米，茎基密生褐色纤维状的叶柄残基。茎单生，二歧分枝。基生叶有长柄，2～3回羽裂，裂片楔形，有3～4缺刻，具扩展叶鞘。复伞形花序，总苞缺如，或少有1片；花小，白色。双悬果椭圆状卵形，分果有5棱，棱槽间，有油管1，结合面有油管2，幼果有海绵质瘤状突起。

【生境分布】生长于丘陵地带山坡草丛中或田边、路旁，高山中、下部。分布于黑龙江、吉林、辽宁、内蒙古、河北、山西、河南等省（区）。

【采收加工】春、秋季节采挖，去净残茎、泥土、须根等杂质，晒干。

【性味归经】辛、甘，微温。归膀胱、肝、脾经。

【功能主治】祛风解表，胜湿止痛，止痉。用于感冒头痛，风湿痹痛，风疹瘙痒，破伤风。

【用量用法】内服：5～10克，煎服。

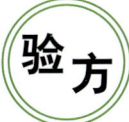

①**麻疹、风疹不透**：防风、荆芥、浮萍各10克，水煎服。②**痔疮出血**：防风8克，荆芥炭、地榆炭各10克，水煎服。③**酒糟鼻**：防风、白蒺藜、白僵蚕、甘草各1克，荆芥穗4克，黄芩6克，茶叶一撮，水煎服。④**感冒头痛**：防风、荆芥各10克，紫苏叶、羌活各8克，水煎服。

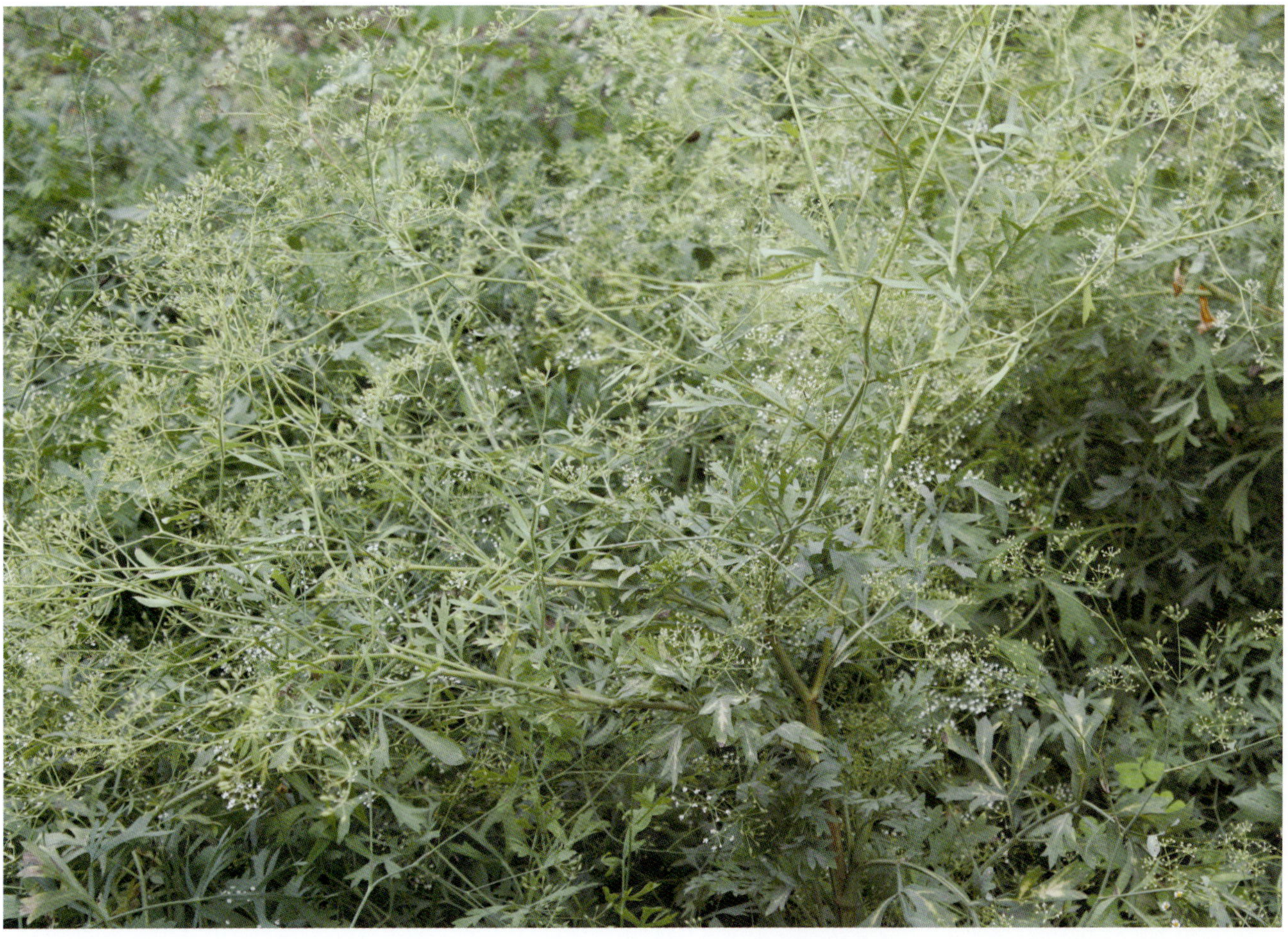

食疗药膳

● 防风苏叶猪瘦肉汤

原料：防风、白鲜皮各15克，紫苏叶10克，猪瘦肉30克，生姜5片。

制法：将前3味中药用干净纱布包裹和猪瘦肉生姜一起煮汤，熟时去药包裹。

用法：饮汤吃猪瘦肉。

功效：祛风散寒。

适用：风寒型荨麻疹。

● 防风粥

原料：防风105克，葱白2棵，粳米100克。

制法：先将防风择洗干净，放入锅中，加清水适量，浸泡10分钟后，同葱白煎取药汁，去渣取汁。粳米洗净煮粥，待粥将熟时加入药汁，煮成稀饭。

用法：每日2次，趁热服食，连服2～3日。

功效：祛风解表，散寒止痛。

适用：感冒风寒、发热畏冷、恶风自汗、风寒痹痛、关节酸楚、肠鸣腹泻等。

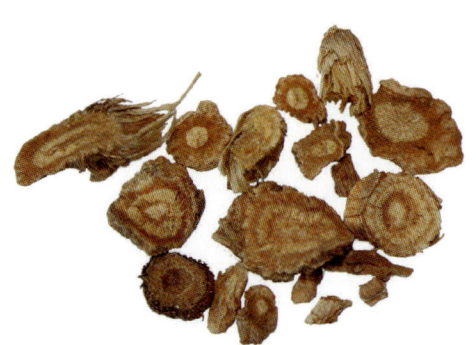

● 防风黄芪牛肉汤

原料：牛肉250克，黄芪、防风、白术各10克，红枣10枚。

制法：将牛肉洗净、切块，放入水中煮沸，撇掉血沫，3分钟后将牛肉捞起，在凉水中过一下将黄芪、白术、防风、红枣放进锅里，搅拌均匀，用大火煮半小时把牛肉块放入药汤锅里，改用小火再炖两小时，将黄芪、白术、防风拣出，加入盐、葱、姜继续用大火煮8分钟后放入味精。

功效：益气补肺，养心安神，强身健体。

适用：容易感冒、畏风怕冷、体虚多汗者。

使用注意

血虚发痉及阴虚火旺者禁服。

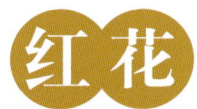

- **别名** 草红、杜红花、刺红花、金红花。
- **来源** 本品为菊科植物红花 Carthamus tinctorius L. 的干燥花。

【形态特征】一年生草本，高30~90厘米，全体光滑无毛。茎直立，基部木质化，上部多分枝。叶互生，质硬，近于无柄而抱茎；卵形或卵状披针形，长3.5~9厘米，宽1~3.5厘米，基部渐狭，先端尖锐，边缘具刺齿；上部叶逐渐变小，成苞片状，围绕头状花序。花序大，顶生，总苞片多列，外面2~3列呈叶状，披针形，边缘有针刺；内列呈卵形，边缘无刺而呈白色膜质；花托扁平；管状花多数，通常两性，橘红色，先端5裂，裂片线形；雄蕊5，花药聚合；雌蕊1，花柱细长，伸出花药管外面，柱头2裂，裂片短，舌状。瘦果椭圆形或倒卵形，长约5毫米，基部稍歪斜，白色，具4肋。花期6~7月，果期8~9月。

【生境分布】全国各地多有栽培。

【采收加工】5~6月当花瓣由黄变红时采摘管状花，晒干、阴干或烘干。

【性味归经】辛，温。归心、肝经。

【功能主治】活血通经，散瘀止痛。用于经闭，痛经，恶露不行，癥瘕痞块，胸痹心痛，瘀滞腹痛，胸胁刺痛，跌仆损伤，疮疡肿痛。

【用量用法】内服：3~10克，煎服。亦可入散剂或浸酒，鲜者捣汁。外用：研末撒。

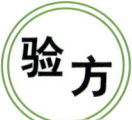

①痛经：红花6克，鸡血藤24克，水煎，调黄酒适量服。②关节炎肿痛：红花炒后研末适量，加入等量的地瓜粉，盐水或烧酒调敷患处。③产后腹痛：红花、川芎、炙甘草、炮姜各10克，桃仁、蒲黄（包煎）各15克，五灵脂20克（包煎），水煎服。④喉痛、音哑：红花、枳壳、柴胡各5克，桃仁、桔梗、甘草、赤芍各10克，生地20克，当归、玄参各15克，水煎服。⑤冻疮：红花10克，川椒、苍术、侧柏叶各20克，泡酒，用药酒擦手足。

使用注意

孕妇慎用。

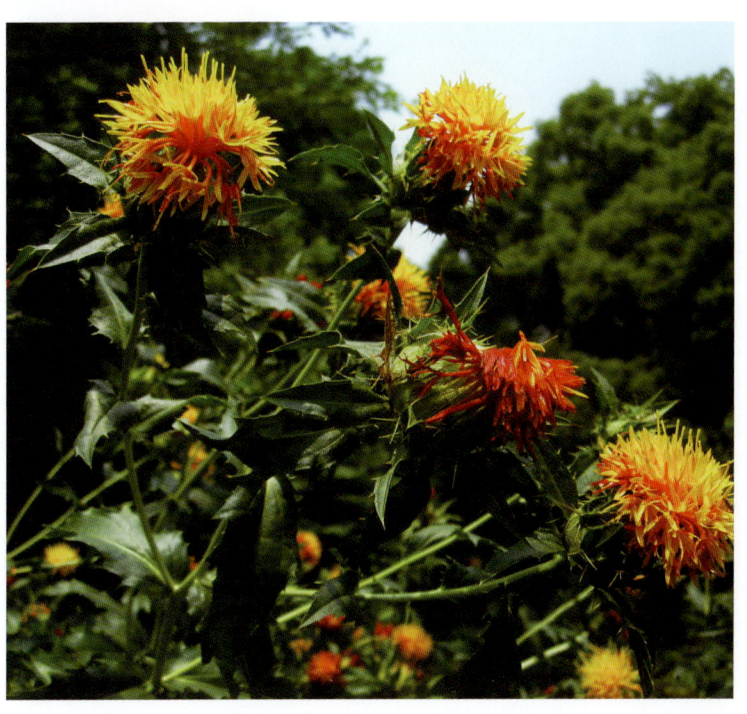

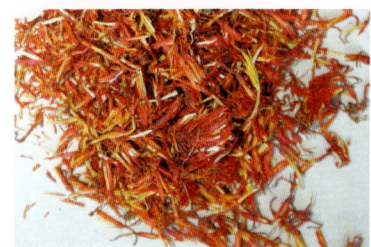

人参叶

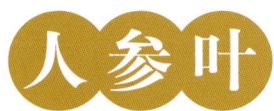

- **别名** 红豆、红扣、良姜子。
- **来源** 为姜科植物大高良姜 *Alpinia galanga* Willd. 的果实。

【形态特征】果实呈长球形，中部略细，长0.7~1.2厘米，直径0.5~0.7厘米。表面红棕色或暗红色，略皱缩，顶端有黄白色管状宿萼，基部有果梗痕。果皮薄，易破碎。种子6，扁圆形或三角状多面形，黑棕色或红棕色，外被黄白色膜质假种皮，胚乳灰白色。气香，味辛辣。

【生境分布】生长于山坡、旷野的草地或灌丛中。分布于广东、海南、广西、云南。

【采收加工】秋季采收果实，晒干。用时去其果皮。

【性味归经】辛，温。归脾、肺经。

【功能主治】散寒燥湿，醒脾消食。用于脘腹冷痛，食积胀满，呕吐泄泻，饮酒过多。

【用量用法】内服：3~6克，煎服。外用：适量，研末搐鼻或调搽。

使用注意

阴虚有热者禁服。

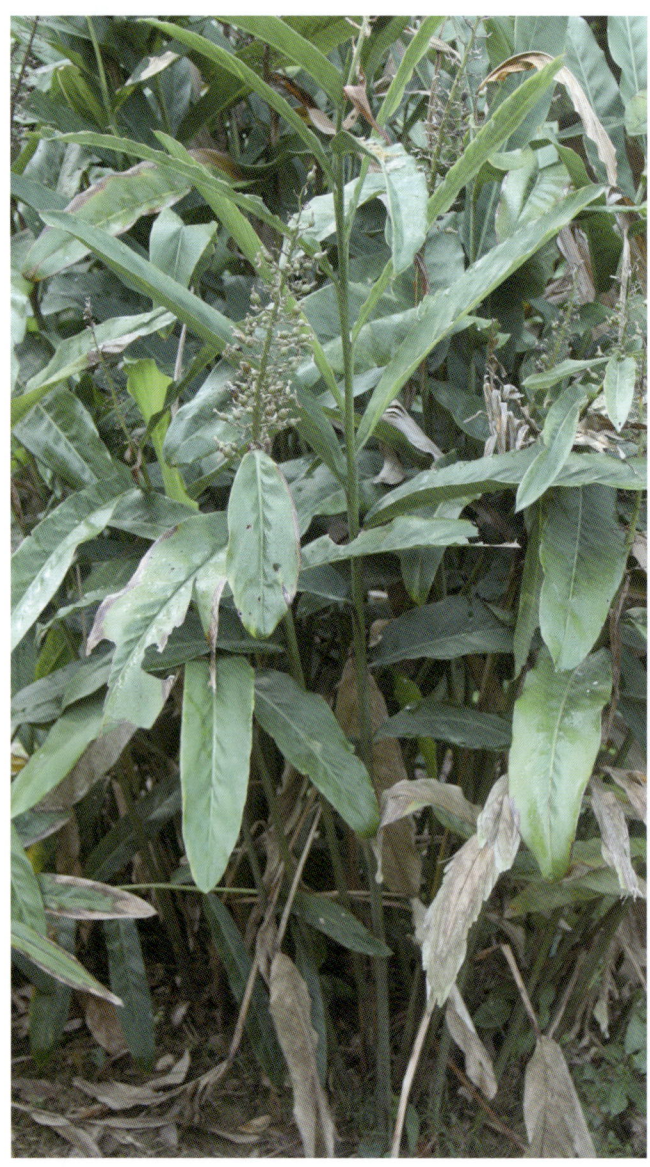

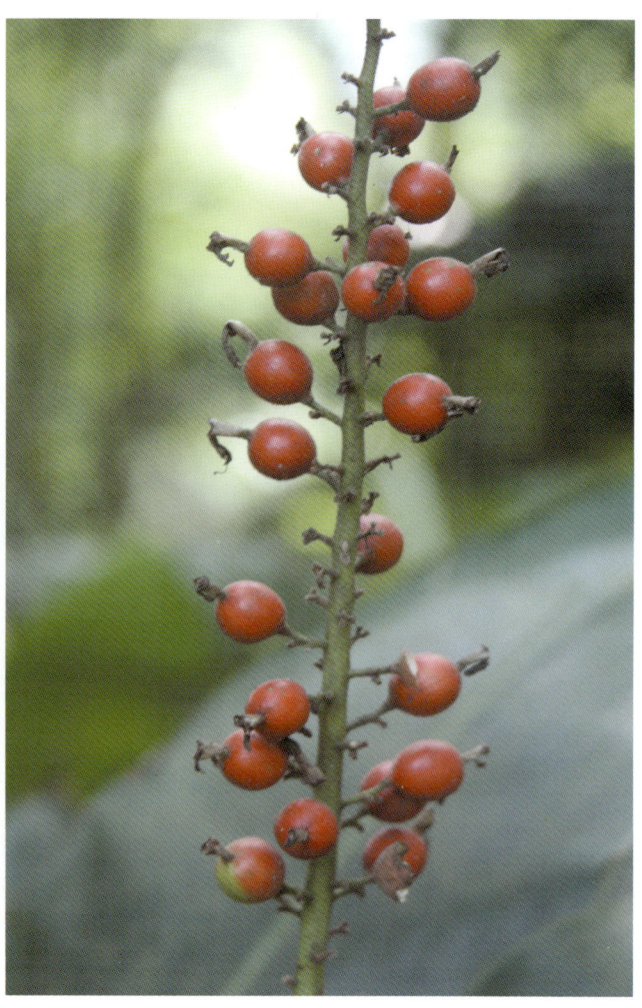

红景天

- **别名** 蔷薇红景天、扫罗玛布尔（藏名）。
- **来源** 本品为景天科植物大花红景天 Rhodiola crenulata (Hook.f.et Thoms.) H.Ohba 的干燥根和根茎。

【形态特征】多年生草本，高10～20厘米。根粗壮，圆锥形，肉质，褐黄色，根颈部具多数须根。根茎短，粗壮，圆柱形，被多数覆瓦状排列的鳞片状的叶。从茎顶端之叶腋抽出数条花茎，花茎上下部均有肉质叶，叶片椭圆形，边缘具粗锯齿，先端锐尖，基部楔形，几无柄。聚伞花序顶生，花红色。

【生境分布】生长于高山岩石处，野生或栽培。分布于西藏、新疆、辽宁、吉林、山西、河北。

【采收加工】全草，7～9月采收，晒干。根及根茎，秋季采挖，除去粗皮，洗净，切片晒干。

【性味归经】甘、苦，平。归肺、心经。

【功能主治】益气活血，通脉平喘。用于气虚血瘀，胸痹心痛，中风偏瘫，倦怠气喘。

【用量用法】内服：3～6克，煎服。

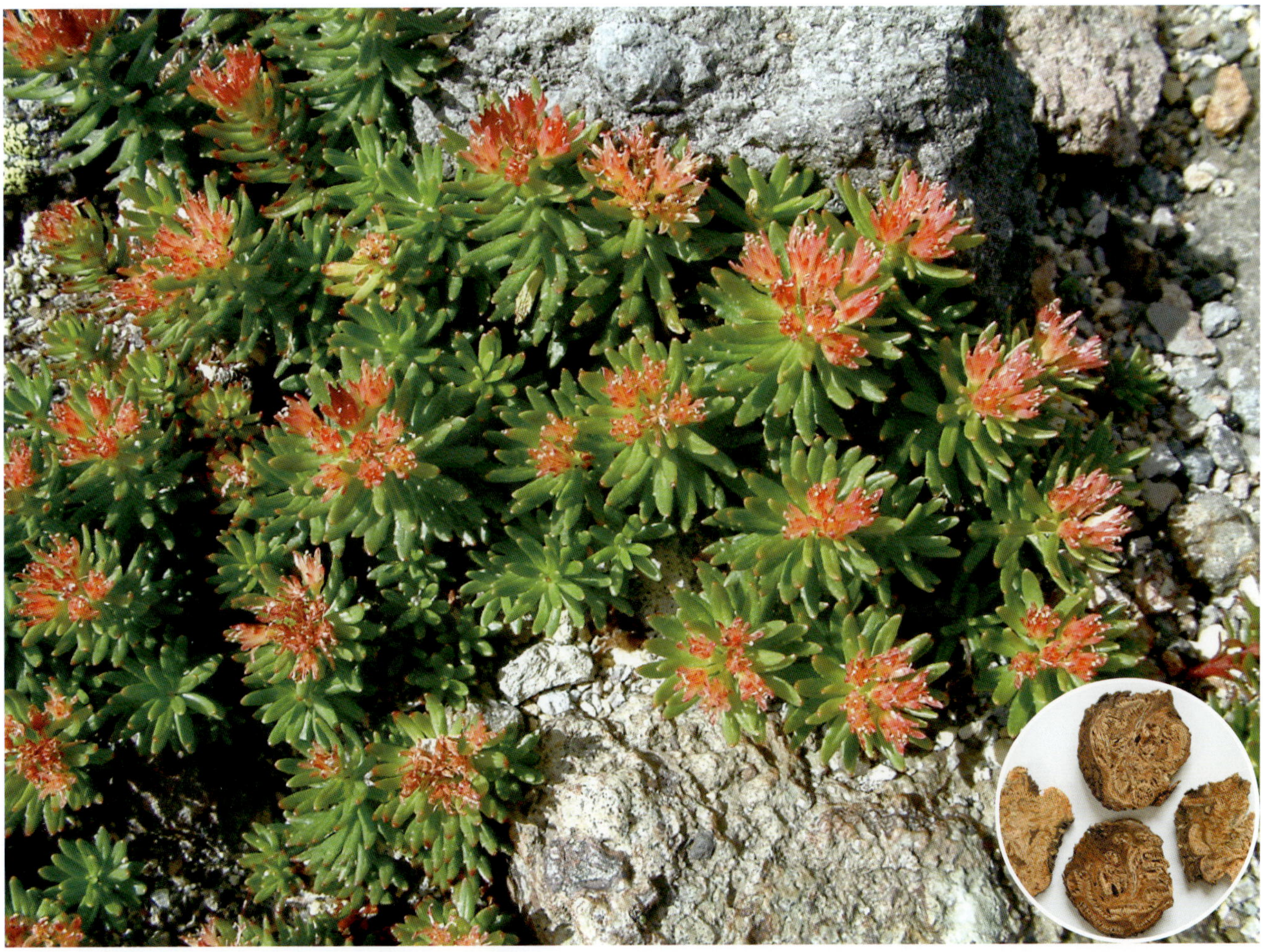

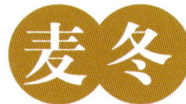

麦冬

- **别名** 玉银、麦门冬、沿阶草。
- **来源** 本品为百合科植物麦冬 Ophiopogon japonicus（L.f.）Ker-Gawl.的干燥块根。

【形态特征】多年生草本植物，地上匍匐茎细长。叶丛生，狭线形，草质，深绿色，平行脉明显，基部绿白色并稍扩大。花葶常比叶短，总状花序轴长2～5厘米，花1～2朵，生长于苞片腋内，花梗长2～4毫米，关节位于近中部或中部以上，花微下垂，花被片6枚，披针形，白色或淡紫色。浆果球形，成熟时深绿色或蓝黑色。

【生境分布】生长于土质疏松、肥沃、排水良好的壤土和沙质土壤。分布于浙江、四川等地。

【采收加工】夏季采挖，洗净，反复曝晒，堆置，至七八成干，除去须根，干燥。

【性味归经】甘、微苦，微寒。归心、肺、胃经。

【功能主治】养阴生津，润肺清心。用于肺燥干咳，阴虚痨嗽，喉痹咽痛，津伤口渴，内热消渴，心烦失眠，肠燥便秘。

【用量用法】内服：6～12克，煎服。

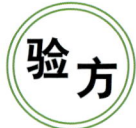

①干咳： 麦冬适量，水煎服。 **②慢性支气管炎：** 麦冬、五味子各100克，泡入1000克蜂蜜中，浸泡6日后开始服用，每日早晨或中午服1次，每次1大汤匙。每次服后接着含服1小片人参，吃2瓣大蒜，3颗核桃。

使用注意

脾胃虚寒，大便溏薄及感冒风寒或痰饮湿浊咳嗽忌服。

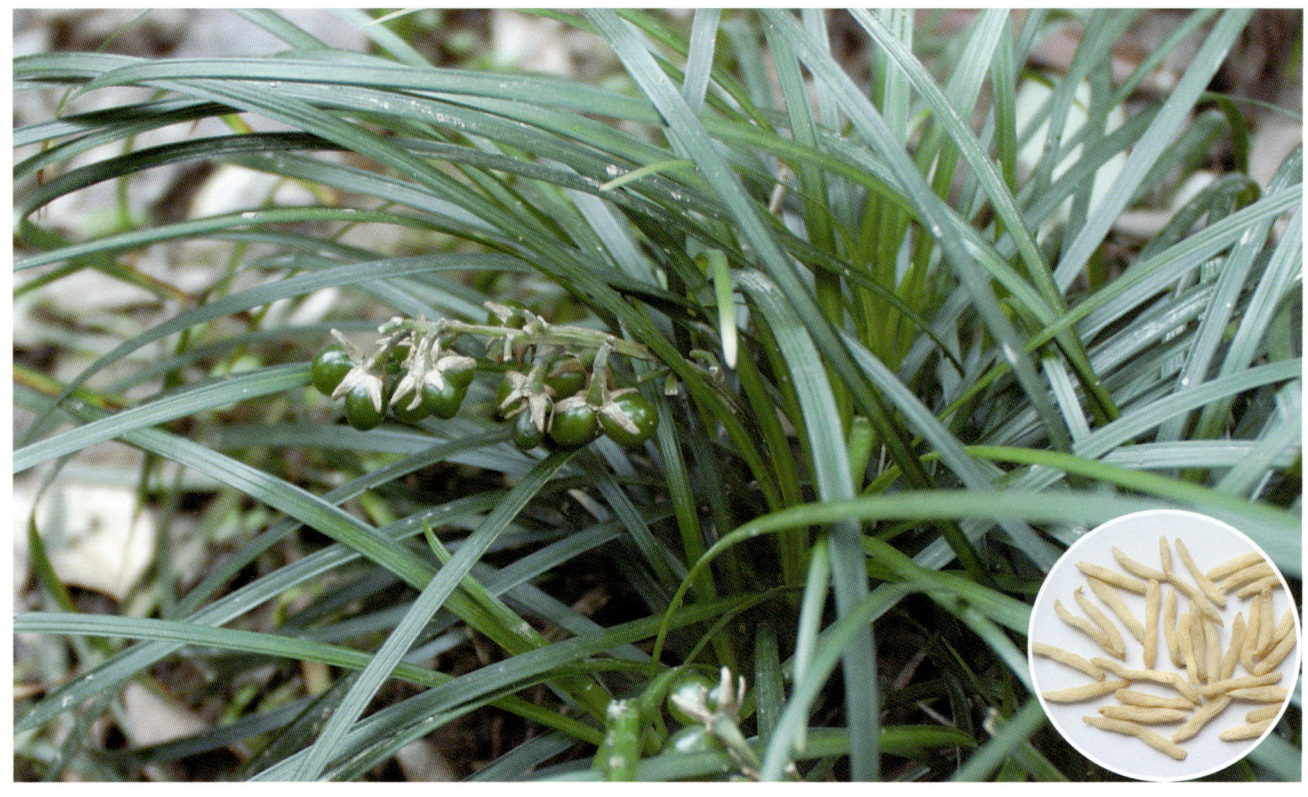

麦芽

- **别名** 麦蘖、大麦蘖、大麦芽、大麦毛、扩麦蘖、草大麦。
- **来源** 为禾本科一年生草本植物大麦 Hordeum vulgare L. 的成熟果实经发芽干燥而成。

【形态特征】越年生草本。秆粗壮，光滑无毛，直立，高50～100厘米。叶鞘松弛抱茎；两侧有较大的叶耳；叶舌膜质，长1～2毫米；叶片扁平，长9～20厘米，宽6～20毫米。穗状花序长3～8厘米（芒除外），径约1.5厘米，小穗稠密，每节着生3枚发育的小穗，小穗通常无柄，长1～1.5厘米（除芒外）；颖线状披针形，微具短柔毛，先端延伸成8～14毫米的芒；外稃背部无毛，有5脉，顶端延伸成芒，芒长8～15厘米，边棱具细刺，内稃与外稃等长。颖果腹面有纵沟或内陷，先端有短柔毛，成熟时与外稃黏着，不易分离，但某些栽培品种容易分离。花期3～4月，果期4～5月。

【生境分布】我国各地普遍栽培。全国各地均产。

【采收加工】将麦粒用水浸泡后，保持适宜温度、湿度，待幼芽长至0.5厘米时，干燥。生用或炒用。

【性味归经】甘，平。归脾、胃经。

【功能主治】行气消食，健脾开胃，回乳消胀。用于食积不消，脘腹胀痛，脾虚食少，乳汁郁积，乳房胀痛，妇女断乳，肝郁胁痛，肝胃气痛。生麦芽健脾和胃，疏肝行气。用于脾虚食少，乳汁郁积。炒麦芽行气消食回乳，用于食积不消，妇女断乳。焦麦芽消食化滞，用于食积不消，脘腹胀痛。

【用量用法】内服：10～15克，煎服。回乳炒用60克。

验方

①**急慢性肝炎**：麦芽研末制成糖浆服用。②**乳腺增生**：麦芽50克，山楂、五味子各15克，每日1剂，水煎分2次服，10剂为1个疗程，连用2～8个疗程。③**消化不良**：用温开水浸出麦芽浓液冲服，或研末冲服；又多与神曲、陈皮等药同用。对于某些慢性消耗性疾病，消化功能减退，营养不良，体质虚弱，消瘦乏力，食欲不振者，可服用麦芽浸膏，又常与茯苓、山药、党参等配用。

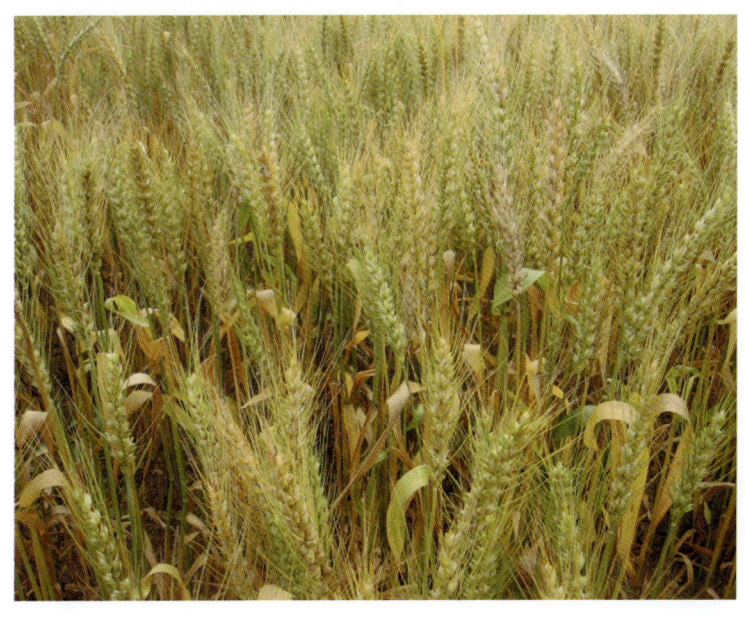

使用注意

哺乳期慎用。

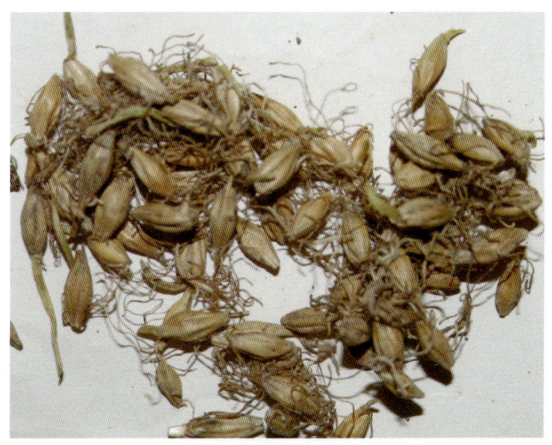

远志

- **别名** 葽绕、棘菀、蕀蒬、细草、小鸡腿、小鸡眼、小草根。
- **来源** 本品为远志科植物远志 Polygala tenuifolia Willd. 或卵叶远志的干燥根。

【形态特征】多年生草本，高20~40厘米。根圆柱形，长达40厘米，肥厚，淡黄白色，具少数侧根。茎直立或斜上，丛生，上部多分枝。叶互生，狭线形或线状披针形，长1~4厘米，宽1~3毫米，先端渐尖，基部渐窄，全缘，无柄或近无柄。总状花序长约2~14厘米，偏侧生与小枝顶端，细弱，通常稍弯曲；花淡蓝紫色，长6毫米；花梗细弱，长3~6毫米；苞片3，极小，易脱落；萼片的外轮3片比较小，线状披针形，长约2毫米，内轮2片呈花瓣状，成稍弯些的长圆状倒卵形，长5~6毫米，宽2~3毫米；花瓣的2侧瓣倒卵形，长约4毫米，中央花瓣较大，呈龙骨瓣状，背面顶端有撕裂成条的鸡冠状附属物；雄蕊8，花丝连合成鞘状；子房倒卵形，扁平，花柱线形，弯垂，柱头二裂。蒴果扁平，卵圆形，边有狭翅，长宽均约4~5毫米，绿色，光滑无睫毛。种子卵形，微扁，长约2毫米，棕黑色，密被白色细绒毛，上端有发达的种阜。花期5~7月，果期7~9月。

【生境分布】秦岭南北坡均产，生长于海拔400~1000米的山坡草地或路旁。分布于山西、陕西等地。

【采收加工】春、秋二季采挖，除去须根和泥沙，晒干。

【性味归经】苦、辛，温。归心、肾、肺经。

【功能主治】安神益智，交通心肾，祛痰，消肿。用于心肾不交引起的失眠多梦，健忘惊悸，神志恍惚，咳痰不爽，疮疡肿毒，乳房肿痛。

【用量用法】内服：3~10克，煎服。

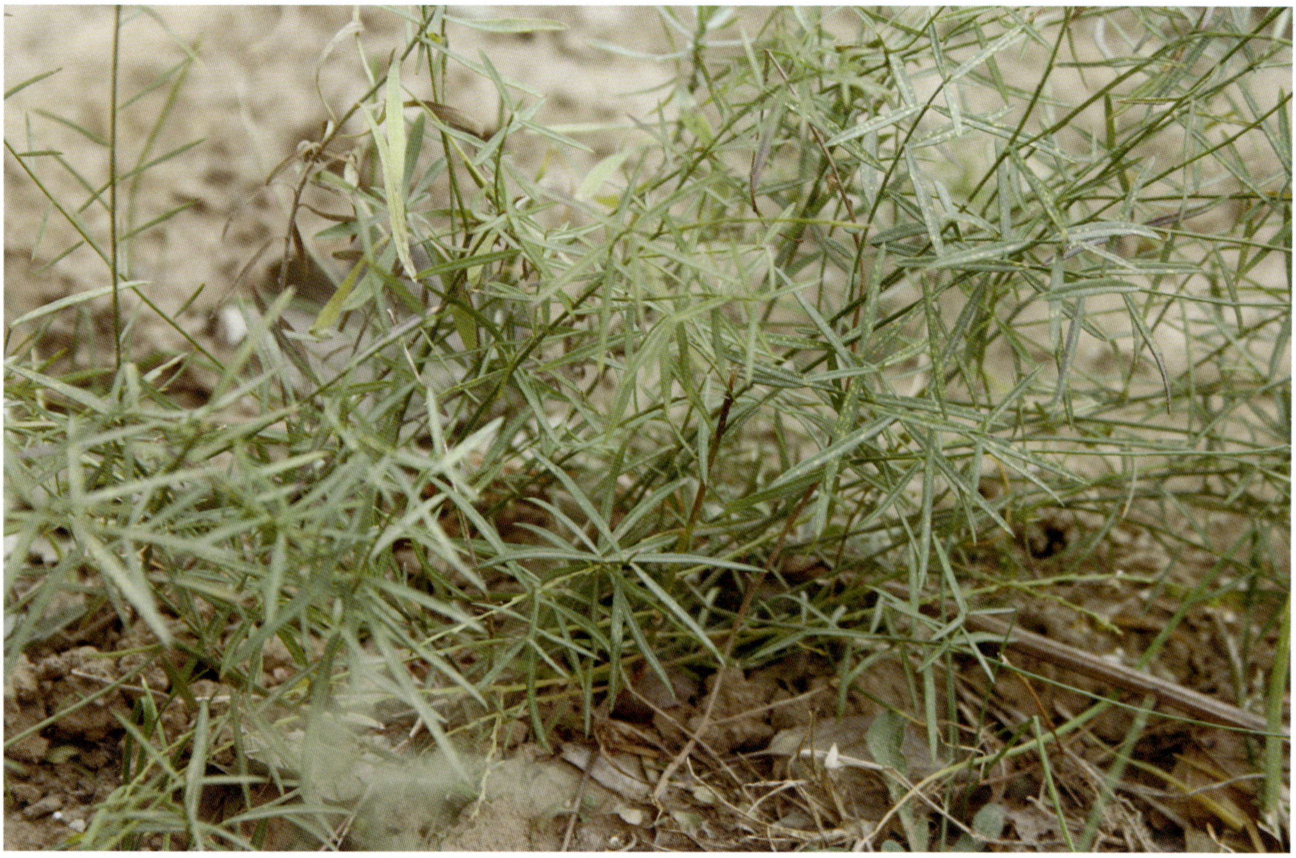

验方 ①脑风头痛：远志末适量，吸入鼻中。②喉痹作痛：远志末适量，吹喉，涎出为度。③乳腺炎：远志焙干研细，酒冲服10克，药渣敷患处。④健忘：远志末适量，冲服。⑤神经衰弱、健忘心悸、多梦失眠：远志研粉，每次5克，每日2次，米汤冲服。

食疗药膳

●远志枣仁粥

原料：远志肉、炒酸枣仁各10克，粳米50克。

制法：如常法煮粥，粥熟时加入远志、枣仁稍煮即可。

用法：此粥宜睡前做夜宵服。枣仁不能久炒，否则油枯而失去镇静之效。

功效：补肝，宁心，安神。

适用：心肝两虚所致心悸。

●远志酒

原料：远志500克，白酒2500毫升。

制法：将远志研末，放入酒坛，倒入白酒，密封坛口，每日摇晃1次，7日后即成。

用法：每日1次，每次10～20毫升。

功效：安神益智，消肿止痛。

适用：健忘、惊悸、失眠等。

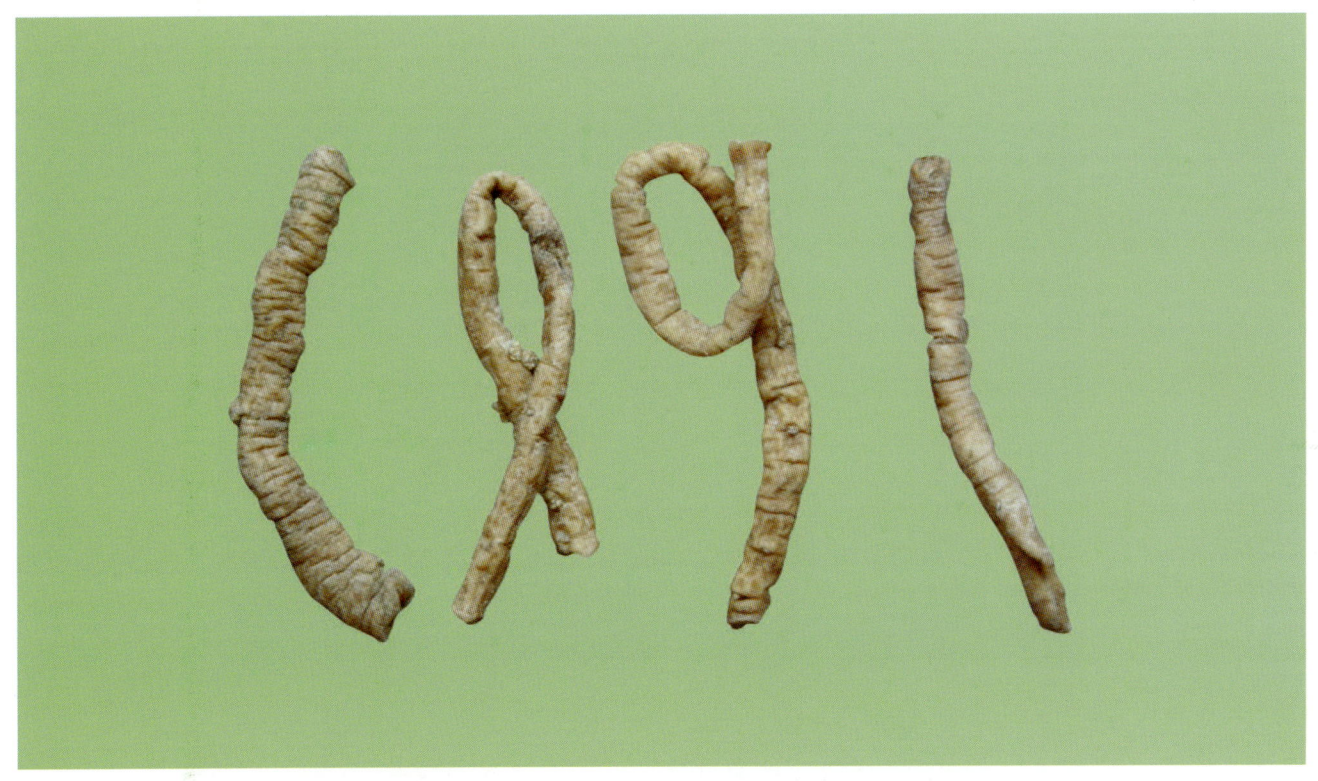

赤小豆

- **别名** 赤豆、红小豆、野赤豆。
- **来源** 本品为豆科1年生草本植物赤小豆Phaseolus calcaratus Roxb. 或赤豆的干燥成熟种子。

【形态特征】红小豆属豆科，菜豆属，一年生草本植物。主根不发达，侧根细长，株高80～100厘米，有直立丛生型、半蔓生型及蔓生缠绕型。叶为3小叶组成的复叶。小叶圆头型或剑头型。花梗自叶腋生出，梗的先端，着生数花，为自花授粉作物，花小，开黄花或淡灰色花，龙骨瓣呈螺旋形，每花梗上结荚1～5个，荚长7～16厘米，果荚内包着4～18粒椭圆或长椭圆形种子。种子多为赤褐色，也有黑、灰、白、绿杂、浅黄色等。种子千粒重50～210克，大多在130克左右。赤豆为一年生直立草本，高可达90厘米。茎上有显著的长硬毛。三出复叶互生；顶生小叶卵形，长5～10厘米，宽2～5厘米，先端渐尖，侧生小叶偏斜，全缘或3浅裂，两面疏被白色柔毛，托叶卵形。总状花序腋生；花萼5裂；花冠蝶形，黄色，旗瓣具短爪，龙骨瓣上部卷曲；雄蕊10，二体。荚果圆柱形，长5～8厘米。种子6～8粒。花期6～7月，果期7～8月。

【生境分布】全国各地普遍栽培。主产吉林、北京、天津、河北、陕西、山东、安徽、江苏、浙江、江西、广东、四川。

【采收加工】秋季果实成熟而未开裂时拔取全株，晒干，打下种子，除去杂质，再晒干。

【性味归经】甘、酸，平。归心、小肠经。

【功能主治】利水消肿，解毒排脓。用于水肿胀满，脚气浮肿，黄疸尿赤，风湿热痹，痈肿疮毒，肠痈腹痛。

【用量用法】内服：9～30克，煎服。外用：适量，研末调敷。

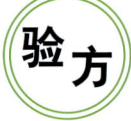

验方 ①**利水消肿**：赤小豆同鲤鱼（或鲫鱼）煮汤服食。②**水肿**：赤小豆200克，煮汤当茶饮。③**乳汁不足**：赤小豆250克，煮粥食。④**产后恶露不下、腹痛**：赤小豆微炒，水煎代茶随意饮服。⑤**误吞玻璃碴**：赤小豆适量煮熟，尽量饮服，然后再服泻剂，赤小豆和玻璃同大便排出。⑥**腮腺炎、热疖**：赤小豆用水浸软，捣烂，用水或醋或蜂蜜或鸡蛋清适量，调成膏状，外敷患处。

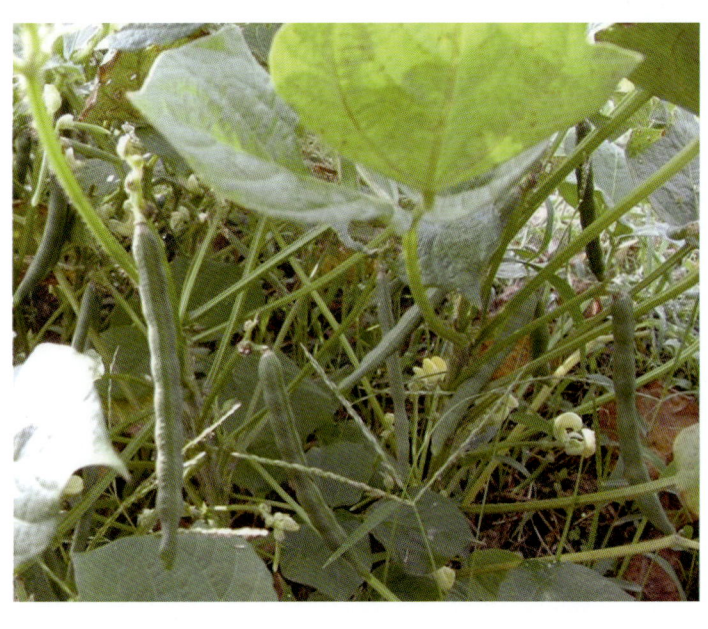
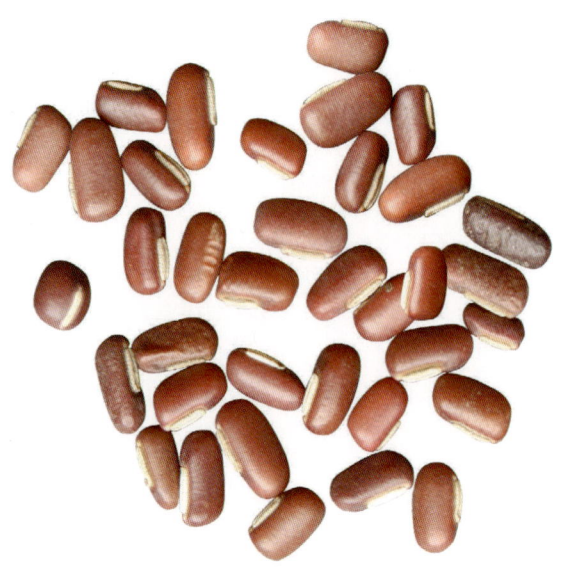

食疗药膳

●赤小豆粥
原料：赤小豆适量，粳米100克。
制法：将赤小豆浸泡半日后，同粳米煮粥。
用法：早餐食用。
功能：健脾益胃，利水消肿。
适用：大便稀薄、水肿病、脚湿气、肥胖病等。

●赤豆炖鸡
原料：赤小豆100克，白鸡1只。
制法：白鸡宰杀，去毛剖腹，除去内脏，冲洗干净，与赤小豆共煮，待豆烂鸡熟为度。
用法：食鸡肉、豆，喝汤，每次适量。
功效：补益精血，解毒，利水。
适用：肾病。

●瓜豆消肿粥
原料：冬瓜500克，赤小豆60克，生薏苡仁30克。
制法：将冬瓜洗净，去瓤和子，切成小块。将赤小豆、生薏苡仁用清水冲洗干净。将上料共入大砂锅内，加水适量，旺火煮沸，改用小火煮至豆烂。
用法：每日食2次，每次适量。连服数剂。
功效：清热，利水，补脾。
适用：湿热所致的肾炎、浮肿尿少、纳呆、舌红苔腻、脉数等。

●枣豆粥
原料：红枣、赤小豆、花生米（连皮）各30克。
制法：将上料用清水冲洗干净，放入锅内，加适量清水，置小火上煎煮，以豆烂熟为度。
用法：连续食用。
功效：利水，健脾。
适用：慢性肾炎、体虚、浮肿、乏力、面色不华等。

●赤小豆鲤鱼汤
原料：赤小豆100克，鲤鱼250克。
制法：赤小豆、鲤鱼洗净，同放瓷罐内，加水500毫升，大火隔水炖烂。
用法：每日1剂，7日为1个疗程。
功效：健脾行水。
适用：脾虚失运下肢浮肿者。

使用注意
阴虚而无湿热者及小便清长者忌食。

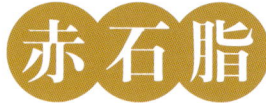

- **别名** 赤符、红土、红高岭、赤石土、吃油脂。
- **来源** 本品为硅酸盐类矿物多水高岭石族多水高岭石，主含四水硅酸铝。

【形态特征】为单斜晶系的多水高岭土。本品为块状集合体，呈不规则块状，大小不一。表面粉红色、红色至紫红色，或有红白相间的花纹，断面有的具蜡样光泽，疏松多孔的具土样光泽。质软，易碎，硬度1～2，比重2.0～2.2，吸水性强，用舌舐之有黏舌感，具土腥气，不溶于水，能溶于酸类。味淡，嚼之无沙粒感。

【生境分布】分布于福建、河南、山东、山西等省。

【采收加工】全年均可采挖，挖出后，选择红色滑腻如脂的块状体，拣去杂石、泥土。

【性味归经】甘、酸、涩，温。归大肠、胃经。

【功能主治】涩肠，止血，生肌敛疮。用于久泻久痢，大便出血，崩漏带下；外治疮疡久溃不敛，湿疮脓水浸淫。

【用量用法】内服：9～12克，煎服，宜先煎。外用：适量，研末敷患处。

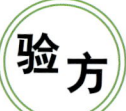

①**小儿脱肛**：鲜石榴皮（干者亦可）50～100克，煎水洗肛门，然后将赤石脂（研为极细面）均匀洒在敷料上，敷托住肛门用胶布固定。②**上消化道出血**：赤石脂、白及按1：1比例配制，每日3次，每次3克，温开水调成糊状空腹服用。③**寻常疣、扁平疣**：赤石脂、鸦胆子各300克，共研细末，备用。临床时取食醋适量调药末成糊状，搽擦患处，早晚各1次。④**慢性阿米巴痢疾对于腹部隐痛，排出脓血胶液样便**：赤石脂24克，干姜6克，粳米30克，水煎服。⑤**溃疡久不敛口**：赤石脂适量，研末消毒外敷。⑥**功能性子宫出血、虚寒性月经过多**：赤石脂、禹余粮、血余炭各适量，水煎服。

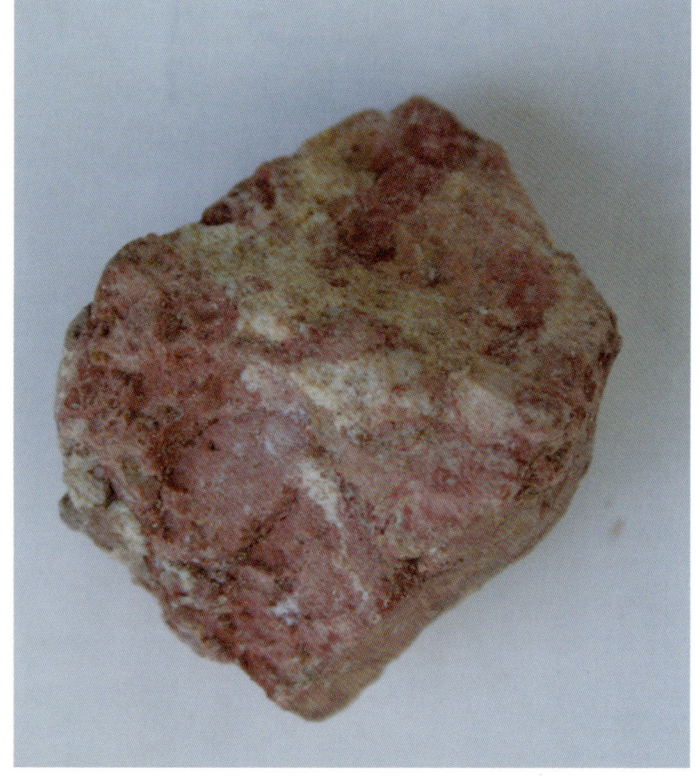

使用注意

不宜与肉桂同用。

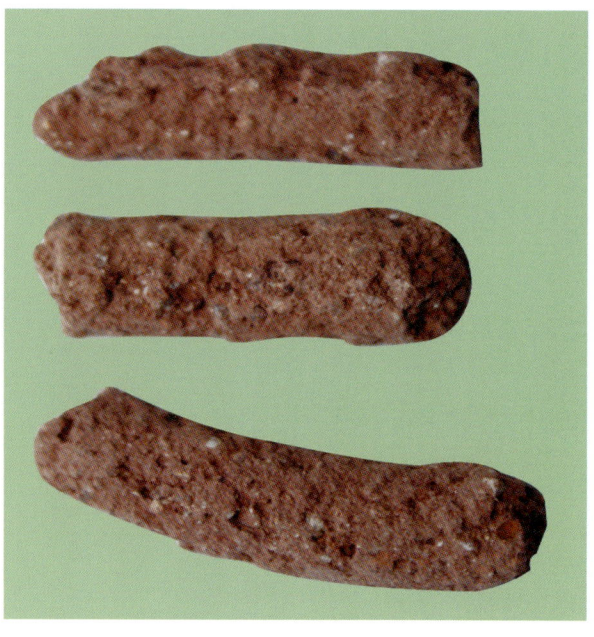

赤芍

- **别名** 赤芍、木芍药、红芍药、臭牡丹根。
- **来源** 本品为毛茛科多年生草本植物芍药 *Paeonia lactiflora* Pall. 或川赤芍的干燥根。

【形态特征】 川赤芍为多年生草本。茎直立。茎下部叶为2回3出复叶，小叶通常二回深裂，小裂片宽0.5～1.8厘米。花2～4朵生茎顶端和其下的叶腋；花瓣6～9，紫红色或粉红色；雄蕊多数；心皮2～5。果密被黄色绒毛。根为圆柱形，稍弯曲。表面暗褐色或暗棕色，粗糙，有横向突起的皮孔，手搓则外皮易破而脱落（俗称糟皮）。

【生境分布】 生长于山坡林下草丛中及路旁。分布于内蒙古、四川及东北各地。

【采收加工】 春秋两季采挖，除去根头、须根及泥土，晒干。

【性味归经】 苦，微寒。归肝经。

【功能主治】 清热凉血，散瘀止痛。用于热入营血，温毒发斑，吐血衄血，目赤肿痛，肝郁胁痛，经闭痛经，癥瘕腹痛，跌仆损伤，痈肿疮疡。

【用量用法】 内服：6～12克，煎服。

验方
① **血瘀疼痛、血瘀痛经**：赤芍、延胡索、香附、乌药、当归各6克，水煎服。② **胁肋瘀痛**：赤芍9克，青皮、郁金各6克，水煎服。③ **血瘀头痛**：赤芍、川芎各9克，当归、白芷、羌活各6克，水煎服。④ **冠心病、心绞痛**：赤芍10克，丹参20克，降香、川芎各15克，水煎服。⑤ **子宫肌瘤**：赤芍、茯苓、桂枝各15克，丹皮10克，桃仁、莪术、三棱各12克，水煎服，每日1剂。

使用注意

不宜与藜芦同用。

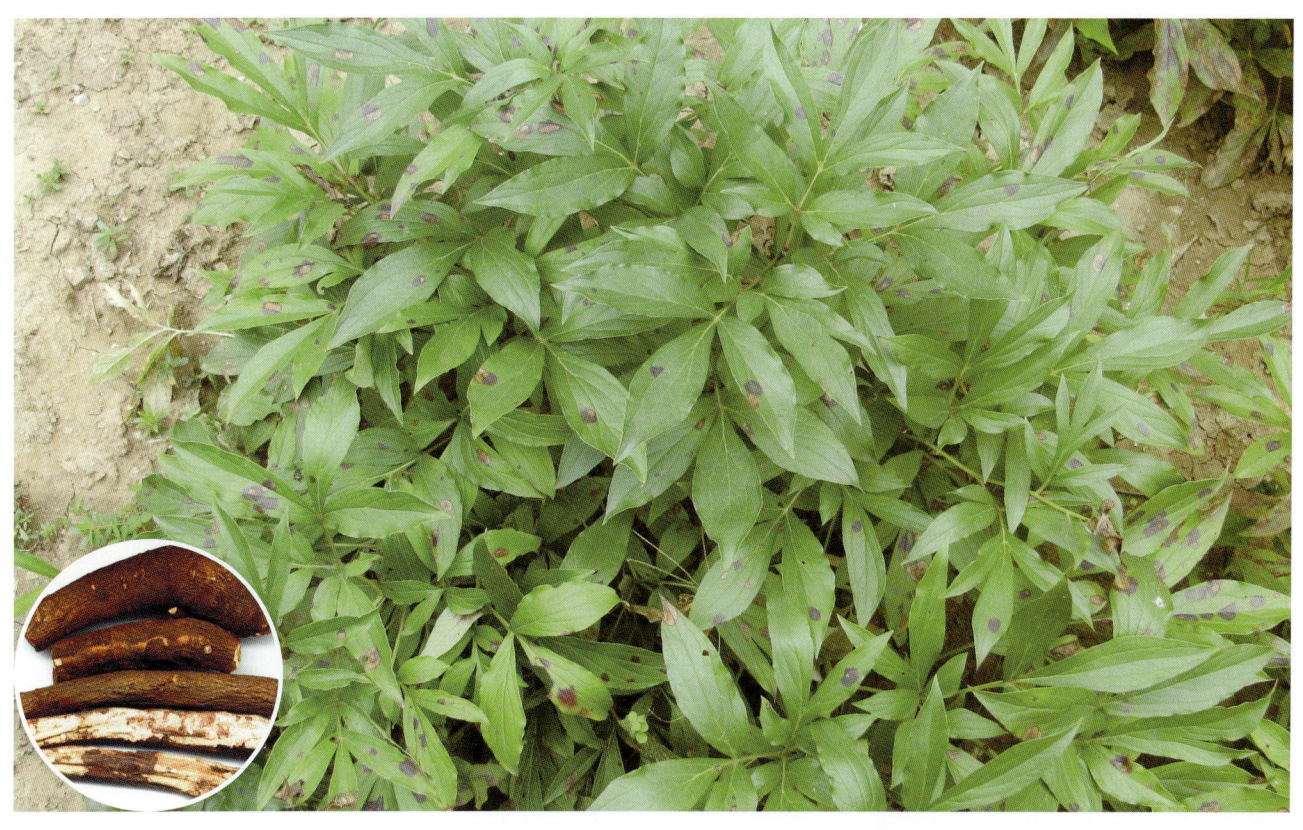

芫花

- **别名** 莞花、南芫花、芫花条、药鱼草、头痛花、闷头花、老鼠花。
- **来源** 本品为瑞香科落叶灌木植物芫花 *Daphne genkwa* Sieb. et Zucc. 的干燥花蕾。

【形态特征】本品为落叶灌木，幼枝密被淡黄色绢毛，柔韧。单叶对生，稀互生，具短柄或近无柄。叶片长椭圆形或卵状披针形，长2.5~5厘米，宽0.5~2厘米，先端急尖，基部楔形，幼叶下面密被淡黄色绢状毛。花先叶开放，淡紫色或淡紫红色，3~7朵排成聚伞花丛，顶生及腋生，通常集于枝顶；花被筒状，长1.5厘米，外被绢毛，裂片4，卵形，约为花全长的1/3；雄蕊8枚，2轮，分别着生长于花被筒中部及上部；子房密被淡黄色柔毛。核果长圆形，白色。

【生境分布】生长于路旁及山坡林间。分布于长江流域以南及山东、河南、陕西。

【采收加工】春季花未开放前采摘。晒干或烘干。

【性味归经】苦、辛，温；有毒。归肺、脾、肾经。

【功能主治】泻水逐饮；外用杀虫疗疮。用于水肿胀满，胸腹积水，痰饮积聚，气逆咳喘，二便不利；外治疥癣秃疮，痈肿，冻疮。

【用量用法】内服：1.5~3克，煎服；醋芫花研末吞服，每次0.6~0.9克，每日1次。外用：适量。

验方 ①牙痛难忍：芫花末擦牙令热，痛定后，以温水漱口。②痈肿初起：芫花末和胶搽擦。③水肿胀满：芫花、枳壳各等份，先以醋把芫花煮烂，再加枳壳煮烂，一起捣匀做丸子，如梧子大，每次30丸，白汤送下。④狂躁型精神病：芫花及叶2.5克，逐渐增量3克、6克、9克，研末1次冲服，隔日1剂，连服3~5剂，必要时可连服10余剂。

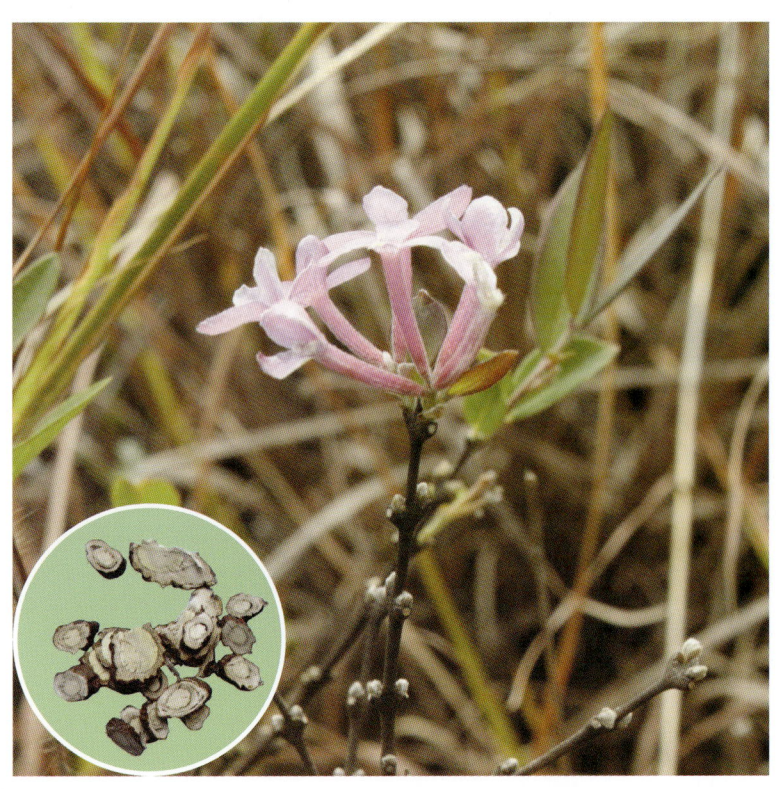

食疗药膳

●芫花煮鸡蛋

原料：芫花6克，鸡蛋3只。

制法：将鸡蛋和芫花加水同煮，鸡蛋熟后，剥去外壳，刺数个小洞，放入再煮，至鸡蛋发黑为度。

用法：吃蛋，饮汤。每次1只，每日2只。

功效：具有清热消肿。

适用：急性乳腺炎。

使用注意

孕妇禁用；不宜与甘草同用。

花椒

- **别名** 香椒、青椒、山椒、蜀椒、红椒、大花椒、青花椒、红花椒、大红袍。
- **来源** 本品为芸香科植物青椒 Zanthoxylum schinifolium Sieb. et Zucc. 或花椒的干燥成熟果皮。

【形态特征】灌木或小乔木，高约3~6米。茎枝疏生略向上斜的皮刺，基部侧扁；嫩枝被短柔毛。叶互生；单数羽状复叶，长8~14厘米，叶轴具狭窄的翼，小叶通常5~9片，对生，几无柄，叶片卵形；椭圆形至广卵形，长2~5厘米，宽1.5~3厘米，先端急尖；通常微凹，基部为不等的楔形，边缘钝锯齿状，齿间具腺点，下面在中脉基部有丛生的长柔毛。伞房状圆锥花序，顶生或顶生长于侧枝上：花单性，雌雄异株，花轴被短柔毛；花被片4~8，三角状披针形：雄花具雄蕊5~7，花药矩圆形，药隔近顶端具腺点，花丝线形，退化心皮2，先端2叉裂；雌花心皮通常3~4，子房背脊上部有凸出的腺点，花柱略外弯，柱头头状，子房无柄。成熟心皮通常2~3。果实红色至紫红色，密生疣状突起的腺点。种子1，黑色，有光泽。花期3~5月，果期7~10月。

【生境分布】生长于温暖湿润、土层深厚肥沃的壤土、沙壤土中。我国大部分地区有分布，但以四川产者为佳。

【采收加工】秋季采收成熟果实，晒干，除去种子及杂质。

【性味归经】辛，温。归脾、胃、肾经。

【功能主治】温中止痛，杀虫止痒。用于脘腹冷痛，呕吐泄泻，虫积腹痛；外治湿疹，阴痒。

【用量用法】内服：3~6克，煎服。外用：适量。

验方

①**寒凝气滞之痛经**：花椒10克，胡椒3克，共研细粉，用白酒调成糊状，敷于脐眼，外用伤湿止痛膏封闭，每日1次。②**蛀牙疼痛**：花椒9克，烧酒30克，浸泡10日，滤过去渣，用棉球蘸药酒，塞蛀孔内。③**痔疮**：花椒1把，装入小布袋中，扎口，用开水沏于盆中，先用热气熏洗患处，待水温降到不烫，再行坐浴。全过程约20分钟，每日早晚各1次。④**断奶回乳**：花椒6克，加水400毫升，浸泡后煎水煮浓缩成200毫升，再加红糖30~60克，于断乳当日趁热一次饮下，每日1次，1~3日可回乳。

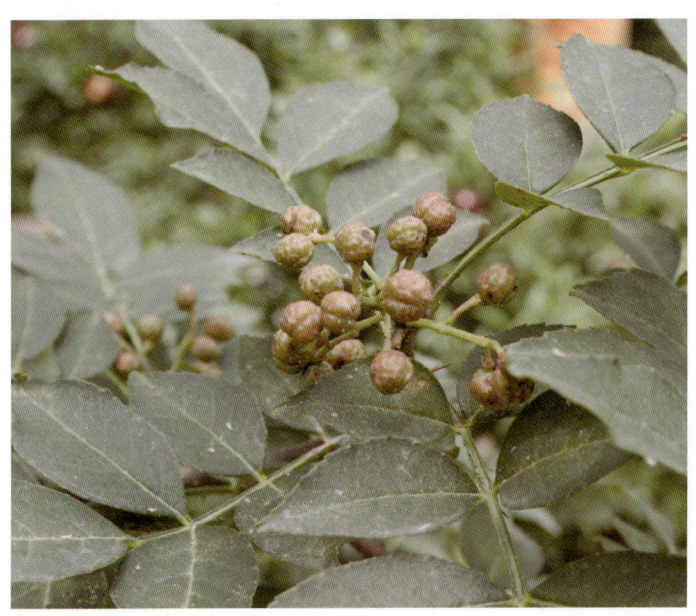

使用注意

阴虚火旺者，孕妇忌用。

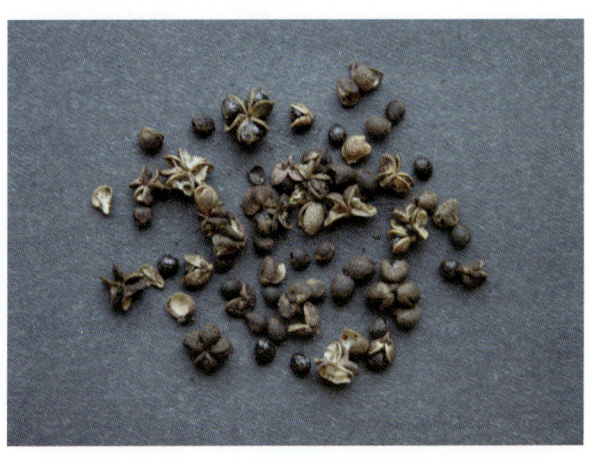

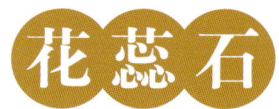

花蕊石

- **别名** 花乳石、白云石。
- **来源** 本品为变质岩类岩石蛇纹大理岩。

【形态特征】该石为变质岩类含蛇纹石大理岩的石块，主要成分为碳酸钙及含水硅酸镁。呈不规则的块状，有棱角而不锋利，表面白色或淡灰白色，夹杂有淡黄色或黄绿色的点状或条纹彩晕，阳光下有闪烁的星状光泽。体重质坚，断面不整齐，以有黄绿色斑纹者为佳。

【生境分布】分布广泛，是内生热液矿脉及沉积的碳酸盐类岩石的重要组成部分。分布于江苏、浙江、陕西、山西、河南、山东等地。

【采收加工】全年可采，除去杂石及泥沙。

【性味归经】酸、涩，平。归肝经。

【功能主治】化瘀止血。用于咯血，吐血，外伤出血，跌仆伤痛。

【用量用法】内服：4.5～9克，煎服，打碎先煎；或研末服，一次1～1.5克。外用：适量。

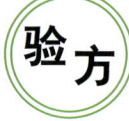

验方

①**上消化道出血、肺结核咯血：** 煅花蕊石研为细末，每次口服4～8克，每日3次。②**产后子宫收缩不良：** 花蕊石10克，当归、熟地、香附各15克，水煎服。③**跌打损伤：** 花蕊石火煅醋淬，研为细末，每次4～15克，用童便或酒调服。

使用注意

内无瘀滞者慎用，孕妇忌服。

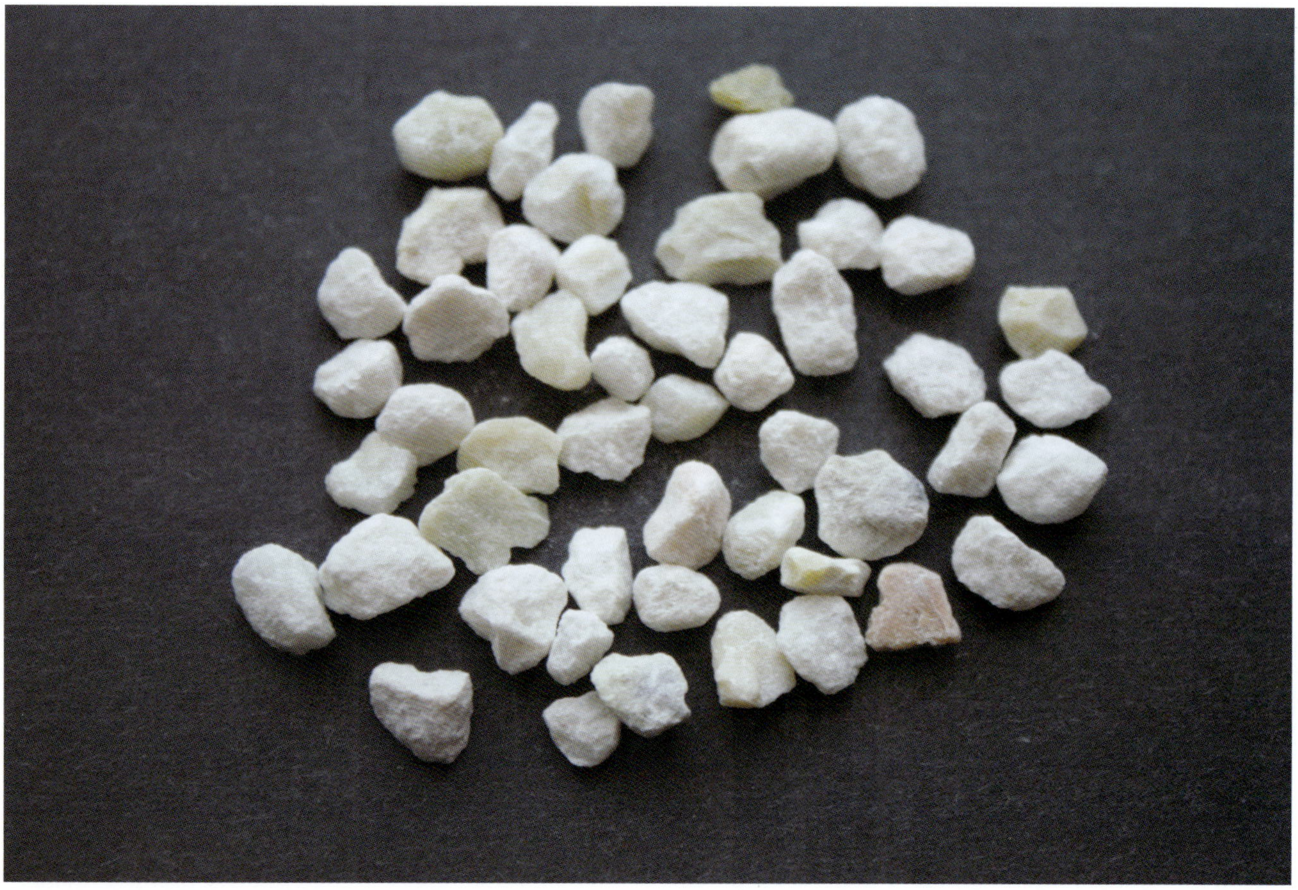

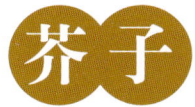

芥子

- **别名** 芥菜子、青菜子、黄芥子、白芥子。
- **来源** 本品为十字花科植物白芥Sinapis alba L.或芥的干燥成熟种子。前者习称"白芥子",后者习称"黄芥子"。

【形态特征】一年生草本,高50～150厘米。无毛,有时具刺毛,常带粉霜。茎有分枝。基生叶叶柄有小裂片;叶片宽卵形至倒卵形,长15～35厘米,宽5～17厘米,先端圆钝,不分裂或大头羽裂,边缘有缺刻或齿牙;下部叶较小,边缘有缺刻,有时具圆钝锯齿,不抱茎;上部叶窄披针形至条形,具不明显疏齿或全缘。总状花序花后延长;花淡黄色;花瓣4,鲜黄色,宽椭圆形或宽楔形,长达1.1～1.4厘米,先端平截,全缘,基部具爪;雄蕊6,4长2短,长雄蕊长8毫米,短雄蕊长6毫米;雌蕊1,子房圆柱形,长约1毫米,花柱细,柱头头状。长均果条形,长3～5.5厘米,具细喙,长6～12毫米;果梗长5～15毫米。种子近球形,直径1～1.8毫米,鲜黄色至黄棕色,少数为暗红棕色,表面具网纹。花期4～5月,果期5～6月。

【生境分布】主产于安徽、河南、河北、山西、山东、四川等地。

【采收加工】夏末秋初果实成熟时采割植株,晒干,打下种子,除去杂质。

【性味归经】辛,温。归肺经。

【功能主治】温肺豁痰利气,散结通络止痛。用于寒痰咳嗽,胸胁胀痛,痰滞经络,关节麻木、疼痛,痰湿流注,阴疽肿毒。

【用量用法】内服:3～9克,煎服。外用:适量。

验方

①**面神经麻痹**:白芥子适量,开水洗净,研细加开水呈糊状,搽患者面部(口角左歪搽右侧,右歪搽左侧),再用注射针头划破患侧颊黏膜,搽少量芥汁,一般搽药6～8小时后面部呈紫褐色,严重时起水泡,此时将药除去,如水泡破裂可按一般外伤处理。②**百日咳**:白芥子25克,蜜炙枇杷叶、苦参各15克,麻黄7.5克,大黄2.5～5克,前三味用水350毫升,煎沸后入麻黄、大黄再煎至45毫升,此为1周岁小儿1日量,分次温服。③**胃脘痛**:白芥子、细辛各40%,甘遂、延胡各10%,研末,用生姜汁调成花生米大药丸,药心放入少许麝香,用4厘米×4厘米胶布选贴6次,每次贴2～3小时,每周贴1次。选穴在胃经、脾经流注时辰(7～11时)取该经俞穴为主。④**胸胁迸伤**:白芥子、参三七、桃仁各1.5克,研细粉末为1包,每次1包,每日2次,用温开水或黄酒送服。⑤**膝肿(鹤膝风)初起**:白芥子60克,研末,用烧酒或黄酒调成糊状,摊布上,包敷患处,干即再换,以局部发泡为止(发泡后应避免感染)。

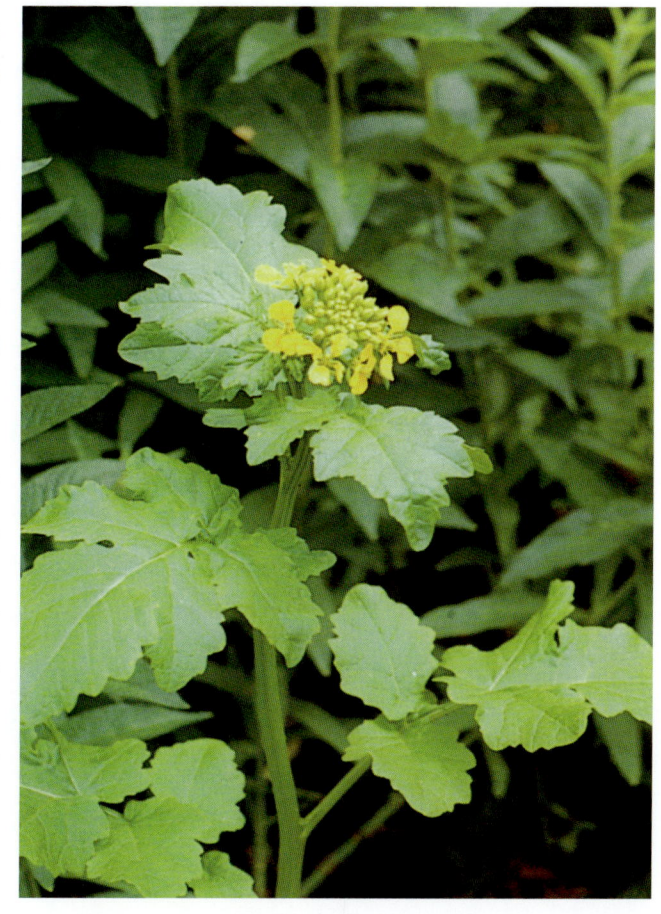

食疗药膳

●炒三子糯米粉

原料：白芥子、紫苏子、萝卜子、糯米、白糖各250克。
制法：将前四物除去杂质，放锅中同炒至焦黄色时取出，碾成炒米粉状，趁热拌入白糖即成。
用法：每日3次，每次75克，或用开水冲化成糊服之也可，10日为1个疗程。
功效：健脾除湿，化痰行血。
适用：痰浊阻遏经脉、血行不畅、肌肤失养，或郁而化热引起的扁平疣。

●白芥子饼

原料：白芥子15克，面粉150克。
制法：把以上前1味共捣为细末，加入面粉，用沸水调匀，制成饼状，备用。
用法：趁热贴敷于脐部，一般3~4小时即痛止，如果不愈可再贴敷1次。
功效：温里散寒止痛。
适用：痛经。

●白芥子粥

原料：白芥子10克，大米100克。
制法：将芥菜子择净，放入锅中，加清水适量，浸泡5~10分钟后，水煎取汁，加大米煮粥。
用法：每日1剂，连续2~3日。
功效：温肺祛痰，通络止痛。
适用：咳嗽气喘、胸膈满闷、肢体关节疼痛、麻木等。

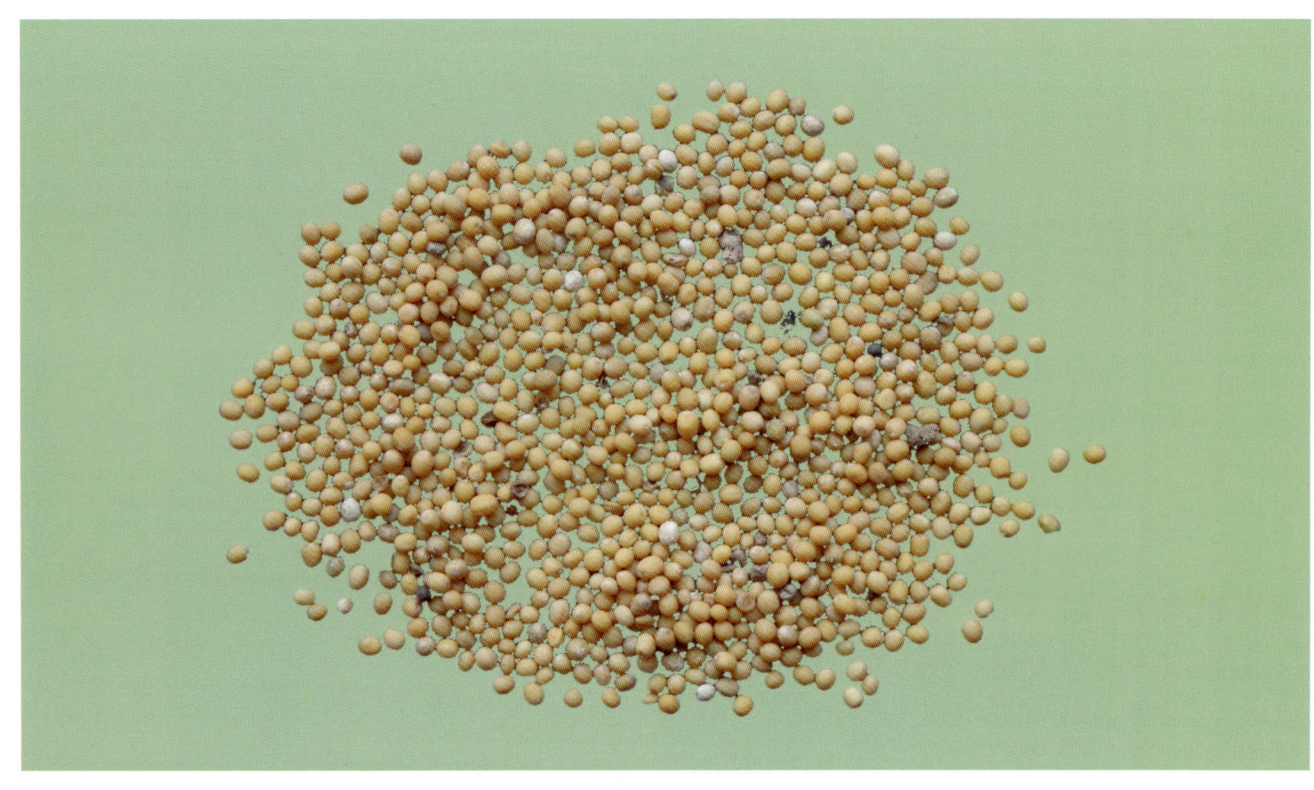

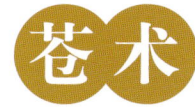

苍术

- **别名** 赤术、青术、仙术。
- **来源** 本品为菊科多年生草本植物茅苍术 Atractylodes lancea (Thunb.) DC. 或北苍术的干燥根茎。

【形态特征】茅苍术：为多年生草本，高达80厘米；根茎结节状圆柱形。叶互生，革质，上部叶一般不分裂，无柄，卵状披针形至椭圆形，长3～8厘米，宽1～3厘米，边缘有刺状锯齿，下部叶多为3～5深裂，顶端裂片较大，侧裂片1～2对，椭圆形。头状花序顶生，叶状苞片1列，羽状深裂，裂片刺状；总苞圆柱形，总苞片6～8层，卵形至披针形；花多数，两性，或单性多异株，全为管状花，白色或淡紫色；两性花有多数羽毛状长冠毛，单性花一般为雌花，具退化雄蕊5枚，瘦果有羽状冠毛。

北苍术：北苍术与茅苍术大致相同，其主要区别点为叶通常无柄，叶片较宽，卵形或窄卵形，一般羽状5深裂，茎上部叶3～5羽状浅裂或不裂；头状花序稍宽，总苞片多为5～6层，夏秋间开花。

【生境分布】生长于山坡、林下及草地。茅苍术分布于江苏、湖北、河南等地，以产于江苏茅山一带者质量最好。北苍术分布于河北、山西、陕西等地。

【采收加工】春、秋二季均可采挖，以秋季采者为好，除去须根及泥沙，切片晒干用。

【性味归经】辛、苦，温。归脾、胃、肝经。

【功能主治】燥湿健脾，祛风散寒，明目。用于湿阻中焦，脘腹胀满，泄泻，水肿，脚气痿躄，风湿痹痛，风寒感冒，夜盲，眼目昏涩。

【用量用法】内服：3～9克，煎服。

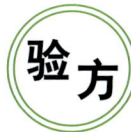

①**湿疹**：苍术、黄柏、煅石膏各等份，研末敷患处。②**风湿性关节炎**：苍术、黄柏各9克，忍冬藤30克，水煎服。③**脾虚气陷型胃下垂**：苍术15克，加水煎煮或用沸水浸泡，每剂可煎煮2次或冲泡3杯，每日1剂，连续服用1个月。④**腰痛伴不能弯腰**：苍术15克，白术30克，薏苡仁20克，水煎服。

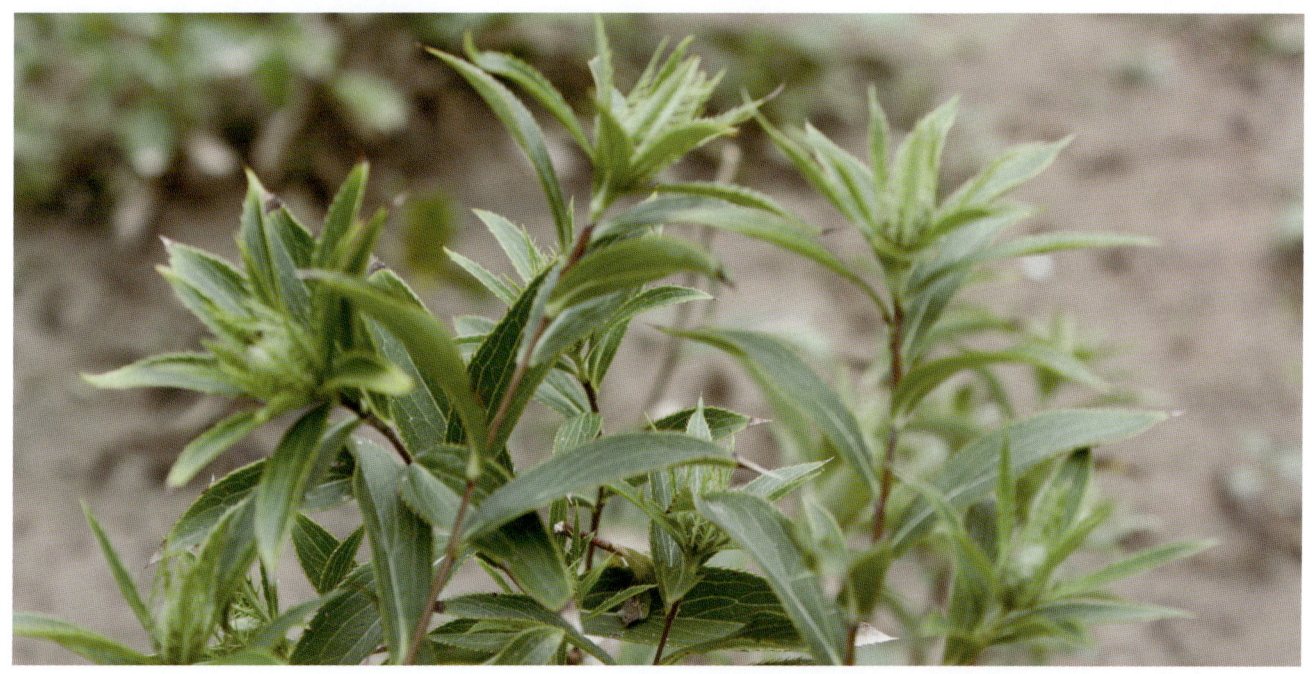

食疗药膳

●苍术贯众茶

原料：苍术、贯众各15～20克。
制法：将上二味共研细末，布包沸水冲泡。
用法：代茶频饮，每日饮完。
功效：辟秽解毒，清除恶气。
适用：感冒流行季节，感受邪毒，头痛、鼻塞、周身沉重不适者。

●苍术粥

原料：苍术10克，大米100克，白糖少许。
制法：将苍术择净，放入锅中，加清水适量，水煎取汁，加大米煮粥，待熟时调入白糖，再煮一、二沸即成。
用法：每日1剂，早餐食用。
功效：燥湿健脾，祛风除湿。
适用：湿阻中焦所致的脘腹胀满、食欲不振、恶心呕吐、倦怠乏力、风寒湿痹等。

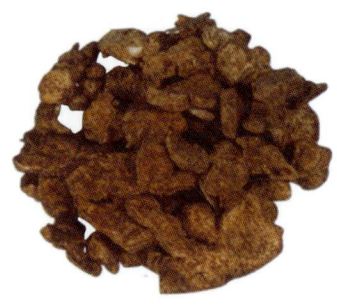

使用注意

阴虚内热、津液亏虚、表虚多汗者禁服。

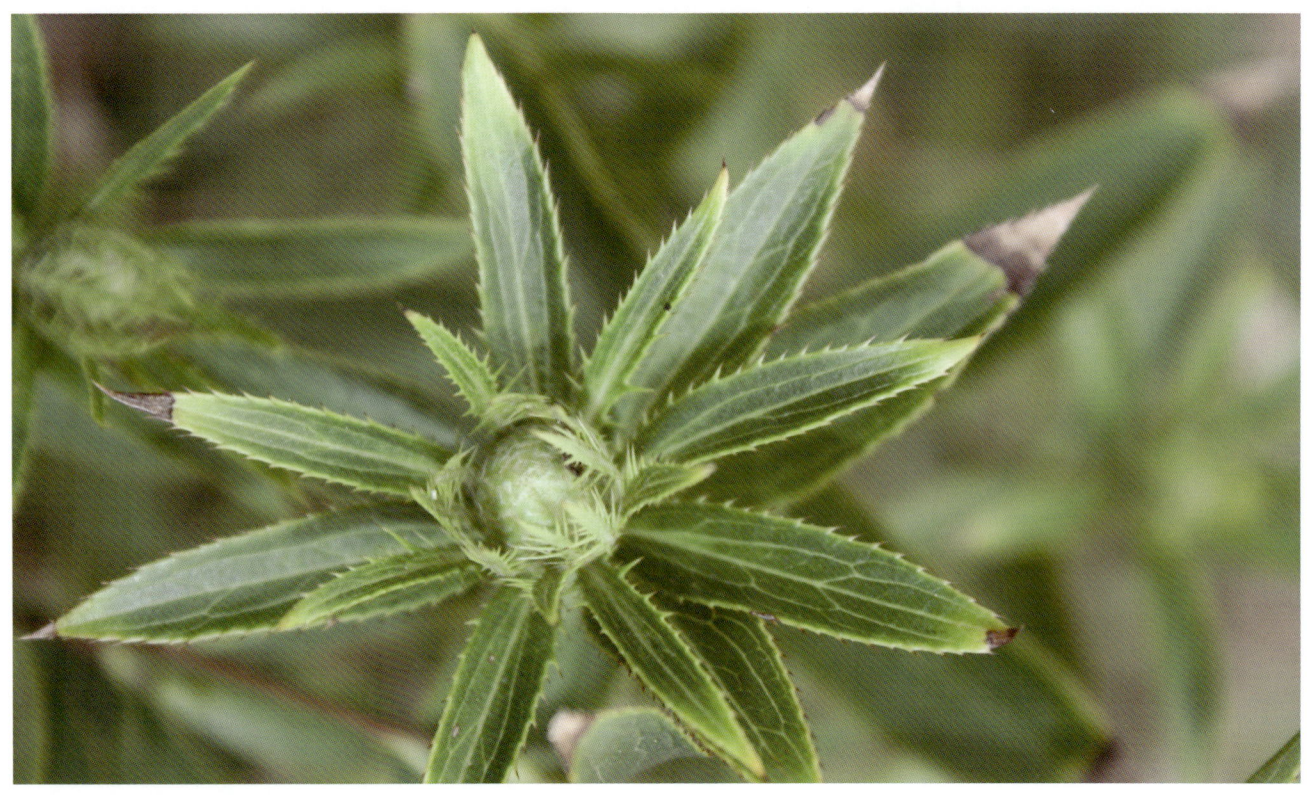

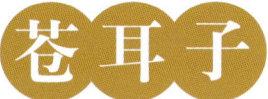 **苍耳子**

- **别名** 苍子、耳实、牛虱子、胡寝子、苍郎种、胡苍子、苍棵子。
- **来源** 本品为菊科一年生草本植物苍耳 *Xanthium sibiricum* Patr.的干燥成熟带总苞果实。

【形态特征】一年生草本,高30~90厘米,全体密被白色短毛。茎直立。单叶互生,具长柄;叶片三角状卵形或心形,通常3浅裂,两面均有短毛。头状花序顶生或腋生。瘦果,纺锤形,包在有刺的总苞内。

【生境分布】生长于荒地、山坡等干燥向阳处。分布于全国各地。

【采收加工】秋季果实成熟时采收,串去刺,筛去屑末,炒至深黄色,用时捣碎。

【性味归经】辛、苦,温;有毒。归肺经。

【功能主治】散风寒,通鼻窍,祛风湿。用于风寒头痛,鼻塞流涕,鼻衄,鼻渊,风疹瘙痒,湿痹拘挛。

【用量用法】内服:3~10克,煎服,或入丸、散剂。

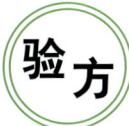 **验方** ①**腹水:** 苍耳子灰、葶苈末各等份,每次10克,水下,每日2次。②**鼻窦炎流涕:** 苍耳子适量,炒研为末,每白汤点服1次,每次10克。③**鼻窦炎引起的头痛:** 苍耳子15克,炒黄,水煎当茶饮。④**顽固性牙痛:** 苍耳子6克,焙黄去壳,研末,与1个鸡蛋和匀,不放油盐,炒熟食之,每日1次,连服3剂。⑤**各种鼻炎、鼻窦炎:** 苍耳子适量,小火炒至微黄,水煎或加水蒸,口服。

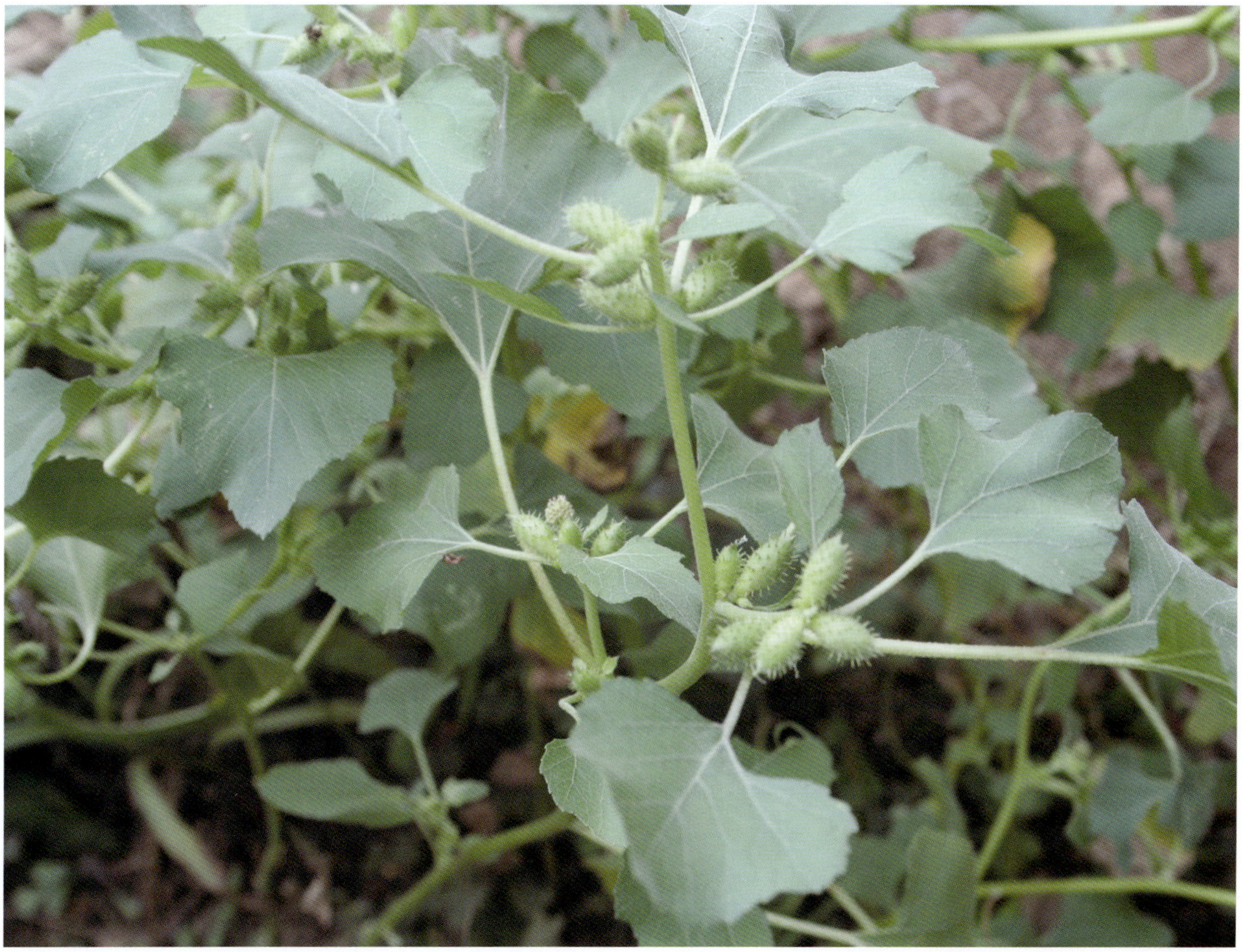

食疗药膳

● 苍耳子粥

原料：苍耳子10克，粳米50克。
制法：先煮苍耳子取汁去渣，再入米煮粥。
用法：早餐食用。
功效：散风除湿。
适用：因风湿上扰引起的头痛、鼻渊，或因湿热下注引起的老年痔疮，以及风湿阻痹之肢体作痛或皮肤瘙痒等。

● 苍耳白芷茶

原料：苍耳子10克，白芷5克，绿茶2克。
制法：将苍耳子、白芷分别拣杂，洗净；白芷切成片，与苍耳子、绿茶同放入砂锅，加水浸泡片刻，煎煮20分钟，用洁净纱布过滤，取汁即成。
用法：早、晚各服1次。
功效：清火祛风。
适用：慢性鼻炎患者。对风寒型单纯性慢性鼻炎尤为适宜。

使用注意

血虚头痛不宜服用。过量服用易致中毒。

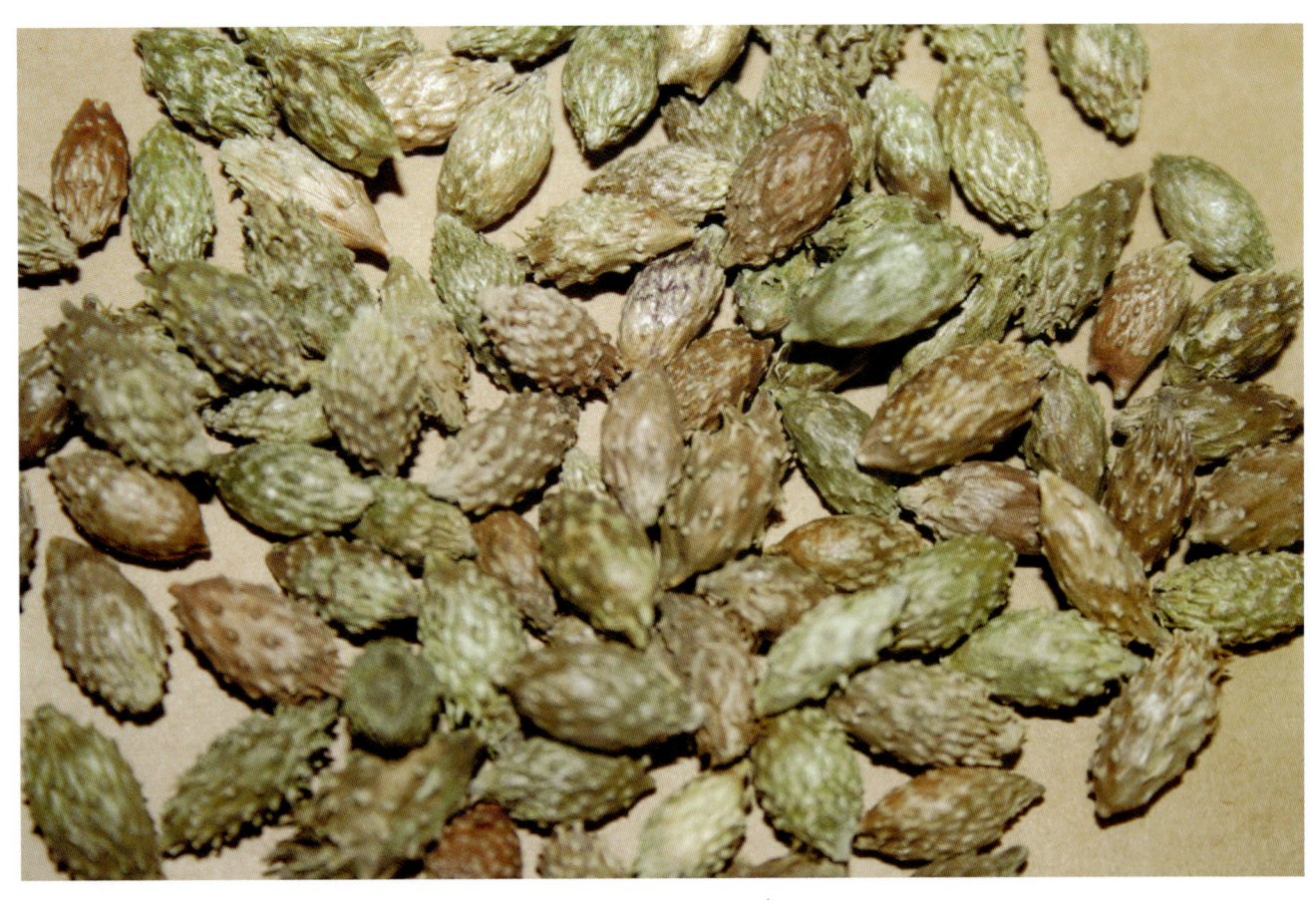

芡实

- **别名** 肇实、鸡头米、鸡头苞、鸡头莲、刺莲藕。
- **来源** 本品为睡莲科一年生水生草本植物芡 *Euryale ferox* Salisb.的干燥成熟种仁。

【形态特征】一年生水生草本,具白色须根及不明显的茎。初生叶沉水,箭形;后生叶浮于水面,叶柄长,圆柱形中空,表面生多数刺,叶片椭圆状肾形或圆状盾形,直径65~130厘米,表面深绿色,有蜡被,具多数隆起,叶脉分歧点有尖刺,背面深紫色,叶脉凸起,有绒毛。花单生;花梗粗长,多刺,伸出水面;萼片4,直立,披针形,肉质,外面绿色,有刺,内面带紫色;花瓣多数,分3轮排列,带紫色;雄蕊多数;子房半下位,8室,无花柱,柱头红色。浆果球形,海绵质,污紫红色,外被皮刺,上有宿存萼片。种子球形,黑色,坚硬,具假种皮。花期6~9月,果期7~10月。

【生境分布】生长于池沼湖泊中。主产湖南、江苏、安徽、山东等地。

【采收加工】秋末冬初采收成熟果实,除去果皮,取出种子,洗净,再除去硬壳(外种皮),晒干。

【性味归经】甘、涩,平。归脾、肾经。

【功能主治】益肾固精,补脾止泻,除湿止带。用于遗精滑精,遗尿尿频,脾虚久泻,白浊,带下。

【用量用法】内服:9~15克,煎服。

验方

①**白浊:** 芡实、茯苓各适量,为蜜丸服。②**尿频:** 芡实、桑螵蛸、益智仁各适量,水煎服。③**梦遗、早泄:** 生芡实、生牡蛎、生龙骨、生莲子各30克,知母、麦冬各20克,五味子15克;夫妻分居或未婚者,加滑石30克,竹叶10克,以引火从小便出;肝肾不足者,加炒黄柏10克,生杭芍20克;精关不固较重者,加生山药45克,菟丝子20克,水煎2次,每次约50分钟,两次煎液混合,每日分3次温服,每日1剂。④**白带症:** 芡实、桑螵蛸各30克,白芷20克,共为细末,以醋调敷脐部,每日1换,连用1周。⑤**肾炎:** 芡实、生龙骨、生牡蛎各50克,水煎服,可消除肾炎蛋白尿。⑥**慢性肠炎对于脾虚不运,久泻不止者:** 芡实、党参、白术、茯苓各适量,水煎服。

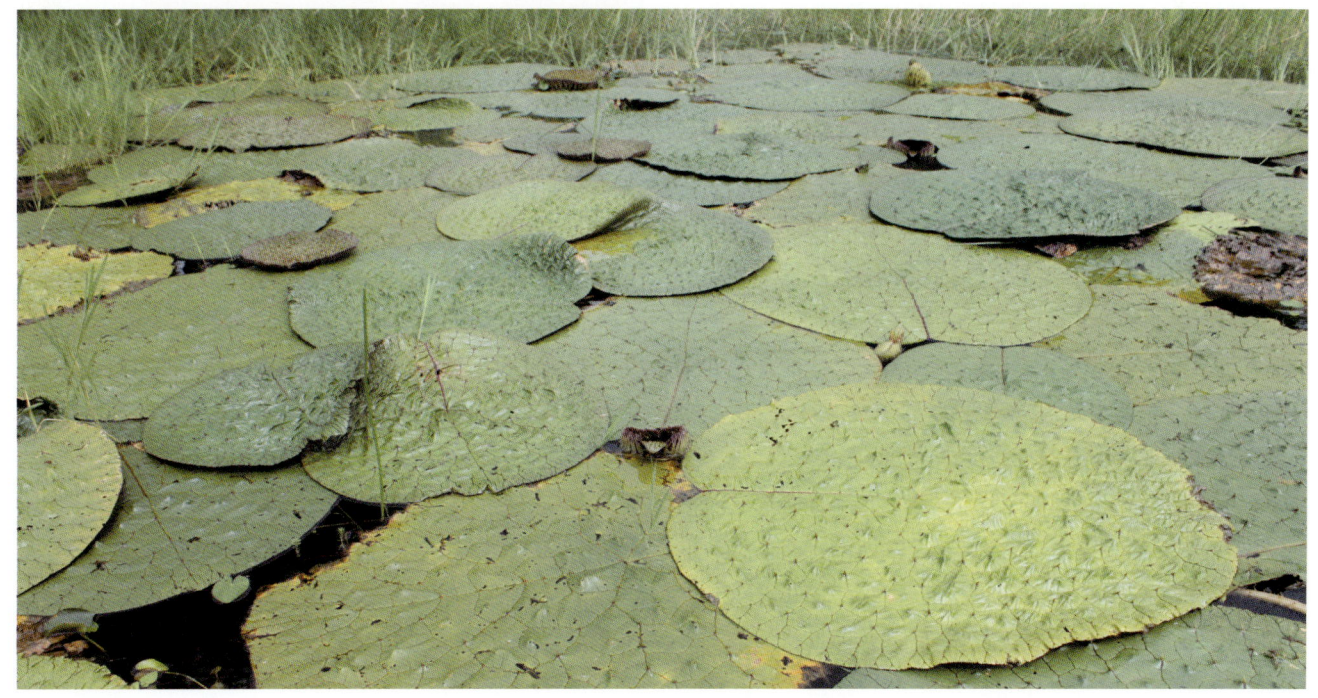

食疗药膳

● 芡实蒸蛋羹

原料：鸡蛋2个，芡实3克，骨头汤2碗，鸡肉或猪肉末适量，油、葱花、盐、醋、酱油、香油各少许。

制法：将鸡蛋打在碗里，用力搅散，以筷子挑不起丝为度。把芡实放入骨头汤里熬至1碗，趁热倒入调好的鸡蛋碗内，加盐拌匀，然后放蒸锅内蒸熟。蒸时注意不要太老，成形即可。锅内放油烧至七成热，把肉末放入锅内速炒，接着放入葱花、盐、醋、酱油、香油，随后出锅，倒入蒸好的蛋羹内。

用法：每日1次，早餐食用。

功效：滋阴养血，补脾止泄。

适用：脾虚泄泻。

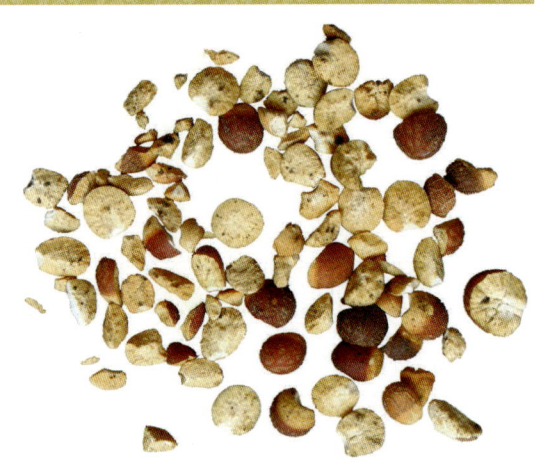

● 芡实烧鸭

原料：芡实120克，鸭子1只，盐、味精、酱油、料酒、葱段、姜片、胡椒粉各适量。

制法：将鸭子宰杀洗净，入沸水焯一下待用；芡实去杂质洗净。将芡实装入鸭腹内，入锅注入适量清水煮沸，撇去浮沫，加入盐、味精、料酒、酱油、葱段、姜片，改用小火烧至鸭肉烂熟，撒入胡椒粉出锅即成。

用法：佐餐食用。

功效：滋补五脏，清虚劳热，补血行水，养胃生津，补肾固津，健脾止泻，祛湿止带。

适用：糖尿病、脾虚水肿、肾虚遗精等。

● 桂花芡实羹

原料：芡实250克，白糖350克，蜜桂花1克。

制法：将芡实去净渣壳淘净，放入锅内，掺清水约900毫升，烧开后撇净浮沫，待芡实熟时，加入白糖溶化，注入汤碗内，撒入桂花即成。

用法：每食适量。

功效：健脾止泻，固肾涩精。

适用：脾肾气虚运代力弱、泄泻、遗精、早泄、白带、小便频多等。

● 芡实糯米粥

原料：鲜芡实100克（干品50克），糯米适量。

制法：将芡实、糯米清洗干净，加适量清水共煮粥。

用法：每日2～3次。

功效：健脾调中，固肾清热。

适用：尿频失禁。

使用注意

芡实为滋补敛涩之品，故大小便不利者不宜用。

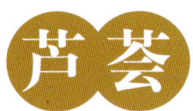 **芦荟**

- **别名** 卢会、象胆、讷会、奴会、劳伟。
- **来源** 本品为百合科植物库拉索芦荟 *Aloe barbadensis* Miller 叶的汁液浓缩干燥物。

【形态特征】多年生草本，茎极短。叶簇生长于茎顶，直立或近于直立，肥厚多汁；呈狭披针形，长15～36厘米，宽2～6厘米，先端长渐尖，基部宽阔，粉绿色，边缘有刺状小齿。花茎单生或稍分枝，高60～90厘米；总状花序疏散；花点垂，长约2.5厘米，黄色或有赤色斑点；花被管状，6裂，裂片稍外弯；雄蕊6，花药丁字着生；雌蕊1，3室，每室有多数胚珠。蒴果，三角形，室背开裂。花期2～3月。

【生境分布】生长于排水性能良好、不易板结的疏松土质中。福建、台湾、广东、广西、四川、云南等地有栽培。

【采收加工】全年可采，割取植物的叶片，收集流出的液汁，置锅内熬成稠膏，倾入容器，冷却凝固后即得。

【性味归经】苦，寒。归肝、胃、大肠经。

【功能主治】泻下通便，清肝泻火，杀虫疗疳。用于热结便秘，惊痫抽搐，小儿疳积；外治癣疮。

【用量用法】内服：2～5克，宜入丸散。外用：适量，研末敷患处。

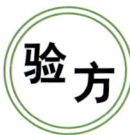 **验方**

①**便秘：** 芦荟鲜叶5克，蜂蜜30克，每晚睡前开水冲服。②**咯血、吐血、尿血：** 芦荟花6～10克，水浸泡去黏汁，水煎服。可加白糖适量。③**脚癣：** 用白酒泡芦荟，待芦荟色泽由绿变黄，取酒滴于脚癣患处，每日数次。④**蚊虫叮咬：** 新鲜芦荟叶片洗净，从中间分开，剪去边上的刺，直接搽在被叮咬处。

食疗药膳

●芦荟龙胆茶

原料：芦荟、龙胆草、川芎各1.8克，半夏、麦冬各3克。
制法：将上几味混匀，捣碎成粗末。
用法：水煎代茶。
功效：清热平肝，滋阴活血。
适用：早期高血压病。

使用注意

孕妇慎用。

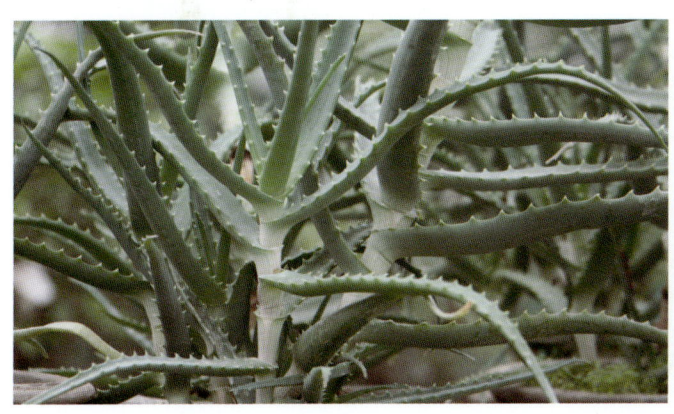
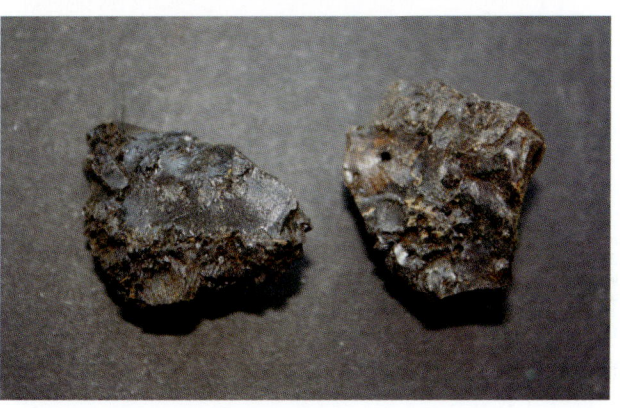

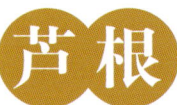

芦根

- **别名** 苇根、芦头、芦柴根、芦菇根、芦芽根、苇子根、芦芽根、甜梗子。
- **来源** 本品为禾本科多年生草本植物芦苇 *Phragmites communis* Trin. 的新鲜或干燥根茎。

【**形态特征**】多年生高大草本，具有匍匐状地下茎，粗壮，横走，节间中空，每节上具芽。茎高2～5米，节下通常具白粉。叶2列式排列，具叶鞘；叶鞘抱茎，无毛或具细毛；叶灰绿色或蓝绿色，较宽，线状披针形，粗糙，先端渐尖。圆锥花序大形，顶生，直立，有时稍弯曲，暗紫色或褐紫色，稀淡黄色。

【**生境分布**】生长于池沼地、河溪地、湖边及河流两岸沙地及湿地等处，多为野生。全国各地均有分布。

【**采收加工**】全年均可采挖其地下根茎，除去芽、须根及膜状叶，切成3～4厘米小段，鲜用或晒干。

【**性味归经**】甘，寒。归肺、胃经。

【**功能主治**】清热泻火，生津止渴，除烦，止呕，利尿。用于热病烦渴，肺热咳嗽，肺痈吐脓，胃热呕哕，热淋涩痛。

【**用量用法**】内服：干品15～30克，鲜品30～60克，煎服。鲜品捣汁内服尤佳。

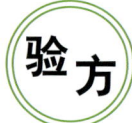

①**肺热咳嗽，痰多黄稠**：芦根、瓜蒌各12克，半夏、黄芩各10克，甘草6克，水煎服。②**风疹不透**：芦根、柽柳各30克，胡荽10克，煎汤内服或外洗。③**胃热呕吐**：芦根15克，竹茹、葛根各10克，生姜、甘草各3克，水煎服。④**胃热呃逆、呕吐**：芦根汁、姜汁各适量，口服。⑤**肺脓肿，咳嗽胸痛，吐腥臭脓痰**：芦根30克，薏苡仁20克，桃仁6克，冬瓜仁9克，水煎服。

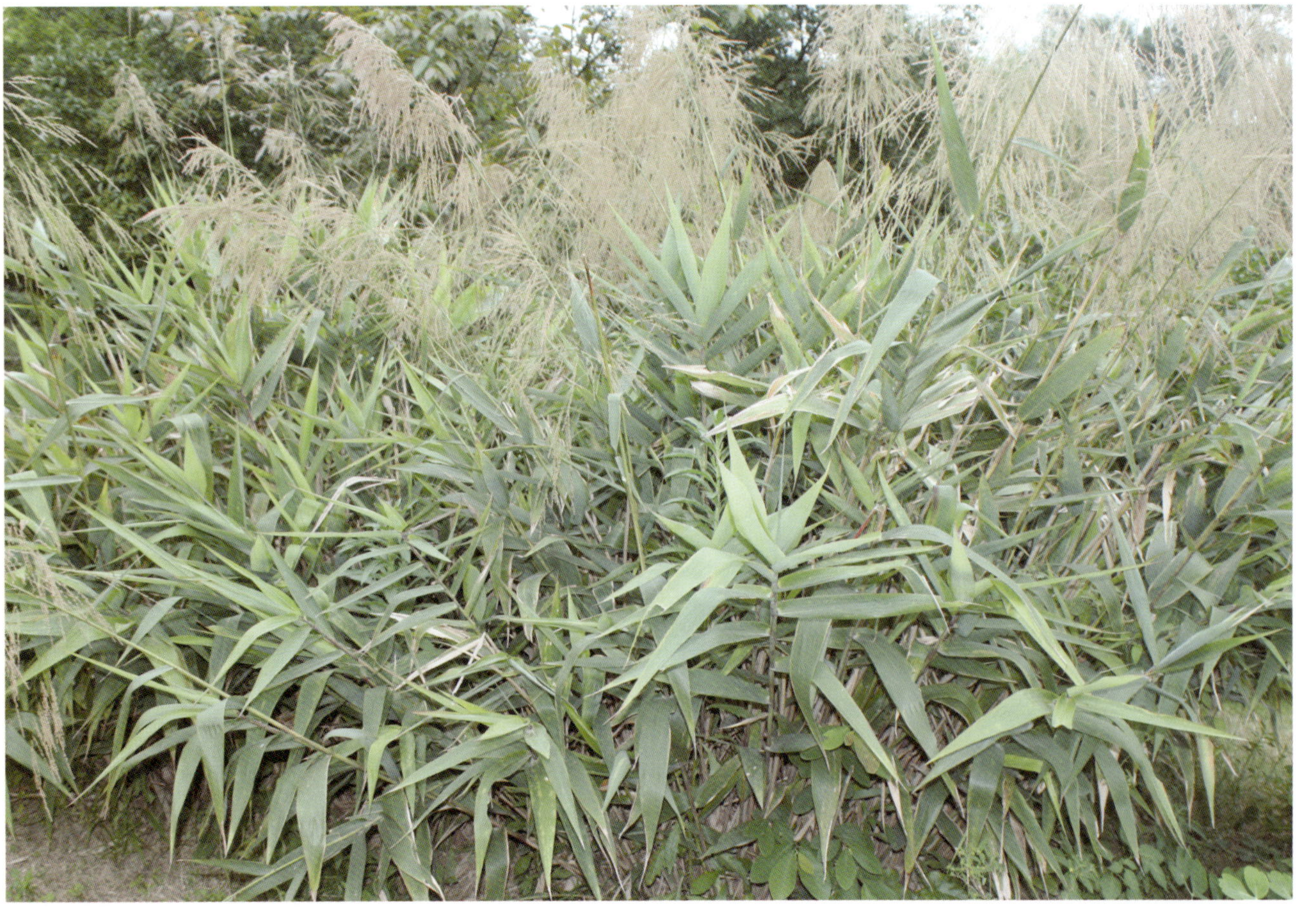

食疗药膳

●生芦根粥

原料：生芦根30克（洗净），粳米50克。
制法：先用水煮芦根取汁去滓，用汁煮米做粥。
用法：可供早晚服食。
功效：清热生津，除烦止呕。
适用：热病烦渴、胃热呕吐、噎膈、反胃等。

使用注意
脾胃虚寒者忌服。

●芦根粥

原料：芦根、粳米各50克，白糖适量。
制法：将芦根洗净，切碎入砂锅内，加清水300毫升，浸透后大火煎至100毫升，过滤去渣取汁备用。粳米加清水500毫升，煮成粥后，兑入芦根汁加入白糖，再煮1～2沸待用。
用法：每日2～3次，宜温热服食。
功效：清热，生津，止渴。
适用：热病伤律、烦热口渴、食欲欠佳、口燥咽干、咳嗽、痰少而黏以及胆石症和胆结石梗阻性黄疸。

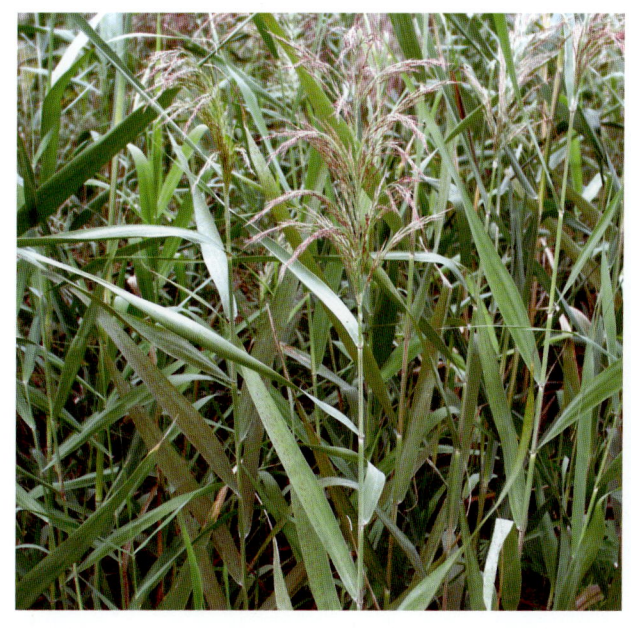
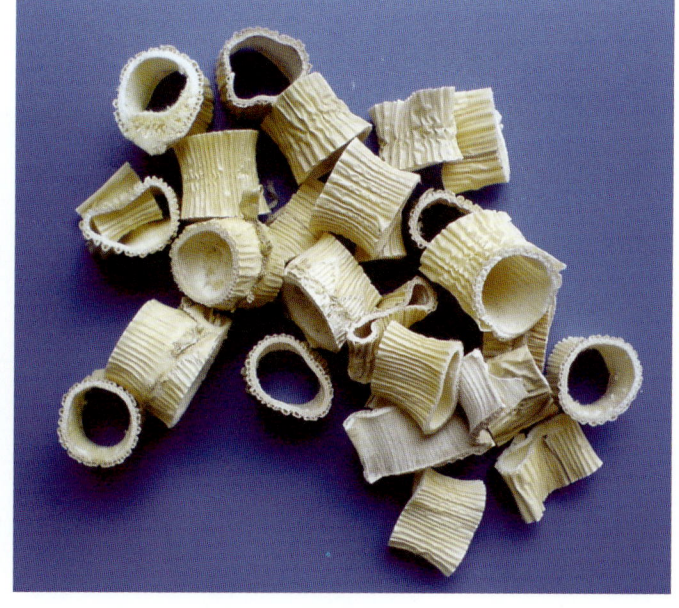

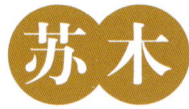

- **别名** 苏枋、苏方、苏方木。
- **来源** 本品为豆科植物苏木 Caesalpinia sappan L. 的干燥心材。

【形态特征】常绿小乔木，高可达5～10米。树干有小刺，小枝灰绿色，具圆形凸出的皮孔，新枝被微柔毛，其后脱落。叶为2回双数羽状复叶，全长达30厘米或更长；羽片对生，9～13对，长6～15厘米，叶轴被柔毛；小叶9～16对，长圆形，长约14毫米，宽约6毫米，先端钝形微凹，全缘，上面绿色无毛，下面具细点，无柄；具锥刺状托叶。圆锥花序，顶生，宽大多花，与叶等长，被短柔毛；花黄色，径10～15毫米；萼基部合生，上部5裂，裂片略不整齐；花瓣5，其中4片圆形，等大，最下1片较小，上部长方倒卵形，基部约1/2处窄缩成爪状；雄蕊10，花丝下部被棉状毛；子房上位，1室。荚果长圆形，偏斜，扁平，厚革质，无刺，无刚毛，顶端一侧有尖喙，长约7.5厘米，直径约3.5厘米，成熟后暗红色，具短茸毛，不开裂，含种子4～5。花期5～6月，果期9～10月。

【生境分布】生长于海拔200～1050米的山谷丛林中或栽培。主产台湾、广东、广西、云南等地。

【采收加工】多于秋季采伐，除去白色边材，取其中间红棕色的心材，干燥。

【性味归经】甘、咸、辛，平。归心、肝、脾经。

【功能主治】活血祛瘀，消肿止痛。用于跌打损伤，骨折筋伤，瘀滞肿痛，经闭痛经，产后瘀阻，胸腹刺痛，痈疽肿痛。

【用量用法】内服：3～9克，煎服。外用：适量。

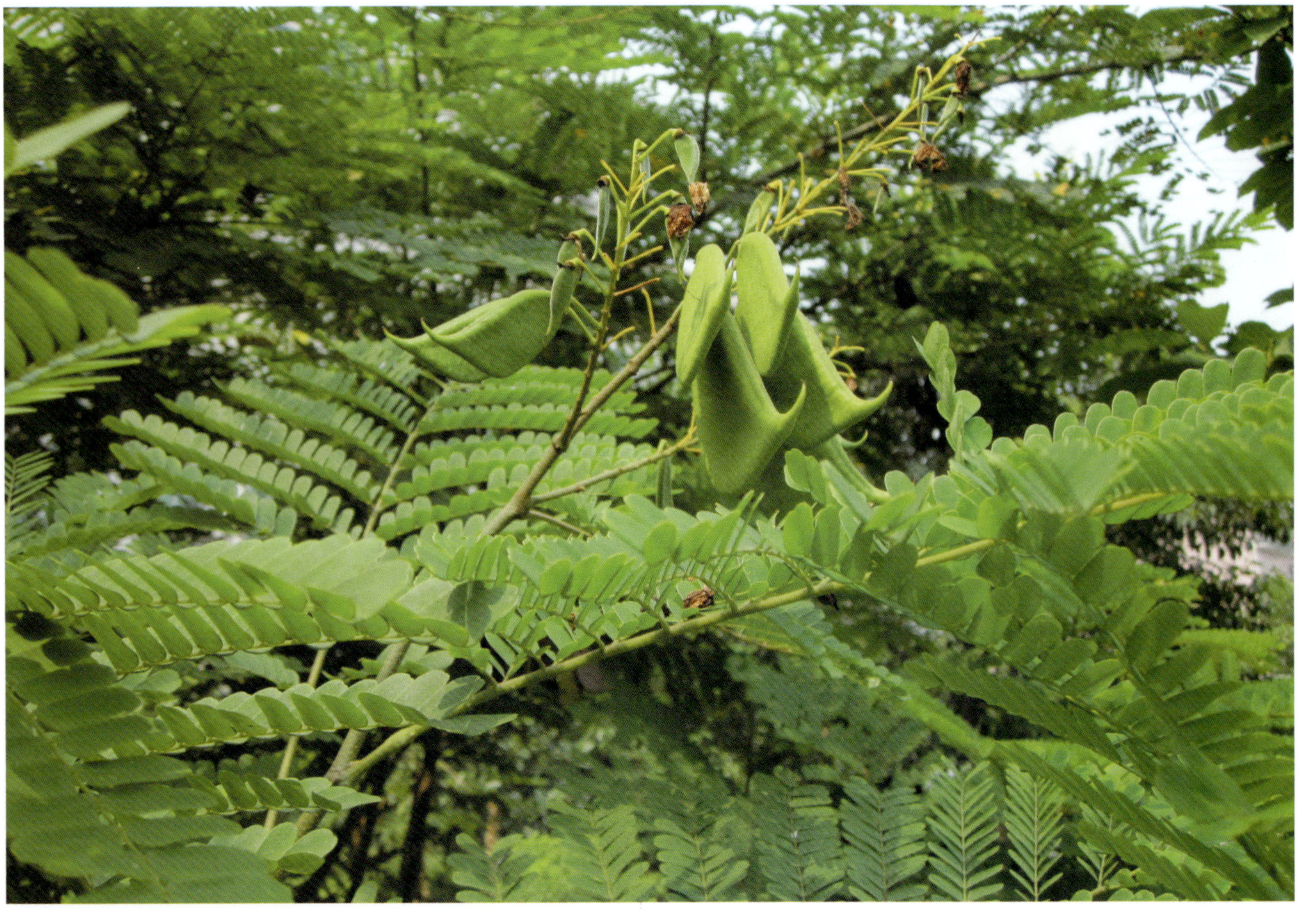

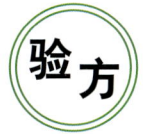

①产后气滞作喘： 苏木、人参、麦门冬各适量，水煎服。**②跌打损伤：** 苏木（捶烂，研）100克，用酒2000毫升，煎取1000毫升，分3服，空心、午时、夜卧各1服。**③偏坠肿痛：** 苏木100克，好酒一壶，煮熟频饮。**④血晕：** 苏木15克，煎水，加童便一杯，顿服。

食疗药膳

● 黑豆仁苏木粥

原料：黑豆、粳米各100克，益母草30克，桃仁10克，苏木15克，红糖适量。

制法：将苏木、桃仁，益母草用水煎煮30分钟，取药液500毫升，再将黑豆、粳米加药液和适量水，煮至黑豆粥烂熟，加红糖即可服食。

用法：每日1次，早餐空腹食用。

功效：消痈肿扑损瘀血。

适用：血瘀型痤疮。

使用注意

孕妇慎用。

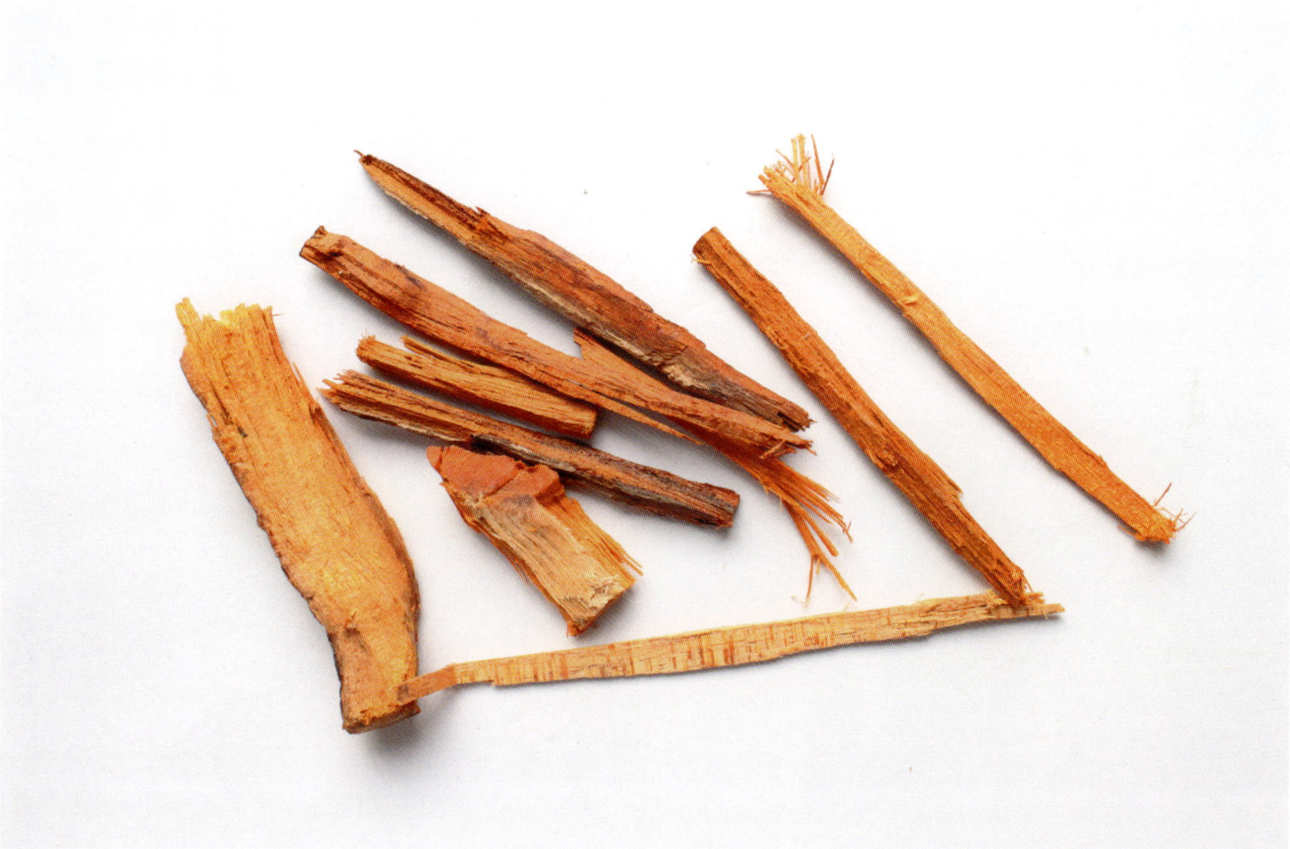

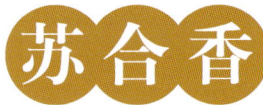 苏合香

- **别名** 苏合油、帝油流、苏合香油、流动苏合香。
- **来源** 本品为金缕梅科乔木苏合香树 *Liquidambar orientalis* Mill.的树干渗出的香树脂经加工精制而成。

【形态特征】苏合香树为乔木，高10～15米。叶互生，具长柄，叶片掌伏，多为3～5裂，裂片卵形或长方卵形，边缘有锯齿；花单性，雌雄花序常并生长于叶液，小花多数集成圆头状花序，黄绿色；雄花的圆头状花序成总状排列，花有小苞片，无花被，雄蕊多数，花丝短；雌花序单生，总花梗下垂，花被细小，雌蕊由2心皮合成，子房半下位，2室。果序球形，直径约2.5厘米，由多数蒴果聚生，蒴果先端喙状，熟时顶端开裂，种子1或2粒。

【生境分布】喜生长于湿润肥沃的土壤。分布于非洲、印度及土耳其等地，我国广西有栽培。

【采收加工】初夏时将树皮击伤或割破，深达木部，使香树脂渗入树皮内。至秋季剥下树皮，榨取香树脂，即为普通苏合香。如将其溶解于酒精中，过滤，蒸去酒精，则为精制苏合香。

【性味归经】辛，温。归心、脾经。

【功能主治】开窍，辟秽，止痛。用于中风痰厥，猝然昏倒，胸痹心痛，胸腹冷痛，惊痫。

【用量用法】内服：0.3～1克，宜入丸、散服，不入煎剂。

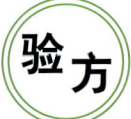 验方

①**小儿喘息**：苏合香丸，每服1/3丸，每日2次。②**冠心病、心绞痛**：多用复方制剂如冠心苏合丸、苏冰滴丸等，对解除胸闷、缓解心绞痛，改善心电图有一定疗效。苏冰滴丸在发病时立即含服1～2粒，能迅速缓解症状。胆道蛔虫症：苏合香丸，每服1丸，每日2～3次，若呕吐服药困难者，可配合爱茂尔肌肉注射。③**寒气犯胃呃逆症**：苏合香丸，每服1丸，每日3次。④**三叉神经痛**：苏合香丸，每服1丸，每日2次，连服5日。⑤**双眼挤动症**：苏合香丸，以菊花10克，荆芥穗5克，煎汤送服，每次2/3丸，每日2次，服1周后，症状明显减轻，双眼挤动次数减为每分钟12次，连服9日。

使用注意

热闭及虚脱之证不宜使用。

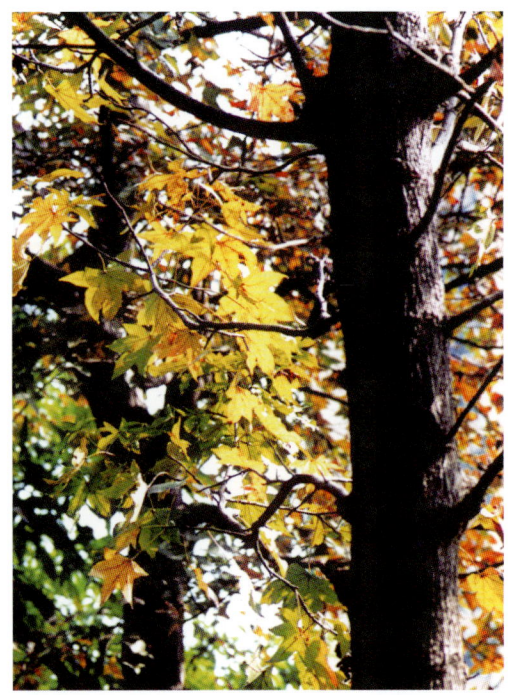
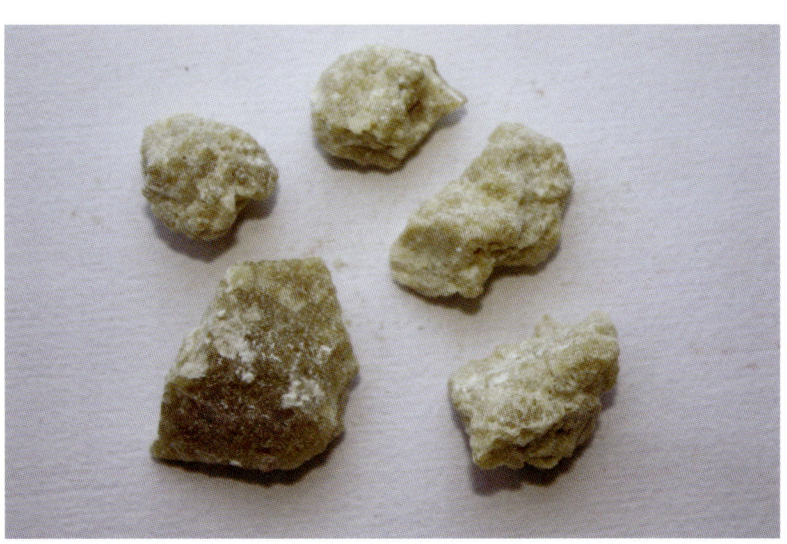

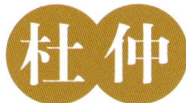 杜仲

- **别名** 胶树、棉树皮、丝棉皮、丝楝树皮。
- **来源** 本品为杜仲科植物杜仲 *Eucommia ulmoides* Oliv. 的干燥树皮。

【形态特征】落叶乔木，高达20米。树皮和叶折断后均有银白色细丝。叶椭圆形或椭圆状卵形，先端长渐尖，基部圆形或宽楔形，边缘有锯齿。花单性，雌雄异株，无花被，先叶或与叶同时开放，单生长于小枝基部。翅果长椭圆形而扁。长约3.5厘米，先端凹陷，种子1粒。

【生境分布】生长于山地林中或栽培。分布于四川大巴山区、陕西、贵州、河南伏牛山区、湖南湘西苗族自治州、常德、湖北恩施。此外，广西、浙江、甘肃也产。

【采收加工】4～6月剥取，剥去粗皮，堆置"发汗"至内皮呈紫褐色，晒干。

【性味归经】甘，温。归肝、肾经。

【功能主治】补肝肾，强筋骨，安胎。用于肝肾不足，腰膝酸痛，筋骨无力，头晕目眩，妊娠漏血，胎动不安。

【用量用法】内服：6～10克，煎服；或入丸、散。

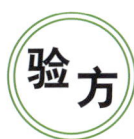 验方

①**腰痛**：杜仲（炒去丝）、八角茴香各15克，川木香5克，水一盅，酒半盅，煎服，渣再煎。②**小便淋漓、阴部湿痒**：杜仲15克，丹参10克，川芎、桂枝各6克，细辛3克，水煎服，每日1剂。③**肾炎**：杜仲30克，盐肤木根二层皮30克，加猪肉酌量炖服。④**预防流产**：杜仲、当归各10克，白术8克，泽泻6克，加水煎至150毫升，每日1剂，分3次服。⑤**筋脉挛急、腰膝无力**：杜仲15克，川芎6克，炙附子3克，水煎服，每日1剂。⑥**胎动不安**：杜仲焙干，研为细末，煮枣肉糊丸，每丸10克，早、晚各服1丸。

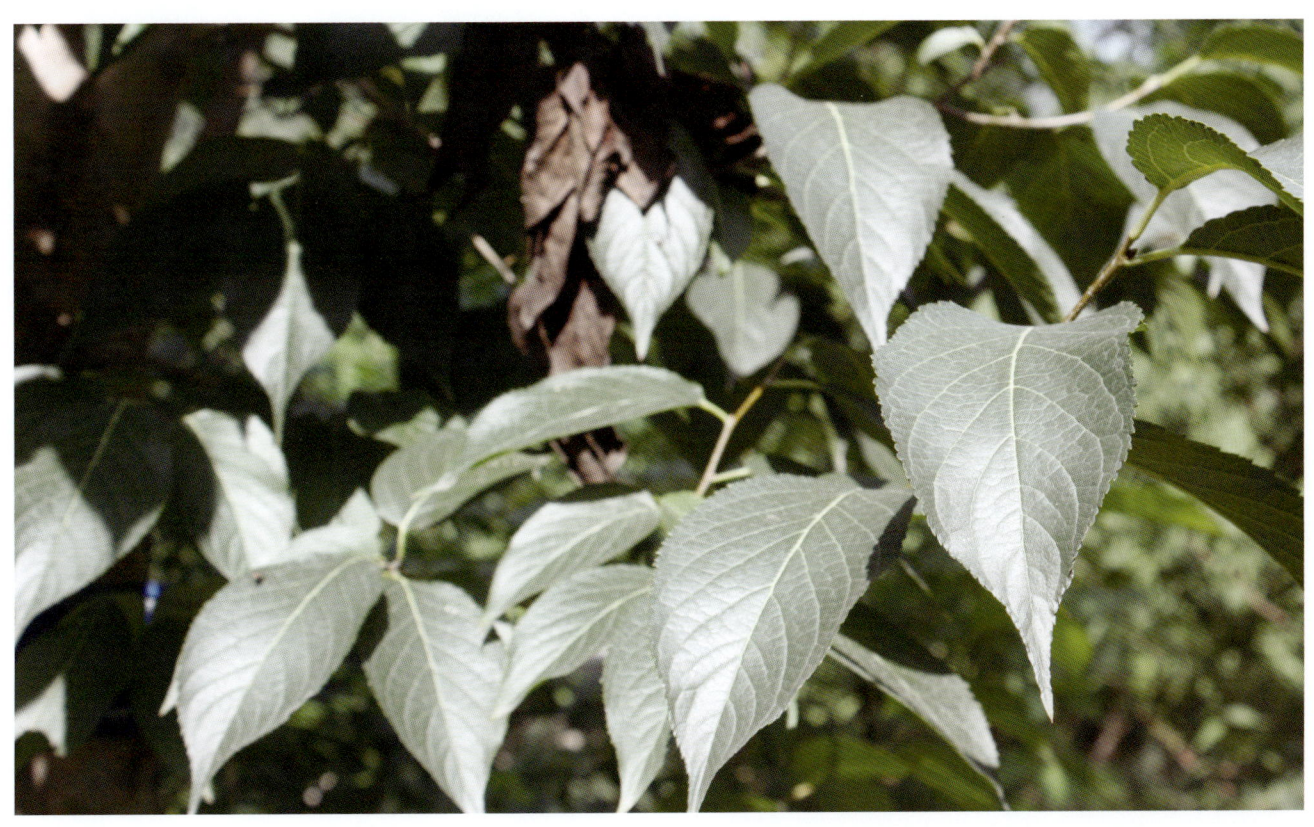

食疗药膳

● 杜仲酒
原料：杜仲（炙）250克，羌活120克，石楠藤60克，大附子（去皮）3枚，酒5000毫升。
制法：将上几味切细，以酒浸泡3宿。
用法：每日2次，每次适量。
功用：滋肾，平肝潜阳。
适用：腰脚疼痛不遂等。

● 清脑羹
原料：杜仲、银耳各50克，冰糖250克。
制法：先将杜仲煎熬3次，取汁去渣，下银耳炖煮至熟烂，调入冰糖即成。
用法：每食适量，温热食用。
功效：滋阴补肾，降血压。
适用：肝肾不足、肝阳上亢头晕目眩、腰酸肢软等。

● 杜仲炒腰花
原料：杜仲12克，猪肾1个，白糖、黄酒、葱、姜、蒜、盐各适量。
制法：将猪肾一剖两片，割去腰臊筋膜，切成腰花。杜仲加清水熬成浓汁（约50毫升），姜切成片，再把腰花放入碗内，加白糖、黄酒、生粉和盐适量，杜仲汁拌匀，即用大火烧热锅，放猪油至八成热时，放入花椒、腰花、葱、姜、蒜，快速炒散，再加醋、酱油白糖、味精、翻炒即成。

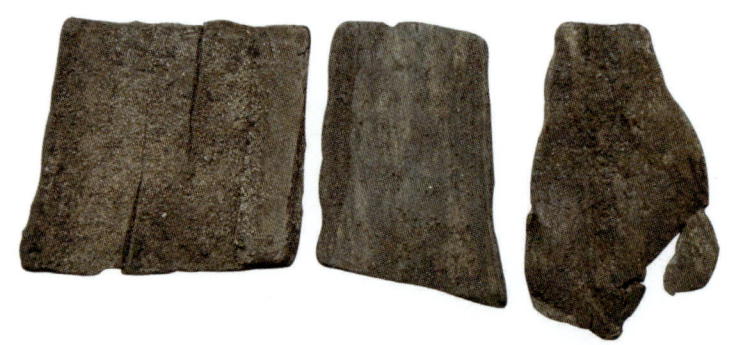

用法：佐餐食用。
功效：补肾益精。
适用：肾病蛋白尿等。

● 杜仲壮腰肾羹
原料：杜仲30克，羊肾1对。
制法：用水煎杜仲半小时，去渣。羊肾洗净，去膜细切，入药汁中煮，次以葱白（段节）7茎，盐、醋、生姜、椒调和作羹。
用法：空腹食用，连服数剂。
功效：补肝肾，壮筋骨。
适用：腰腿疼痛。

使用注意

阴虚火旺者慎用。

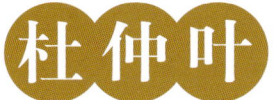

杜仲叶

- **别名** 无。
- **来源** 本品为杜仲科植物杜仲Eucommia ulmoides Oliv.的干燥叶。

【形态特征】同杜仲。

【生境分布】同杜仲。

【采收加工】夏、秋二季枝叶茂盛时采收，晒干或低温烘干。

【性味归经】微辛，温。归肝、肾经。

【功能主治】补肝肾，强筋骨。用于肝肾不足，头晕目眩，腰膝酸痛，筋骨痿软。

【用量用法】内服：10~15克，煎服。

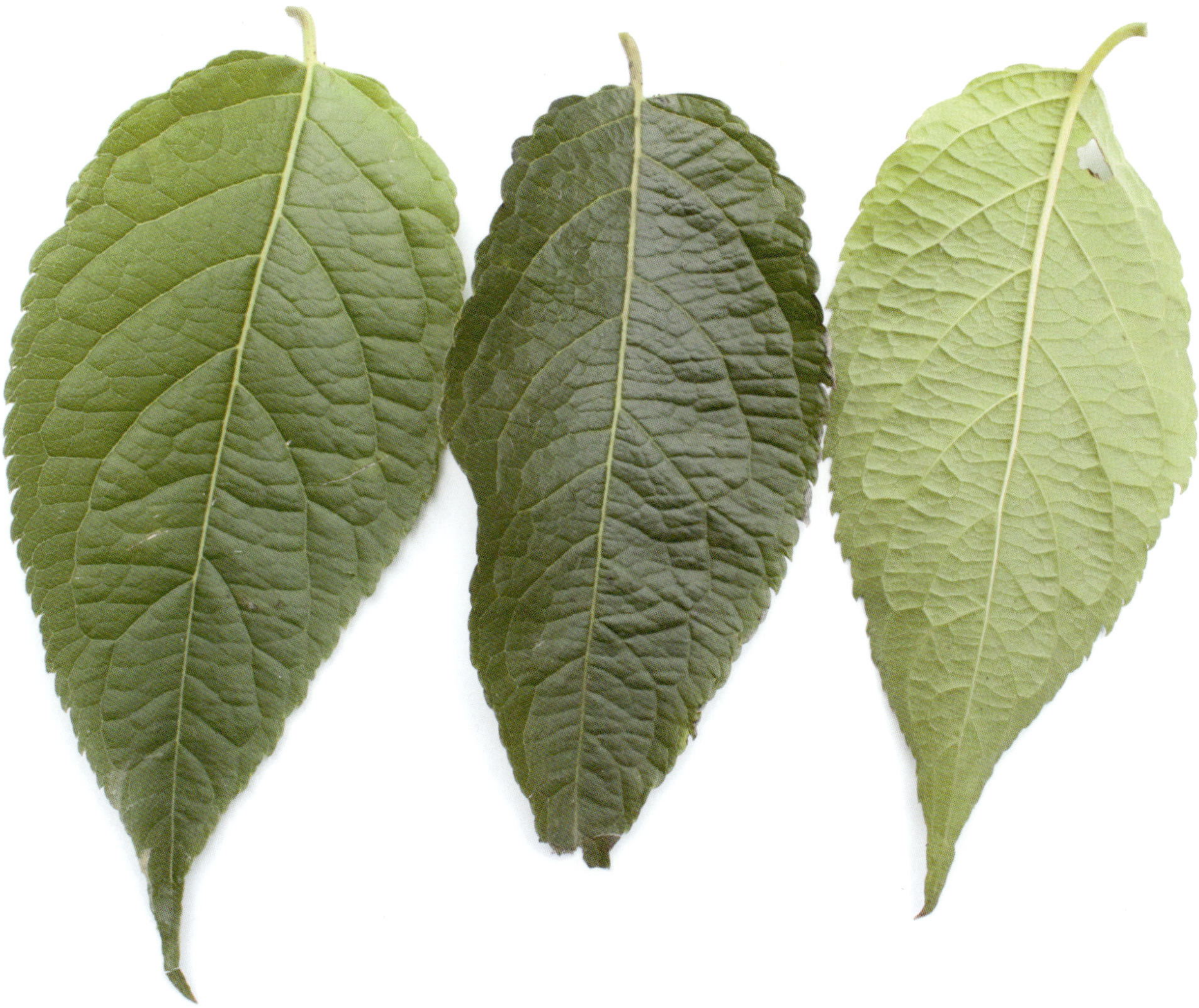

杠板归

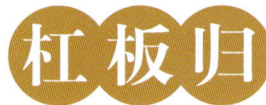

- **别名** 河白草、蛇倒退、梨头刺、蛇不过。
- **来源** 本品为蓼科植物杠板归 *Polygonum perfoliatum* L. 的干燥地上部分。

【形态特征】多年生蔓生草本。茎有棱，红褐色，有倒生钩刺。叶互生，盾状着生；叶片近三角形，长4~6厘米，宽5~8厘米，先端尖，基部近心形或截形，下面沿脉疏生钩刺，托叶鞘近圆形，抱茎；叶柄长，疏生倒钩刺。花序短穗状，苞片圆形，花被5深裂，淡红色或白色，结果时增大，肉质，变为深蓝色，雄蕊8，花柱3裂。瘦果球形，包于蓝色多汁的花被内。花期6~8月，果期9~10月。

【生境分布】生长于山谷、灌木丛中或水沟旁。主产江苏、浙江、福建、江西、广东、广西、四川、湖南、贵州。

【采收加工】夏季开花时采割，晒干。

【性味归经】酸，微寒。归肺、膀胱经。

【功能主治】清热解毒，利水消肿，止咳。用于咽喉肿痛，肺热咳嗽，小儿顿咳，水肿尿少，湿热泻痢，湿疹，疖肿，蛇虫咬伤。

【用量用法】内服：15~30克，煎服。外用：适量，煎汤熏洗。

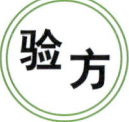

①**颈淋巴结炎：** 杠板归9~30克，水煎服，每日1剂；外用鲜全草适量，捣烂敷患处，每日1次。②**带状疱疹：** 鲜杠板归60克，洗净捣烂，加盐5克拌匀，敷患处。③**百日咳：** 杠板归、海浮石各30克，黛蛤散（冲服）、百部各15克，朱砂1.5克（冲服），上药除黛蛤散、朱砂（研细）外，余药水煎取汁，冲朱砂黛蛤散服，每日1剂，分2次服。④**带状疱疹：** 杠板归、羊蹄、两面针、虎杖各15克，穿心莲9克，共研细末，用麻油调和成软膏状，搽擦患处，每日3次。

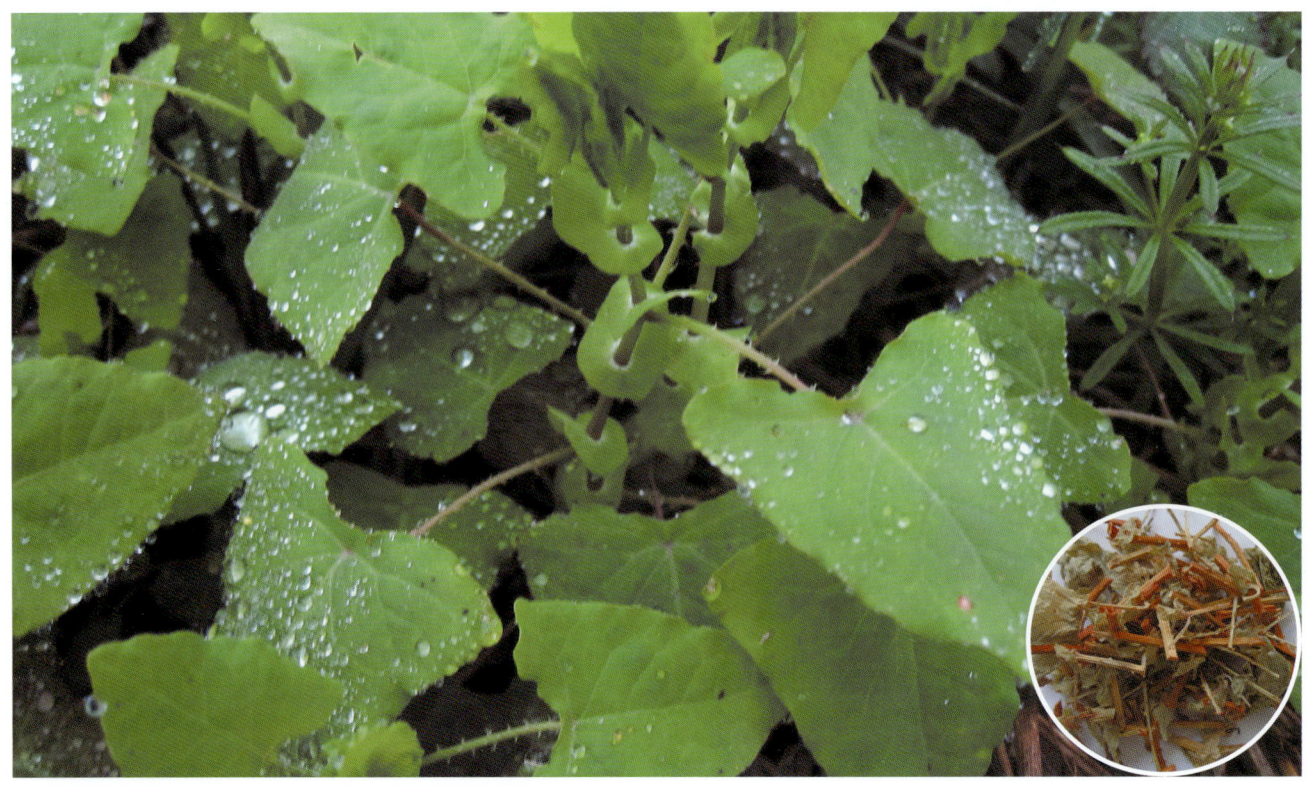

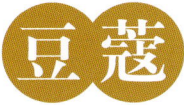

豆蔻

- **别名** 紫蔻、漏蔻、十开蔻、白豆蔻、圆豆蔻、原豆蔻。
- **来源** 本品为姜科植物白豆蔻 *Amomum kravanh* Pierre ex Gagnep. 或爪哇白豆蔻的干燥成熟果实。按产地不同分为"原豆蔻"和"印尼白蔻"。

【形态特征】多年生草本。叶披针形,顶端有长尾尖,除具缘毛外,两面无毛;无叶柄。叶舌初被疏长毛,后脱落而仅有疏缘毛,叶鞘口无毛,穗状花序圆柱形,苞片卵状长圆形,花萼管被毛;花冠白色或稍带淡黄;唇瓣椭圆形,稍凹入,淡黄色,中脉有带紫边的橘红色带,雄蕊1,子房被长柔毛。花期2～5月,果期6～8月。

【生境分布】生长于山沟阴湿处,我国多栽培于树荫下。原产于印度尼西亚。海南、云南、广西有栽培。

【采收加工】秋季果实成熟时采收,用时除去果皮,取种子打碎。

【性味归经】辛,温。归肺、脾、胃经。

【功能主治】化湿行气,温中止呕,开胃消食。用于湿浊中阻,不思饮食,湿温初起,胸闷不饥,寒湿呕逆,胸腹胀痛,食积不消。

【用量用法】内服:3～6克,入煎剂宜后下。

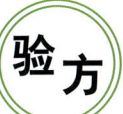

①**胃肠炎、消化不良（对于胸腹满闷,不思饮食,证属湿阻中焦者）**:多与砂仁、厚朴、陈皮等药同用,对于反胃呕吐者,配用藿香、制半夏、陈皮;或单用为末服,均有效。对于小儿胃寒吐乳,可配砂仁、甘草,共研细末,常掺口中。对于消化不良,口臭,可用本品1克,分数次含于口中,缓缓咀嚼,既助消化,又除口臭。用于胃肠炎,证属湿热者,亦可用本品配薏苡仁、茯苓、通草、杏仁、滑石、淡竹叶、厚朴、半夏,如《温病条辨》三仁汤。②**肠伤寒、波状热用于湿温初起,胸闷不饥,舌苔浊腻,对于湿重于热者**:亦可用三仁汤;对于热重于湿者,可配黄芩、黄连、滑石、茯苓皮、猪苓、大腹皮、通草,如《温病条辨》黄芩滑石汤。

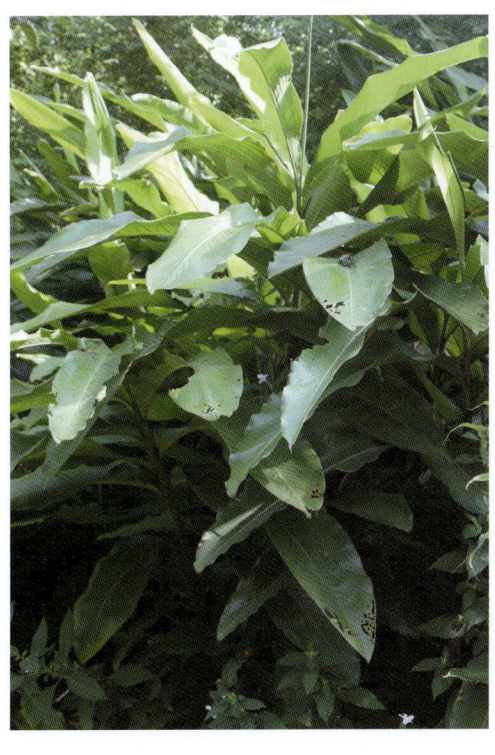
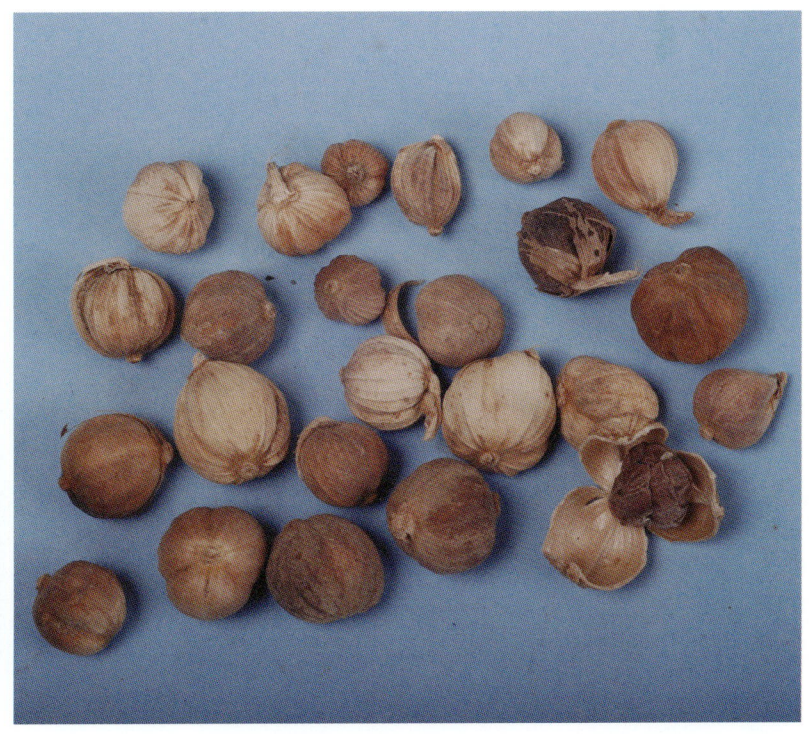

食疗药膳

● 白豆蔻粥

原料：白豆蔻3克，生姜3片，大米50克。
制法：将白蔻、生姜择净，放入锅中，加清水适量，浸泡5～10分钟后，水煎取汁，加大米煮为稀粥，或将豆蔻、生姜研细，待粥熟时调入粥中，再煮一二沸即成。
用法：每日1剂，连续5～7日。
功效：温中散寒，健脾止泻。
适用：湿阻中焦，脘腹疼痛，纳食不香，肠鸣泻泄，恶心欲呕，肢体重困等。

● 豆蔻牛奶

原料：白豆蔻10克，白糖20克，牛奶250毫升。
制法：豆蔻去壳，研成细粉；牛奶用中小火烧沸，加入白豆蔻粉，用小火煮5分钟，停火。把白糖加入牛奶内，搅匀即成。
用法：每日4次，每次60毫升。
功效：滋补气血，消食行气。
适用：急性病毒性肝炎营养不足患者。

● 豆蔻馒头

原料：白豆蔻15克，酵面50克，面粉1000克。
制法：将白豆蔻研为细末，待面粉发酵后，与碱粉（或苏打粉）一起加入，制作馒头。
用法：每食适量。
功效：行气，化湿，健胃。
适用：气滞腹胀、食欲不振，或胃脘冷痛、恶心呕吐、舌苔白腻等。

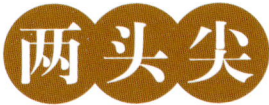

- **别名** 风花、银莲花、草乌喙、复活节花、竹节香附。
- **来源** 本品为毛茛科植物多被银莲花 *Anemone raddeana* Regel 的干燥根茎。

【形态特征】为多年生草本，高10~25厘米。根茎横走或斜生，细纺缍形，长1.5~3厘米，直径3~8毫米，暗褐色，顶端具数枚黄白色大形膜质鳞片。基生叶为三出复叶，通常1枚；叶柄长10~15厘米，无毛或疏被长柔毛；小叶具柄，柄长约1厘米；小叶片通常3深裂或近全裂，裂片倒卵形，3裂或缺刻状，先端钝，基部楔形，两面无毛或仅基部疏被长柔毛。花茎单一，直立，疏被长柔毛，较基生叶高，有叶状总苞片3枚，总苞片长圆形或狭倒卵形，具数个缺刻状圆齿，长1.5~3.5厘米，宽0.5~1.5厘米；花单朵，顶生，直径2.5~3.5厘米；萼片花瓣状，长圆形，10~15片，白色，外侧略带紫晕，两面无毛；雄蕊多数，花药黄色，椭圆形，花丝细长；雌蕊多数，子房被长柔毛，花柱稍弯，无毛。瘦果具细毛。花期4~5月，果期5~6月。

【生境分布】生长于海拔800米左右的山地林中或草地阴处。分布于东北、河北、山东、山西等地。

【采收加工】夏季采挖，去除须根、残茎，洗净，晒干。

【性味归经】辛，热；有毒。归脾经。

【功能主治】祛风湿，消痈肿。用于风寒湿痹，四肢拘挛，骨节疼痛，痈肿溃烂。

【用量用法】内服：1~3克，煎服；或入丸、散。外用：适量，研末撒膏药上敷贴。

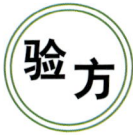

①痈疽疮疡：两头尖4克，金银花、紫花地丁各50克，水煎服。②慢性关节疼痛：两头尖4克，防风15克，牛膝、威灵仙各20克，松节10克，鸡血藤25克，水煎服。

使用注意

孕妇禁用。

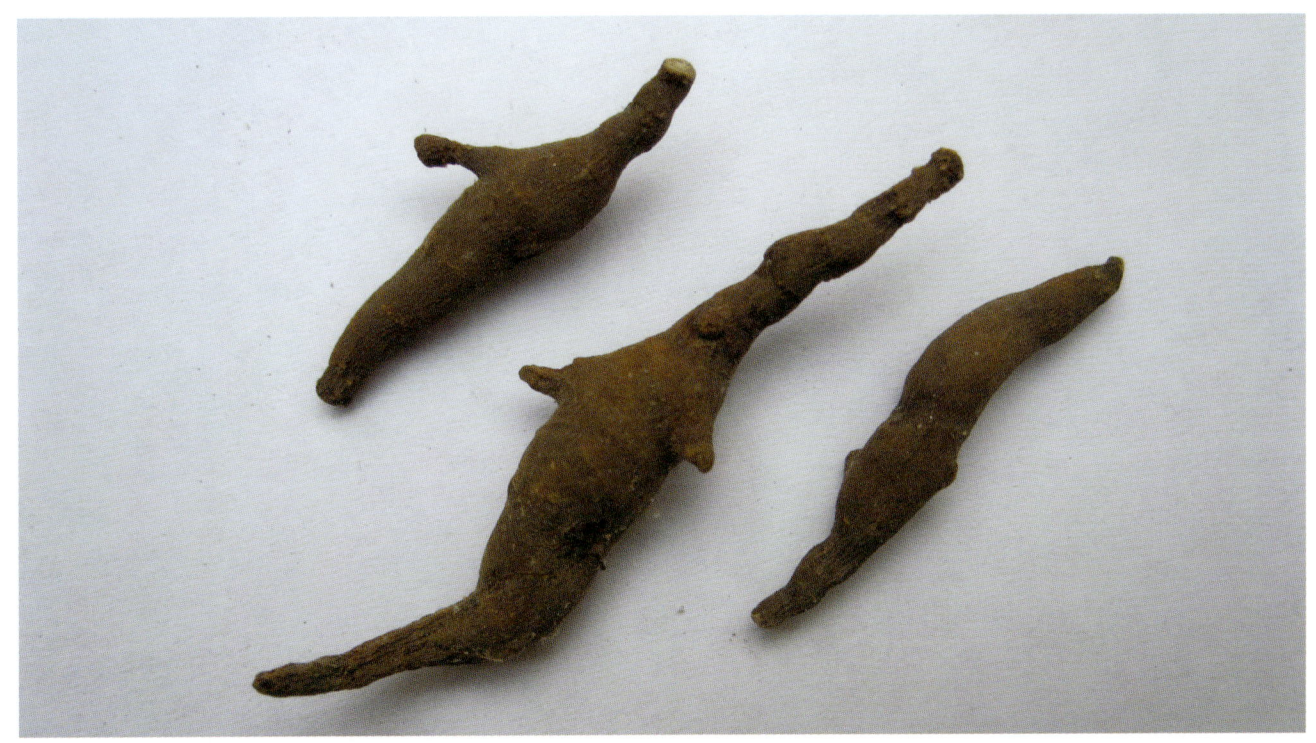

两面针

- **别名** 两背针、双面针、双面刺、叶下穿针、入地金牛、红心刺刁根。
- **来源** 本品为芸香科植物两面针 Zanthoxylum nitidum（Roxb.）DC.的干燥根。

【形态特征】木质藤本；茎、枝、叶轴下面和小叶中脉两面均着生钩状皮刺。单数羽状复叶，长7～15厘米；小叶3～11，对生，革质，卵形至卵状矩圆形，无毛，上面稍有光泽，伞房状圆锥花序，腋生；花4数；萼片宽卵形。果成熟时紫红色，有粗大腺点，顶端正具短喙。

【生境分布】生长于山野。产于华南各省及台湾、云南各地。

【采收加工】全年可采挖，除去泥土，洗净晒干，用时切片或切段。

【性味归经】苦、辛，平；有小毒。归肝、胃经。

【功能主治】活血化瘀，行气止痛，祛风通络，解毒消肿。用于跌仆损伤，胃痛，牙痛，风湿痹痛，毒蛇咬伤，外治烧烫伤。

【用量用法】内服：5～10克，煎服。外用：适量，研末调敷或煎水洗患处。

使用注意

不能过量服用；忌与酸味食物同服。

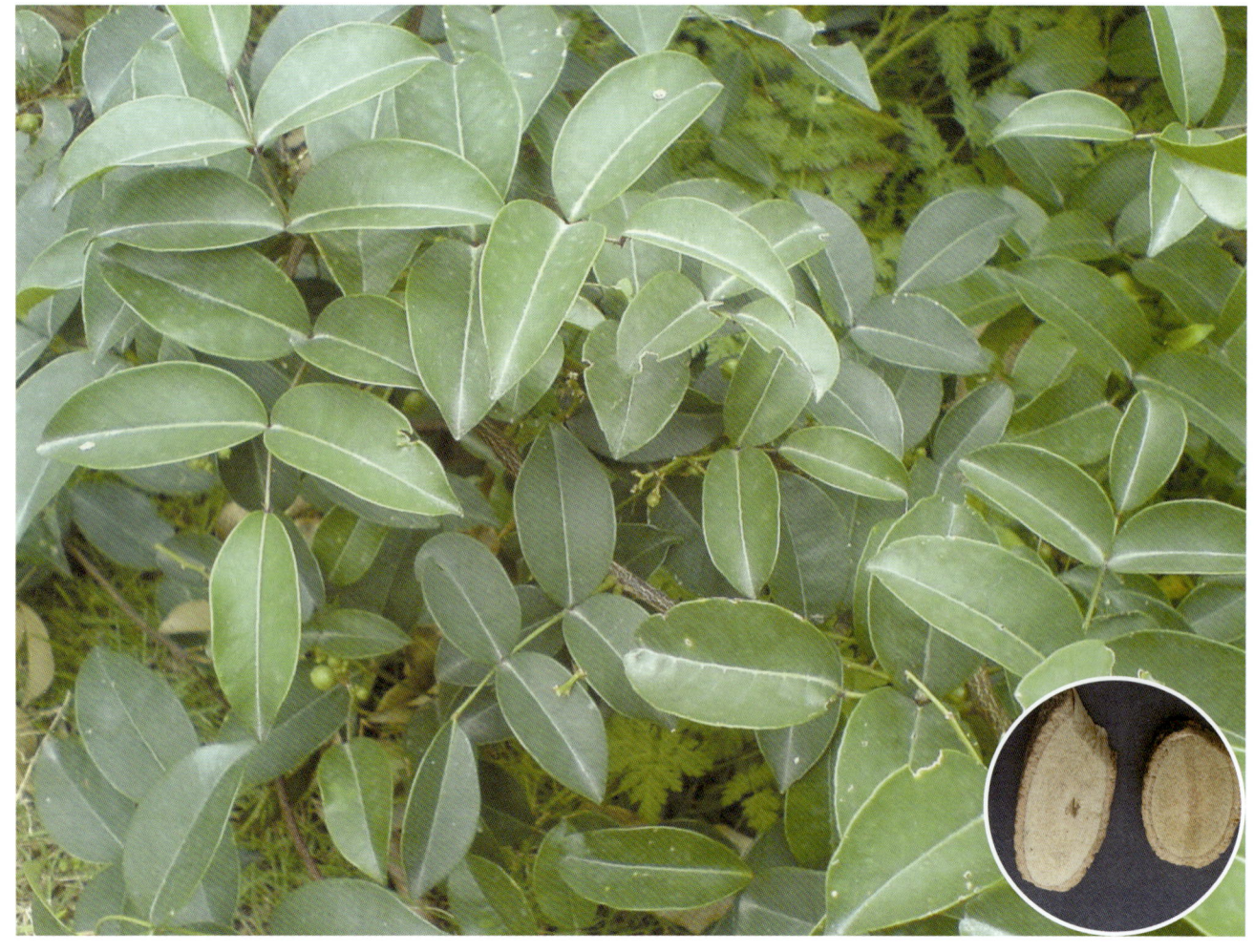

连钱草

- **别名** 地蜈蚣、铜钱草、蜈蚣草、野花生、仙人对坐草、神仙对坐草。
- **来源** 本品为唇形科植物活血丹 *Glechoma longituba* (Nakai) Kupr. 的干燥地上部分。

【形态特征】多年生草本。茎细,方形,被细柔毛,下部匍匐,上部直立。叶对生,肾形至圆心形,长1.5~3厘米,宽1.5~5.5厘米,边缘有圆锯齿,两面有毛或近无毛,下面有腺点;叶柄长为叶片的1~2倍。轮伞花序腋生,每轮2~6花;苞片刺芒状;花萼钟状,长7~10毫米,萼齿狭三角状披针形,顶端芒状,外面有毛和腺点;花冠2唇形,淡蓝色至紫色,长1.7~2.2厘米,下唇具深色斑点,中裂片肾形;雄蕊4,药室叉开。小坚果长圆形,褐色。花期3~4月,果期4~6月。

【生境分布】生长于田野、林缘、路边、林间草地、溪边河畔或村旁阴湿草丛中。除西北、内蒙古外,全国各地均产。

【采收加工】春至秋季采收,除去杂质,晒干。

【性味归经】辛、微苦,微寒。归肝、肾、膀胱经。

【功能主治】利湿通淋,清热解毒,散瘀消肿。用于热淋,石淋,湿热黄疸,疮痈肿痛,跌打损伤。

【用量用法】内服:15~30克,煎服。外用:适量,煎汤洗。

验方

①**黄疸:** 连钱草21~24克,白茅根、车前草各12~15克,荷包草15克,水煎服。②**膀胱结石:** 连钱草、龙须草、车前草各15克,水煎服。③**疟疾:** 连钱草45~90克,水煎,分2次服,每日1剂,连服3日。④**伤风咳嗽:** 鲜连钱草15~24克(干品9~15克)(洗净),冰糖25克,酌加开水,炖1小时,每日2次。⑤**白带:** 连钱草15克,杜仲9克,木通4.5克,煎水加白糖服。⑥**月经不调,小腹作胀:** 连钱草、对叶莲各9克,大叶艾6克,泡酒吃。⑦**小儿疳积:** 连钱草9克,加动物肝脏适量,炖汁服。⑧**疮疖、腮腺炎、皮肤撞伤青肿:** 鲜连钱草适量,捣烂外敷。⑨**蛇咬:** 连钱草生药鲜吃,并捣烂敷伤口。

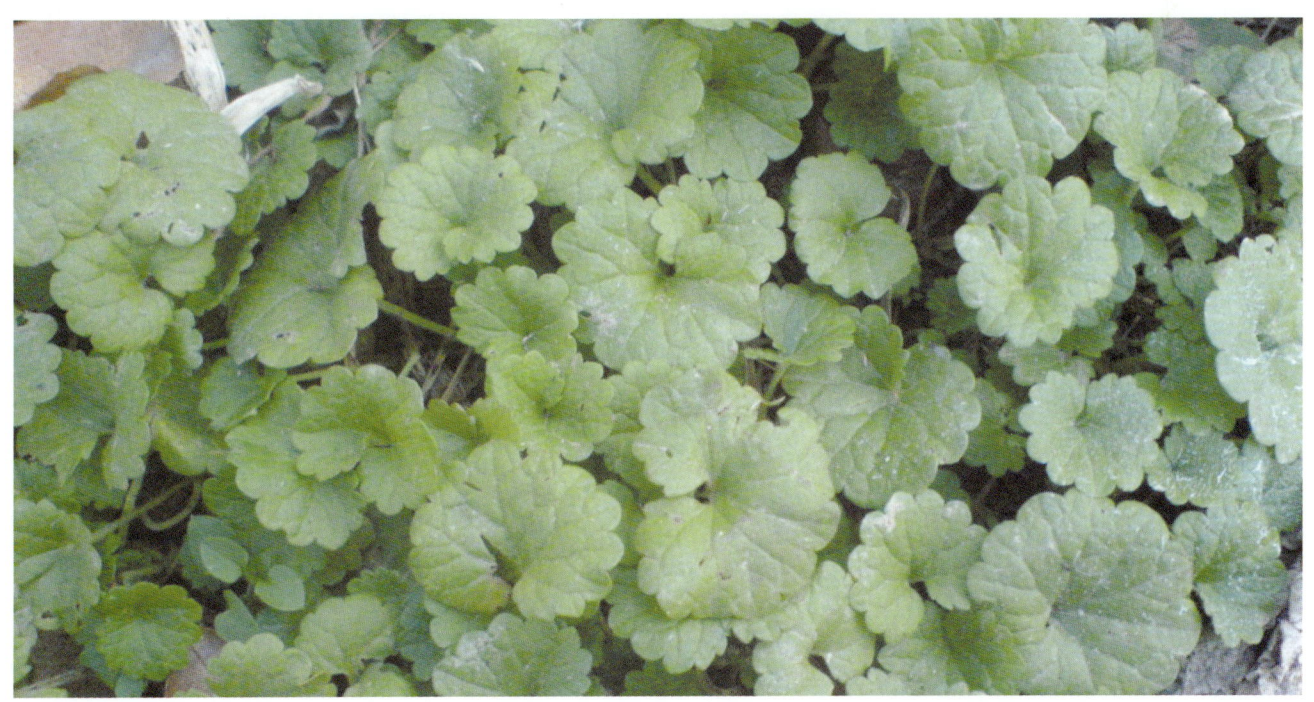

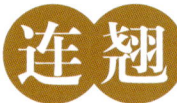

连翘

- **别名** 连壳、青翘、落翘、黄花条、黄奇丹。
- **来源** 本品为木樨科落叶灌木植物连翘 *Forsythia suspensa*（Thunb.）的干燥果实。

【形态特征】落叶灌木，高2～3米。茎丛生，小枝通常下垂，褐色，略呈四棱状，皮孔明显，中空。单叶对生或3小叶丛生，卵形或长圆状卵形，长3～10厘米，宽2～4厘米，无毛，先端锐尖或钝，基部圆形，边缘有不整齐锯齿。花先叶开放。一至数朵，腋生，金黄色，长约2.5厘米。花萼合生，与花冠筒约等长，上部4深裂；花冠基部联合成管状，上部4裂，雄蕊2枚，着生花冠基部，不超出花冠，子房卵圆形，花柱细长，柱头2裂。蒴果狭卵形，稍扁，木质，长约1.5厘米，成熟时2瓣裂。种子多数，棕色、扁平，一侧有薄翅。

【生境分布】生长于山野荒坡或栽培。主产于山西、河南、陕西等地。

【采收加工】秋季果实初熟尚带绿色时采收，除去杂质，蒸熟，晒干，习称青翘；果实熟透时采收，晒干，除去杂质，习称老翘。以青翘为佳，生用。

【性味归经】苦，微寒。归肺、心、小肠经。

【功能主治】清热解毒，消肿散结，疏散风热。用于痈疽，瘰疬，乳痈，丹毒，风热感冒，温病初起，高热烦渴，神昏发斑，热淋涩痛。

【用量用法】内服：6～15克，煎服。

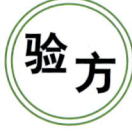

①**急慢性阑尾炎**：连翘15克，黄芩、栀子各12克，金银花18克，水煎服。②**舌破生疮**：连翘25克，黄柏15克，甘草10克，水煎含漱。③**麻疹**：连翘6克，牛蒡子5克，绿茶1克，研末，沸水冲泡。④**风热感冒**：连翘、金银花各10克，薄荷6克，水煎服。⑤**乳腺炎**：连翘、蒲公英、川贝母各6克，水煎服。

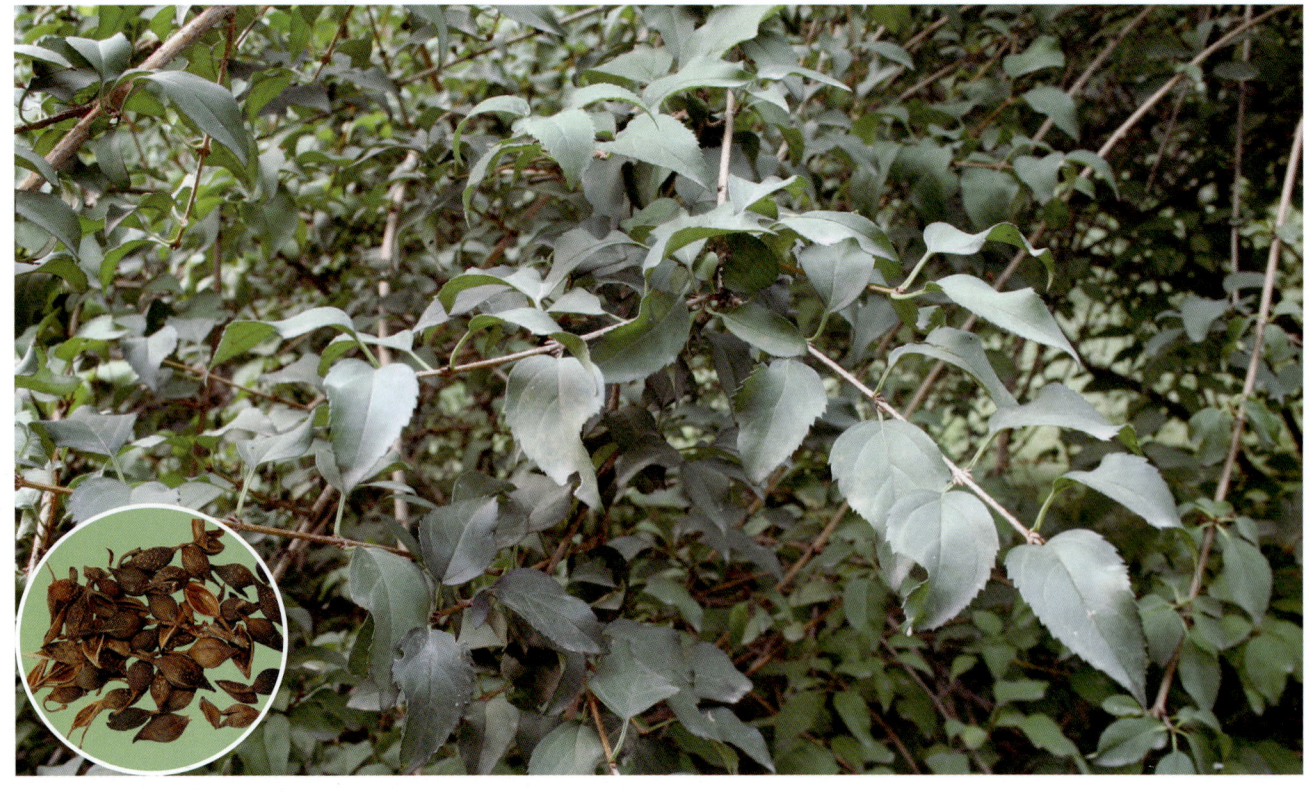

食疗药膳

●连翘菊花猪腰汤

原料：金银花、连翘、茯苓皮、大腹皮、冬瓜皮、白茅根、茜草各9克，大、小蓟各12克，猪腰1个。
制法：将金银花等药水煎取汁。猪腰对剖两半，片去腰臊，切片，用药汁煮熟即成。
用法：每日1～2次淡服。
功效：清热解毒，利尿消肿，凉血止血。
适用：急性肾炎尿血、浮肿等。

●金翘大青叶茶

原料：大青叶、金银花、芦根、连翘、甘草各9克。
制法：用以上5味加水煎汤，去渣取汁。
用法：代茶饮用，每日1剂，连用3～5日。
功效：清热解毒，除烦生津。
适用：小儿流行性乙型脑炎。

使用注意
脾胃虚寒及气虚脓清者不宜用。

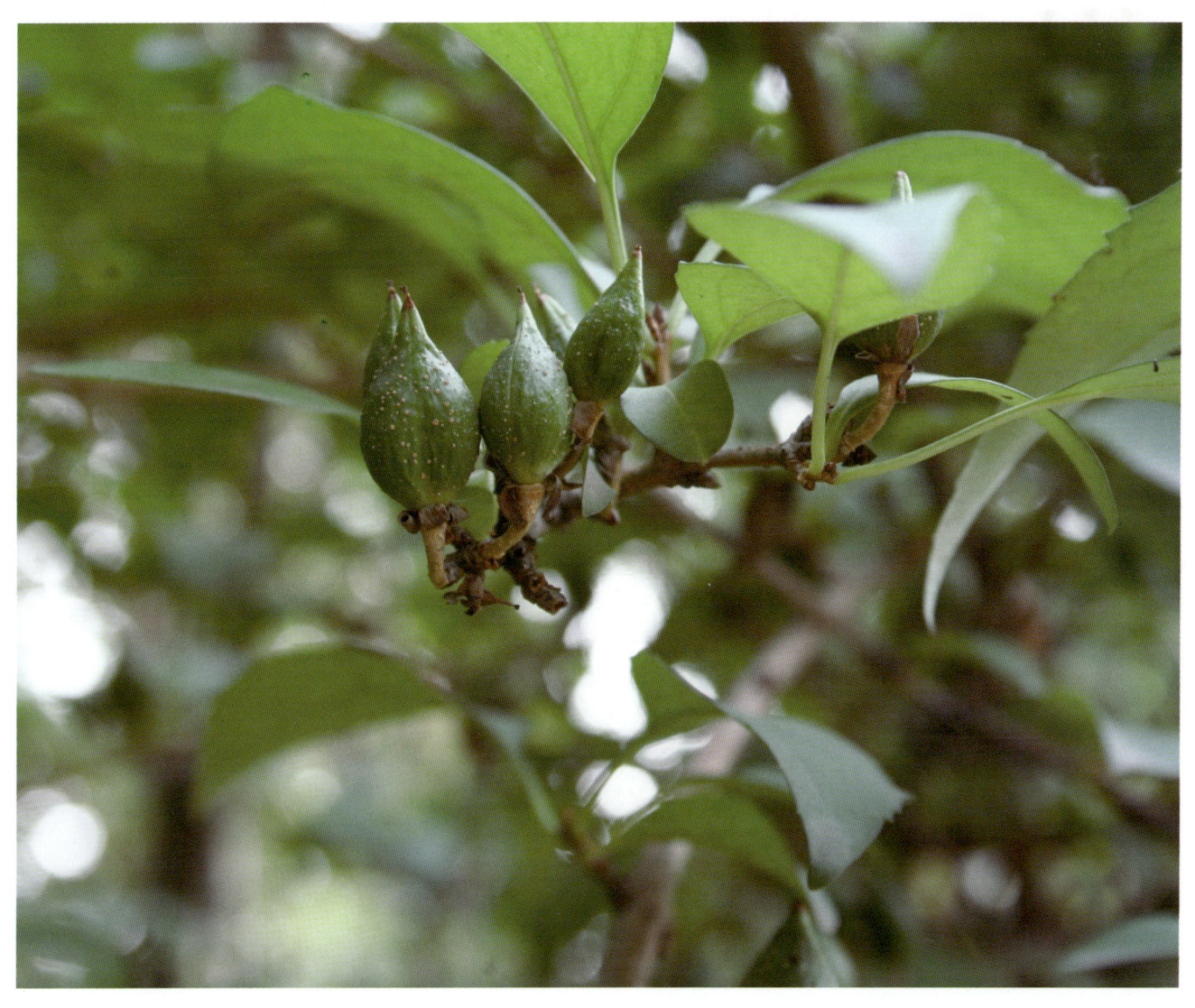

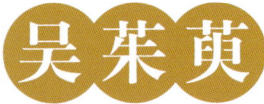

吴茱萸

- **别名** 吴萸、茶辣、漆辣子、米辣子、臭辣子树、左力纯幽子。
- **来源** 本品为芸香科植物吴茱萸 *Euodia rutaecarpa* (Juss.) Benth.、石虎或疏毛吴茱萸的干燥将近成熟果实。

【形态特征】灌木或小乔木,全株具臭气,幼枝、叶轴及花序轴均被锈色长柔毛。叶对生,单数羽状复叶,小叶5~9,椭圆形至卵形,全缘或有微小钝锯齿,两面均密被长柔毛,有粗大腺点。花单性,雌雄异株;聚伞状圆锥花序顶生,花白色,5数。蓇葖果,成熟时紫红色,表面有粗大的腺点;每心皮具种子1枚。果实略呈扁球形,直径2~5毫米。表面绿黑色或暗黄绿色,粗糙,有多数凹下细小油点,顶平,中间有凹窝及5条小裂缝,有的裂成5瓣。基部有花萼及短果柄,果柄蜜生毛茸。

【生境分布】生长于温暖地带路旁、山地或疏林下,多为栽培。分布于贵州、广西、湖南、云南、四川、陕西南部及浙江等地。以贵州、广西产量较大,湖南常德产者质量佳。

【采收加工】7~10月果实将近成熟呈茶绿色时采收,如过早则质嫩,过迟则果实开裂,均不适宜。将果实采摘后,摊开晒干或晾干,簸去枝梗、杂质即可。

【性味归经】辛、苦,热;有小毒。归肝、脾、胃、肾经。

【功能主治】散寒止痛,降逆止呕,助阳止泻。用于厥阴头痛,寒疝腹痛,寒湿脚气,经行腹痛,脘腹胀痛,呕吐吞酸,五更泄泻。

【用量用法】内服:2~5克,煎服。外用:适量。

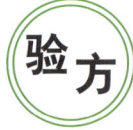

验方 ①呕吐、吞酸:吴茱萸6克,黄连2克,水煎少量频服。②头痛(以下午及夜间剧烈):吴茱萸16克,生姜31克,将吴茱萸研末,生姜捣烂,共炒热,喷白酒一口在药上,包于足心涌泉穴处。③腹泻:吴茱萸适量,研细粉,用白酒调成糊状,稍加热后敷于脐部,纱布包裹,胶布固定,每日更换1次。④口舌生疮、高血压:吴茱萸10克,研末,醋敷足心。

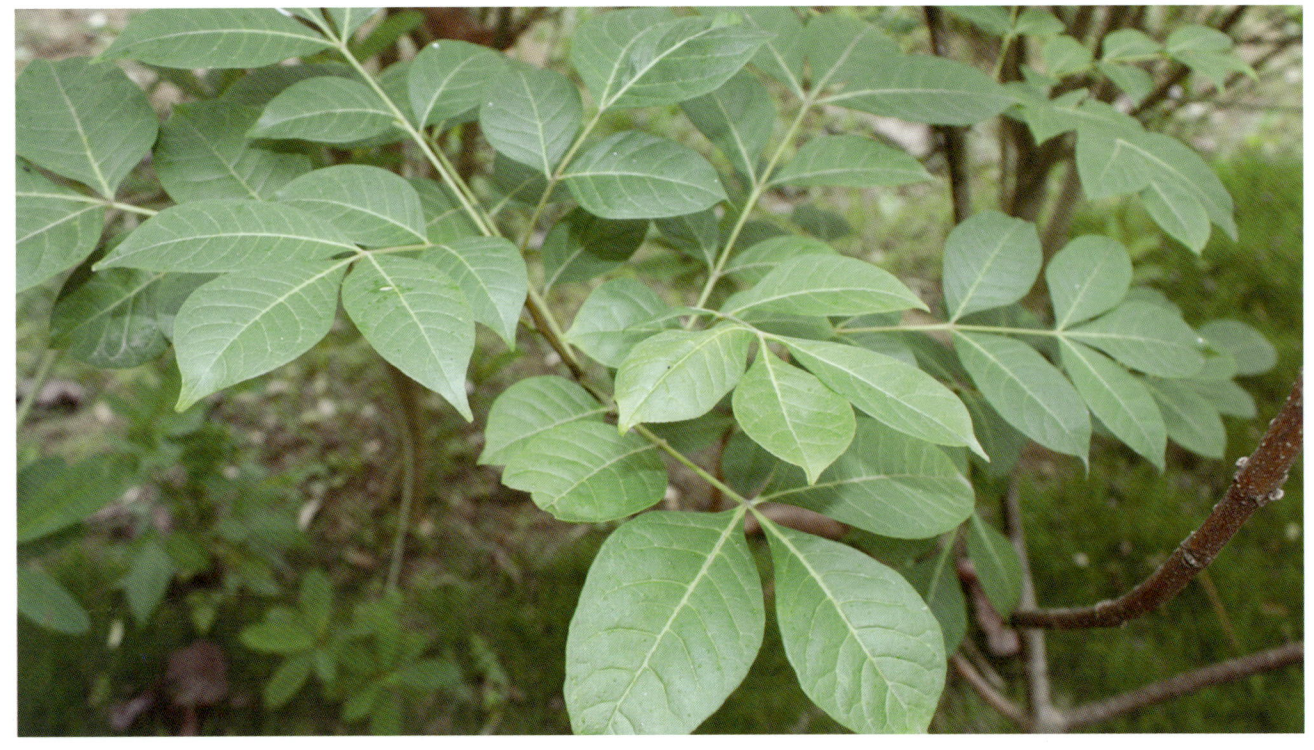

食疗药膳

●吴茱萸粥
原料：吴茱萸2克，粳米50克，生姜2片，葱白2茎。
制法：将吴茱萸研为细末，用粳米先煮粥，待米熟后下吴茱萸末及生姜、葱白，同煮为粥。
用法：每日2次，早晚温热服。
功效：补脾暖胃，温中散寒，止痛止吐。
适用：虚寒型痛经及脘腹冷痛、呕逆吐酸等。

●吴萸肠
原料：猪大肠1条，吴茱萸末适量。
制法：将猪大肠去脂膜洗净，填吴茱萸适量，缚定蒸熟，捣丸梧子大。
用法：每服50丸，食前米饮下，连服数日。
功效：温中健脾，祛寒止泄。
适用：脏寒泄泻、倦怠食减等。

使用注意

辛热燥烈之品，易损气动火，不宜多用久服，阴虚有热者忌用。吴茱萸、黄连、生姜均有止呕之功，然吴茱萸治肝火犯胃之呕酸；黄连治胃中实热之呕苦；生姜治胃寒上逆之呕水，三者各有不同。

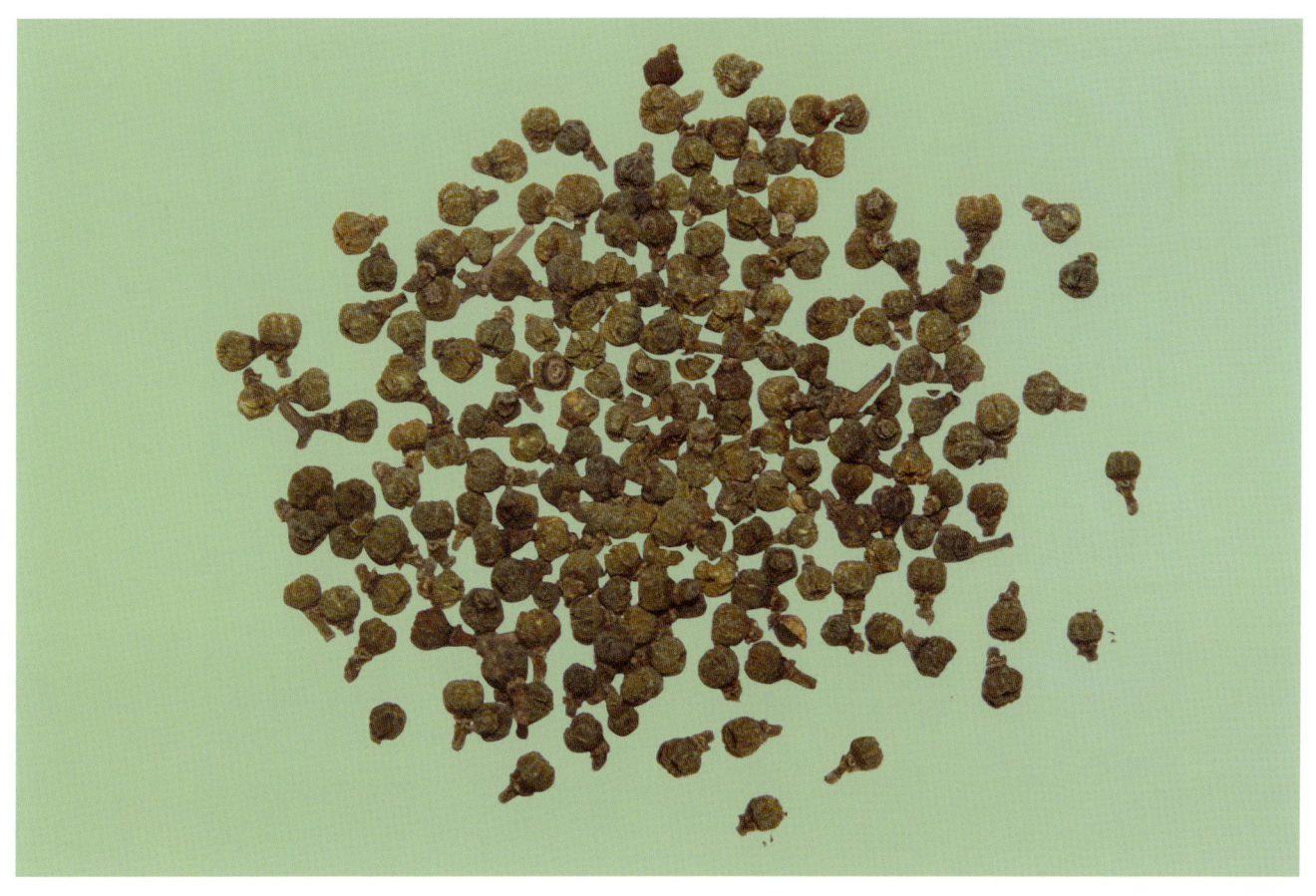

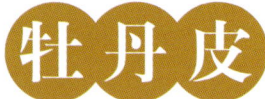

- **别名** 丹皮、丹根、牡丹根皮。
- **来源** 本品为毛茛科多年生落叶小灌木植物牡丹 Paeonia suffruticosa Andr. 的干燥根皮。

【形态特征】落叶小灌木，高1~2米，主根粗长。叶为2回3出复叶，小叶卵形或广卵形，顶生小叶片通常3裂。花大型，单生枝顶，萼片5；花瓣5至多数，白色、红色或浅紫色；雄蕊多数；心皮3~5枚，离生。聚合蓇葖果，表面密被黄褐色短毛。根皮呈圆筒状或槽状，外表灰棕色或紫褐色，有横长皮孔及支根痕。去栓皮的外表粉红色，内表面深棕色，并有多数光亮细小结晶（牡丹酚）附着。质硬脆，易折断。

【生境分布】生长于向阳、不积水的斜坡、沙质地。分布于河南、安徽、山东等地，以安徽凤凰山等地的质量最佳。

【采收加工】秋季采挖根部，除去细根，剥取根皮，晒干。生用、炒用或炒炭用。

【性味归经】苦、辛，微寒。归心、肝、肾经。

【功能主治】清热凉血，活血化瘀。用于热入营血，温毒发斑，吐血衄血，夜热早凉，无汗骨蒸，经闭痛经，跌仆伤痛，痈肿疮毒。

【用量用法】内服：6~12克，煎服。

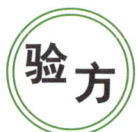

①**通经**：牡丹皮6~9克，仙鹤草、六月雪、槐花各9~12克，水煎，冲黄酒、红糖，经行时早、晚空腹服。②**肾虚腰痛**：牡丹皮、草薢、白术、肉桂（去粗皮）各等份，捣罗为散，每次15克，温酒调下。③**过敏性鼻炎**：牡丹皮9克，水煎服，每日1剂，10日为1疗程。④**牙痛**：牡丹皮、防风、生地黄、当归各20克，升麻15克，青皮12克，细辛5克，水煎服。⑤**阑尾炎初起、腹痛便秘**：牡丹皮12克，生大黄8克，大血藤、金银花各15克，水煎服。

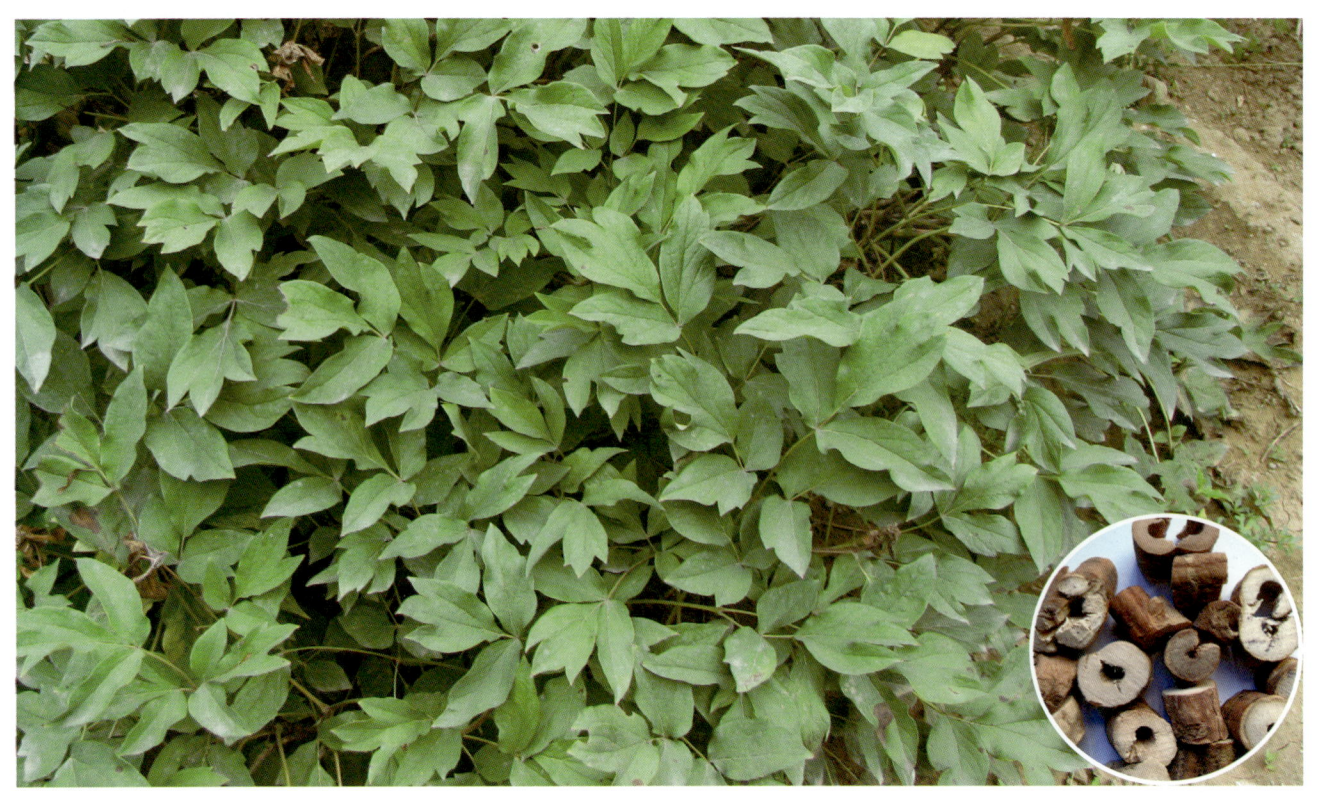

食疗药膳

●牡丹银耳汤

原料：白牡丹花2朵，银耳30克，料酒、味精、清汤、白胡椒粉、盐各适量。

制法：白牡丹花瓣洗净；银耳用开水浸泡膨胀后，洗净、控干。将清汤倒入净锅内，加入盐、料酒、味精、白胡椒粉，烧沸撇去浮沫。把银耳放入大碗内，倒进调好的清汤，上笼蒸至银耳发软入味时，取出撒上白牡丹花瓣即可食用。

用法：饮汤食银耳。

功效：清肺热，益脾胃，滋阴生津。

适用：肺热咳嗽者。

●牡丹粥

原料：牡丹叶、决明子、漏芦（去芦头）各10克，雄猪肝100克，粳米50～100克。

制法：将猪肝洗净切片；先煎以上前3味药，去渣取汁，后入肝、米，煮粥即可。

用法：每日2次，空腹服食。

功效：活血消积。

适用：小儿癥瘕，症见两胁下出现结块、时痛时止或平时摸不到，痛时才触及。

使用注意

孕妇慎用。

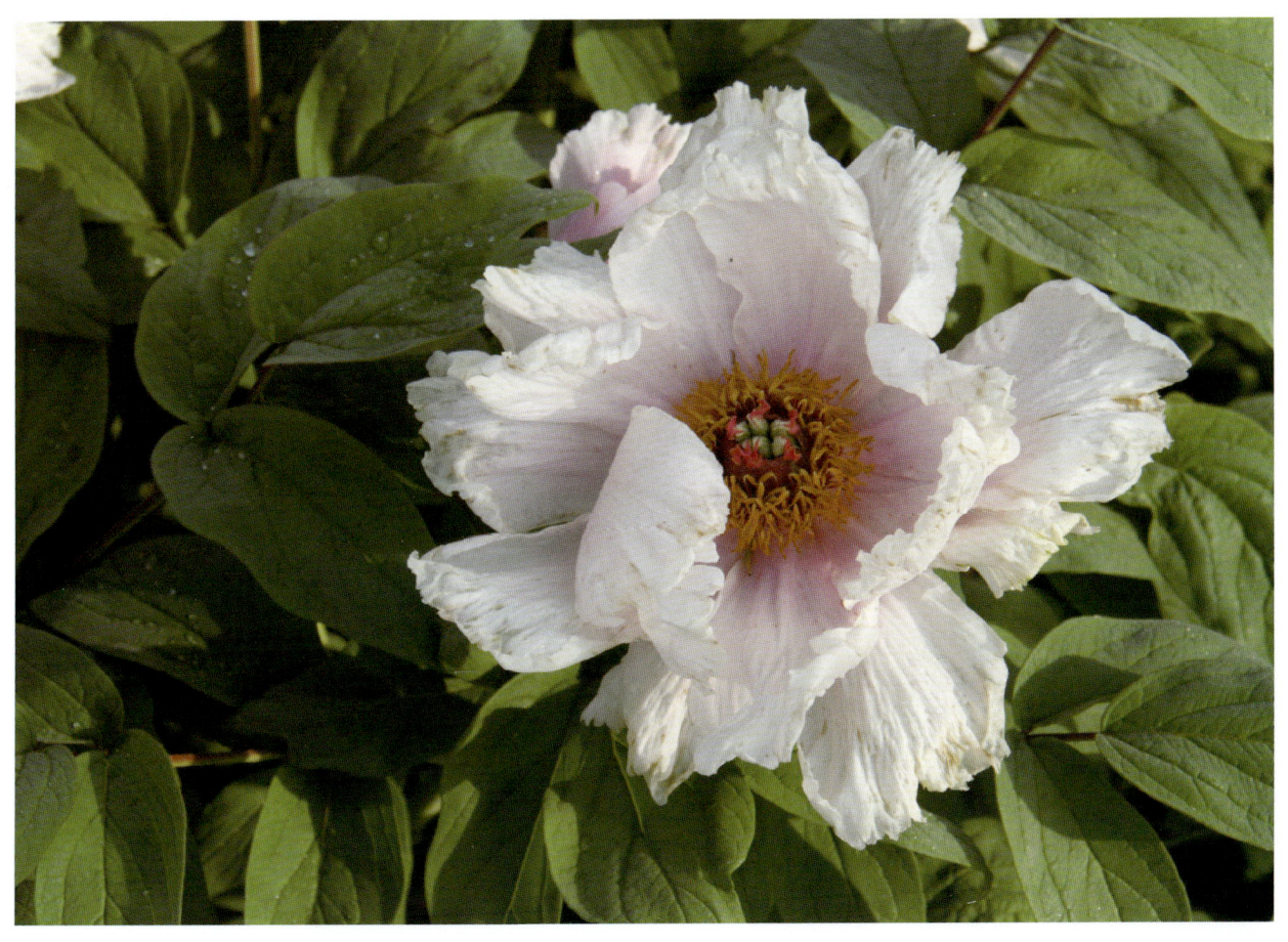

牡荆叶

- **别名** 黄荆柴、黄荆条、荆条棵、五指柑。
- **来源** 本品为马鞭草科植物牡荆 Vitex negundo L.Var.cannabifolia（Sieb.etZucc.）Hand.-Mazz 的新鲜叶。

【形态特征】落叶灌木或小乔木，植株高1～5米。多分枝，具香味。小枝四棱形，绿色，被粗毛，老枝褐色，圆形。掌状复叶，对生；小叶5，稀为3，中间1枚最大；叶片披针形或椭圆状披针形，基部楔形，边缘具粗锯齿，先端渐尖，表面绿色，背面淡绿色，通常被柔毛。圆锥花序顶生，长10～20厘米；花萼钟状，先端5齿裂；花冠淡紫色，先端5裂，二唇形。果实球形，黑色。花、果期7～10月。

【生境分布】生长于低山向阳的山坡路边或灌丛中。分布于华东及河北、湖南、湖北、广东、广西、四川、贵州。

【采收加工】夏、秋二季叶茂盛时采收，除去茎枝。

【性味归经】微苦、辛，平。归肺经。

【功能主治】祛痰，止咳，平喘。用于咳嗽痰多。

【用量用法】鲜用，供提取牡荆油用。

验方

①**风寒感冒**：鲜牡荆叶24克，或加紫苏鲜叶12克，水煎服。②**预防中暑**：牡荆干嫩叶6～9克，水煎代茶饮。③**痧气腹痛及胃痛**：鲜牡荆叶20片，放口中，嚼烂咽汁。④**久痢不愈**：牡荆鲜茎叶15～24克，和冰糖，冲开水炖1小时，饭前服，每日2次。⑤**脚气肿胀**：牡荆茎叶60克，丝瓜络、紫苏、水菖蒲根、艾叶各21克，水煎熏洗。⑥**血丝虫病急性期，怕冷发热，肢体起红线或片状红肿（流火）**：牡荆叶、威灵仙各15克，青蒿30克，水煎服，每日1服。⑦**足癣**：牡荆鲜叶、马尾松鲜叶、油茶子饼各等量，煎汤熏洗患处。⑧**脚趾缝湿痒**：牡荆叶杵烂，塞患处；或煎水熏洗。⑨**钢铁烫伤**：牡荆叶、金樱子叶各适量，炒干研末，浓茶调敷。

食疗药膳

● 牡荆叶茶

原料：牡荆干嫩叶6～10克。
制法：将牡荆叶水煎取药汁。
用法：代茶频饮。
功效：祛风解表。
适用：预防中暑。

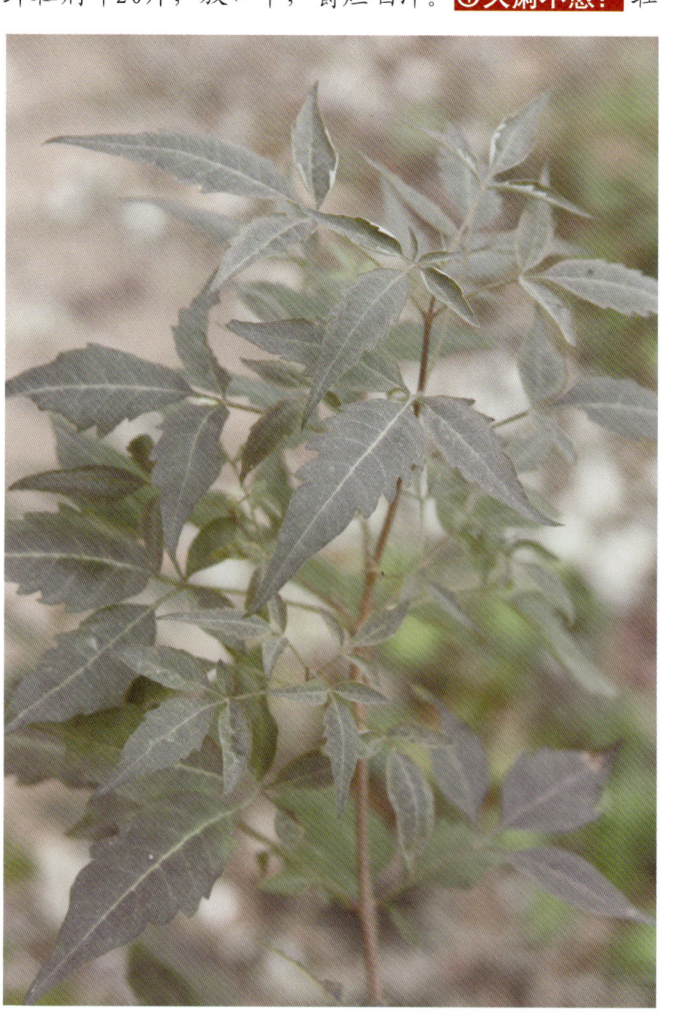

牡蛎

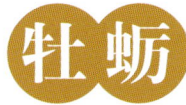

- **别名** 蛎蛤、牡蛤、海蛎子、海蛎子壳、海蛎子皮。
- **来源** 本品为牡蛎科动物长牡蛎 Ostrea gigas Thunberg、大连湾牡蛎或近江牡蛎的贝壳。

【形态特征】长牡蛎：呈长片状，背腹缘几平行，长10～50厘米，高4～15厘米。右壳较小，鲜片坚厚，层状或层纹状排列，壳外面平坦或具数个凹陷，淡紫色、灰白色或黄褐色，内面瓷白色，壳顶二侧无小齿。左壳凹下很深，鳞片较右壳粗大，壳顶附着面小。质硬，断面层状，洁白。无臭，味微咸。

大连湾牡蛎：呈类三角形，背腹缘呈八字形，右壳外面淡黄色，具疏松的同心鳞片，鳞片起伏成波浪状，内面白色。左壳同心鳞片坚厚，自壳顶部放射出数个，明显，内面凹下呈盒状，铰合面小。

近江牡蛎：呈圆形、卵圆形或三角形等。右壳外面稍不平，有灰、紫、棕、黄等色，环生同心鳞片，幼体者鳞片薄而脆，多年生长后鳞片层层相叠，内面白色，边缘有时淡紫色。

【生境分布】生活于低潮线附近至水深7米左右的江河入海近处，适盐度为10%～25%。我国沿海均有分布，山东、福建、广东沿海已人工养殖。

【采收加工】全年均可捕捞，去肉，洗净。晒干。

【性味归经】咸，微寒。归肝、胆、肾经。

【功能主治】重镇安神，潜阳补阴，软坚散结。用于惊悸失眠，眩晕耳鸣，瘰疬痰核，癥瘕痞块。煅牡蛎收敛固涩，制酸止痛。用于自汗盗汗，遗精滑精，崩漏带下，胃痛吞酸。

【用量用法】内服：9～30克，煎服，宜先煎。

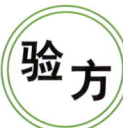

①**心脾气痛（气实有痰者）**：牡蛎煅粉，酒服10克。②**产后盗汗**：牡蛎粉、麦麸（炒黄）等份，每次5克，用猪肉汁调下。③**小便频多**：牡蛎250克，烧灰，小便3升，煎2升，分3服。④**金疮出血**：牡蛎粉外敷。⑤**妊娠下肢抽筋疼痛**：牡蛎（先煎）30克，当归身、炙甘草各9克，炒白芍、鸡血藤各15克，水煎服，每日1贴，连服3～5剂。

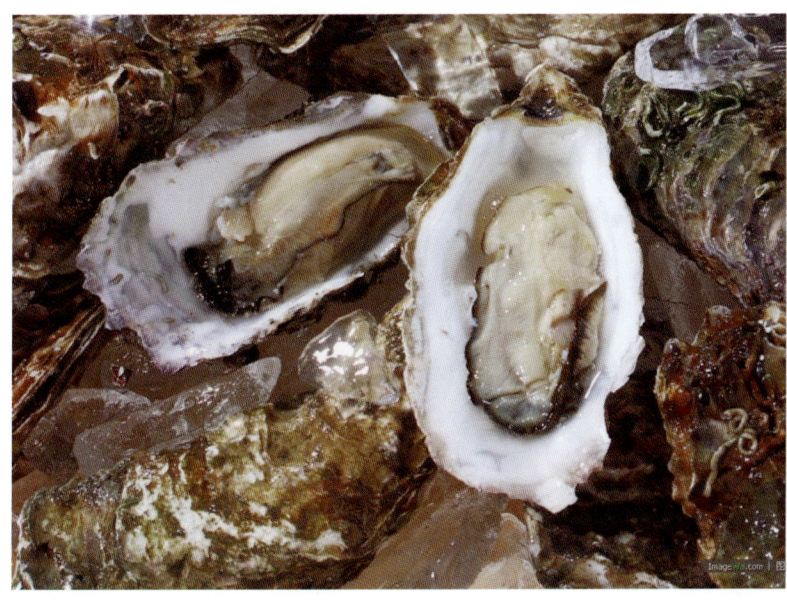
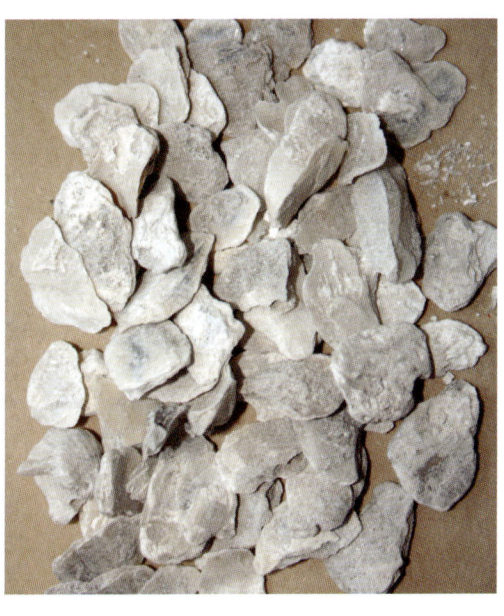

食疗药膳

●焖蚝豉

原料：鲜牡蛎20只，豆豉50克，蒜泥25克，猪网油、素油、姜汁、黄酒、盐各适量。

制法：将鲜牡蛎在沸水中烧沸后去壳，在冷水中浸透，去尽泥沙，入干燥锅以黄酒和姜汁适量焙熟，然后用猪网油（切成小片）一只只包好，投入沸油锅中炸片刻沥油。再将油暴过的牡蛎肉放置砂锅中，加入豆豉、蒜泥、黄酒和盐，上笼隔水蒸至熟即成。

用法：佐餐食用。

功效：养心安神，滋阴养血。

适用：烦热失眠、心神不安、神疲乏力、月经过多等。

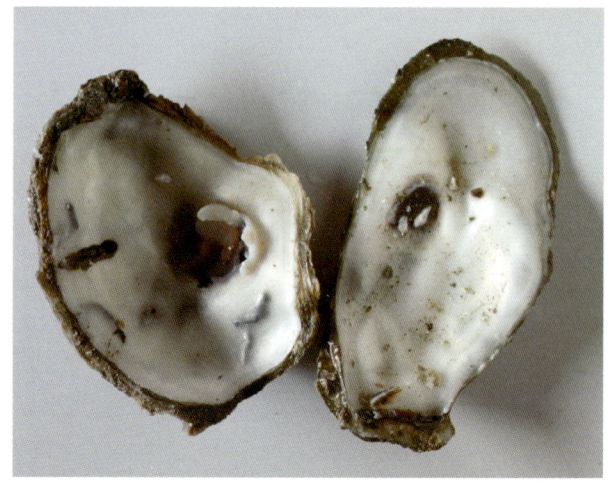

●牡蛎炒蛋

原料：牡蛎200克，鸡蛋6个，木耳20克，葱白1根，生姜3片。

制法：将牡蛎以盐水洗净，用开水很快烫过，捞起放入竹箕中。葱斜向薄切，生姜切细丝，木耳泡水洗净，去蒂，把鸡蛋打入容器中，加入适量的盐、麻油调味。把锅加热，倒入色拉油，按顺序加入生姜、木耳、牡蛎快炒，加上酒、酱油适量调味，再加入少量小茴香，以增加香味，最后加入鸡蛋、葱，轻轻搅匀，至牡蛎炒蛋蓬松即可。

用法：佐餐食用。

功效：养颜润肤。

适用：产后气血不足、肌肤干糙、便秘、面憔多纹等。

●生蚝猪肉汤

原料：生蚝肉、猪瘦肉各150克。

制法：将上2味同煮汤，用适量盐调味食用。

用法：温热食用。

功效：养血宁心。

适用：阴虚烦躁、夜睡不宁、血虚心悸、怔忡等。

●龙牡粥

原料：龙骨、牡蛎各30克，山茱萸10克，大米100克。

制法：将龙骨、牡蛎打碎加水煮约1小时，再加山茱萸煎半小时，用纱布过滤出药汁，再煎药渣2次（每次约40分钟），把3次药汁合在一起，入大米，加适量水煮成粥。

用法：早餐食用。

功效：强身健体。

适用：佝偻病。

●牡蛎发菜瘦肉粥

原料：牡蛎肉、猪瘦肉各50克，发菜25克，大米适量。

制法：将牡蛎肉、发菜水发洗净，猪瘦肉剁碎，氽成丸子。在瓦锅内注入适量清水煮沸，加入大米，放发菜、牡蛎肉同煮至米开花，再放肉丸煮熟，加调料调味即可。

用法：吃肉食粥，早晚食用。

功效：滋阴养血，清内热，美皮肤，软坚祛痰。

适用：美肤养颜、心神不安、便秘、瘿瘤、益寿延年。

●小麦牡蛎粉

原料：牡蛎50克，小麦100克，肉汤适量。

制法：将小麦炒黄，磨成面粉，将牡蛎研成细末，两者混合均匀，备用。

用法：每次6克，每日3次，以肉汤送服。

功效：养心敛汗。

适用：自汗及盗汗。

●咸蛋牡蛎粥

原料：牡蛎、粳米各100克，咸鸭蛋2个，调料适量。

制法：先将牡蛎加水1000毫升煎煮，去渣取汁，以药汁同鸭蛋及粳米同煮成粥，调味即可。

用法：早、晚餐用，可常食。

功效：补肝肾，养心神。

适用：冠心病患者。

●牡蛎炖鸽肉

原料：牡蛎30克，鸽肉、猪瘦肉各300克，杭菊60克，枸杞子、黑豆衣、补骨脂、炙猥皮、莲子各9克，菟丝子、芡实、覆盆子、龙骨、炒白芍各15克，盐、料酒、葱、姜各适量。

制法：将上药用纱布袋装好，扎紧口，鸽肉、猪瘦肉洗净切块，葱、姜拍松，同放入炖锅内，加水2500毫升，放入盐、料酒，将炖锅置大火上烧沸，再用小火炖煮1小时即成。

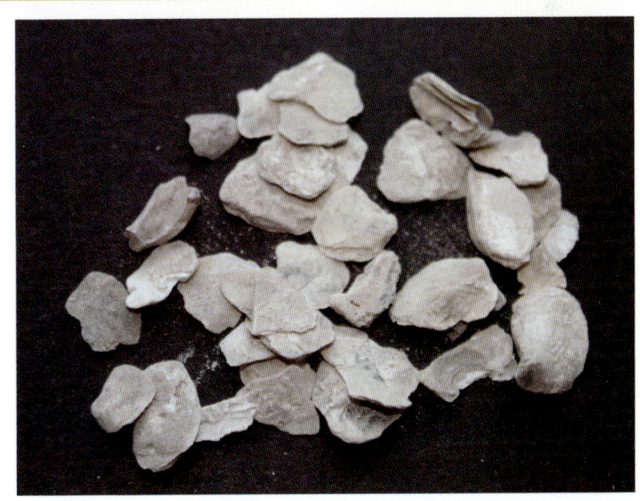

用法：每日1次，5日为1个疗程。

功效：补肾固精。

适用：男子遗精、滑精等。

何首乌

- **别名** 交茎、交藤、夜合、多花蓼、紫乌藤、桃柳藤、九真藤。
- **来源** 本品为蓼科植物何首乌 *Polygonum multiflorum* Thunb.的干燥块根。

【形态特征】年生缠绕草本。根细长，末端成肥大的块根，外表红褐色至暗褐色。茎基部略呈木质，中空。叶互生，具长柄，叶片狭卵形或心形，长4～8厘米，宽2.5～5厘米，先端渐尖，基部心形或箭形，全缘或微带波状，上面深绿色，下面浅绿色，两面均光滑无毛。托叶膜质，鞘状，褐色，抱茎，长5～7毫米。花小，直径约2毫米，多数，密聚成大形圆锥花序，小花梗具节，基部具膜质苞片；花被绿白色，花瓣状，5裂，裂片倒卵形，大小不等，外面3片的背部有翅；雄蕊8，比花被短；雌蕊1，子房三角形，花柱短，柱头3裂，头状。瘦果椭圆形，有3棱，长2～3.5毫米，黑色光亮，外包宿存花被，花被成明显的3翅，成熟时褐色。花期10月，果期11月。

【生境分布】生长于墙垣、叠石之旁。分布于河南、湖北、广西、广东、贵州、四川、江苏等地，全国其他地区也有栽培。

【采收加工】秋、冬二季叶枯萎时采挖，削去两端，洗净、个大的切成块，干燥。

【性味归经】苦、甘、涩，微温。归肝、心、肾经。

【功能主治】补肝，消痈，截疟，润肠通便。用于疮痈，瘰疬，风疹瘙痒，久疟体虚，肠燥便秘。

【用量用法】内服：3～6克，煎服。

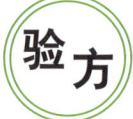
①肝肾精血不足、眩晕耳鸣、须发早白：制何首乌、熟地各25克，沸水浸泡，代茶饮或煎汤饮。②肝肾虚损、早衰发白：制何首乌15克，枸杞子30克，黑豆250克，何首乌、枸杞子煎水取汁，下黑豆，并加水适量煮至豆熟透、汁收尽。每日早、晚食豆10克。③疟疾：何首乌20克，甘草2克（小儿酌减），浓煎2小时，分3次食前服用，连用2日。④白发：制首乌、熟地各30克，当归15克，浸于1000毫升的烧酒中，10～15日后开始饮用，每日15～30毫升。

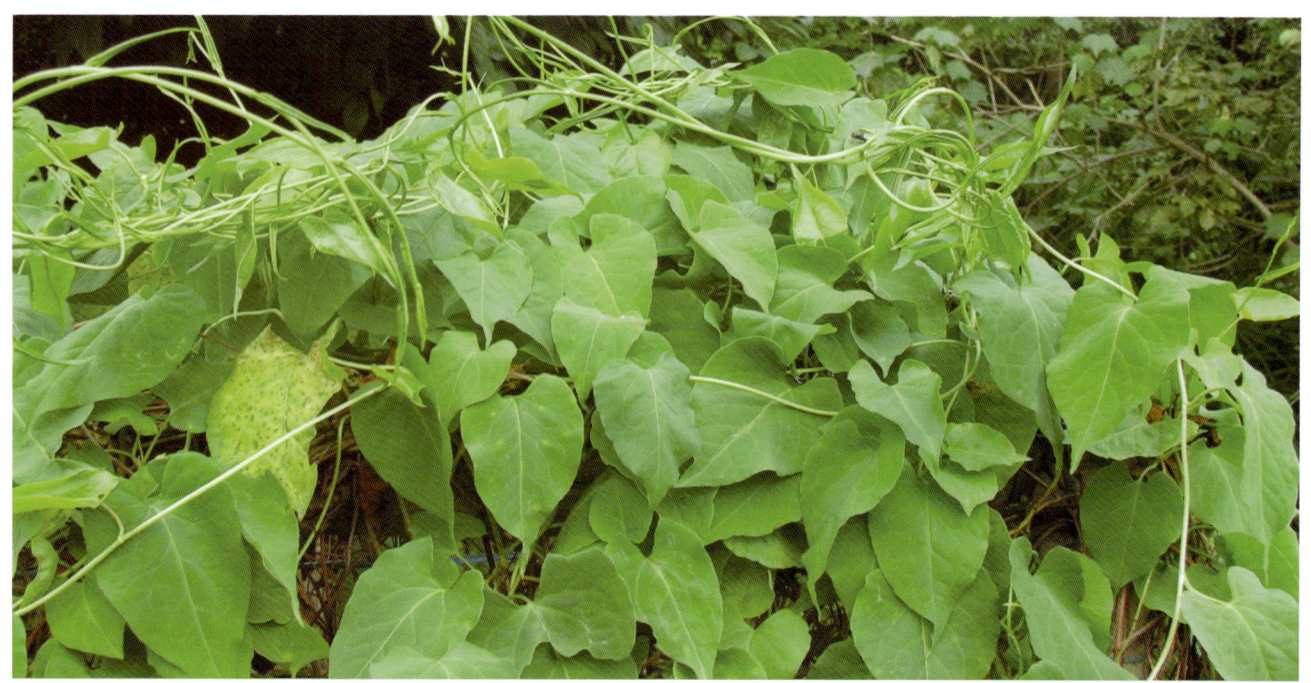

食疗药膳

●生首乌蜂蜜水
原料：生首乌30克，蜂蜜20克。
制法：将生首乌洗净，晒干或烘干，研末，调入蜂蜜，拌和均匀即成。
用法：上、下午分别服用。
功效：养血，润肠通便。
适用：血亏肠燥型肛裂。

●何首乌猪肚
原料：何首乌（鲜）、白果根、左转藤各60克，糯米250克，猪小肚1个。
制法：将前3药与糯米共盛猪小肚内，加冰糖炖1小时，去药渣。
用法：食猪小肚及糯米，分2次食完，连服3～5剂。
功效：益气，补虚，固涩。
适用：遗精。

使用注意
大便溏泻及有痰湿者不宜用。

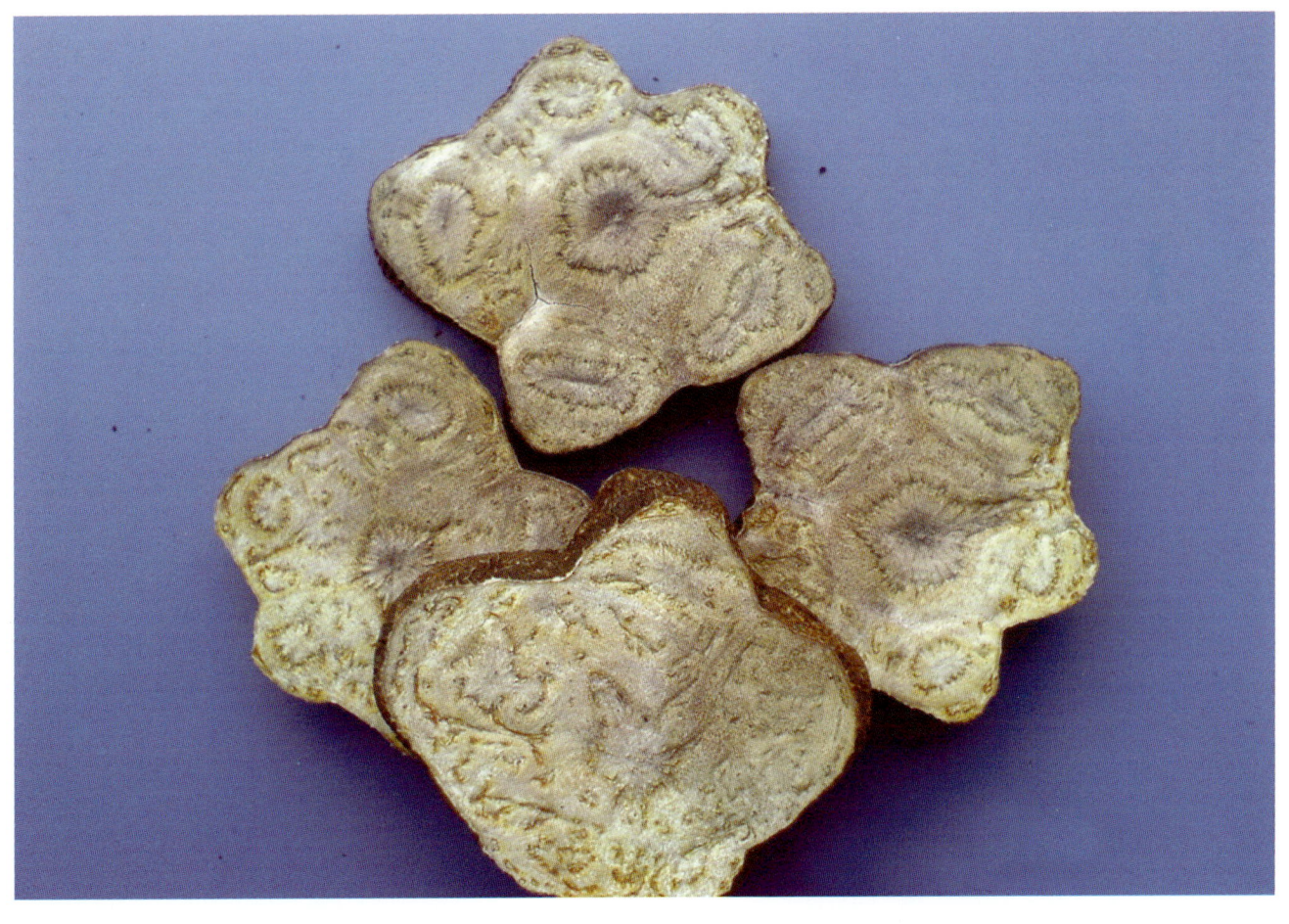

制何首乌

- **别名** 无。
- **来源** 本品为何首乌的炮制加工品。

【形态特征】同何首乌。

【生境分布】同何首乌。

【采收加工】取何首乌片或块，照炖法用黑豆汁拌匀，置非铁质的适宜容器内，炖至汁液吸尽；或照蒸法，清蒸或用黑豆汁拌匀后蒸，蒸至内外均呈棕褐色，或晒至半干，切片，干燥。

【性味归经】苦、甘、涩，微温。归肝、心、肾经。

【功能主治】补肝肾，益精血，乌须发，强筋骨，化浊降脂。用于血虚萎黄，眩晕耳鸣，须发早白，腰膝酸软，肢体麻木，崩漏带下，高脂血症。

【用量用法】内服：6～12克，煎服。

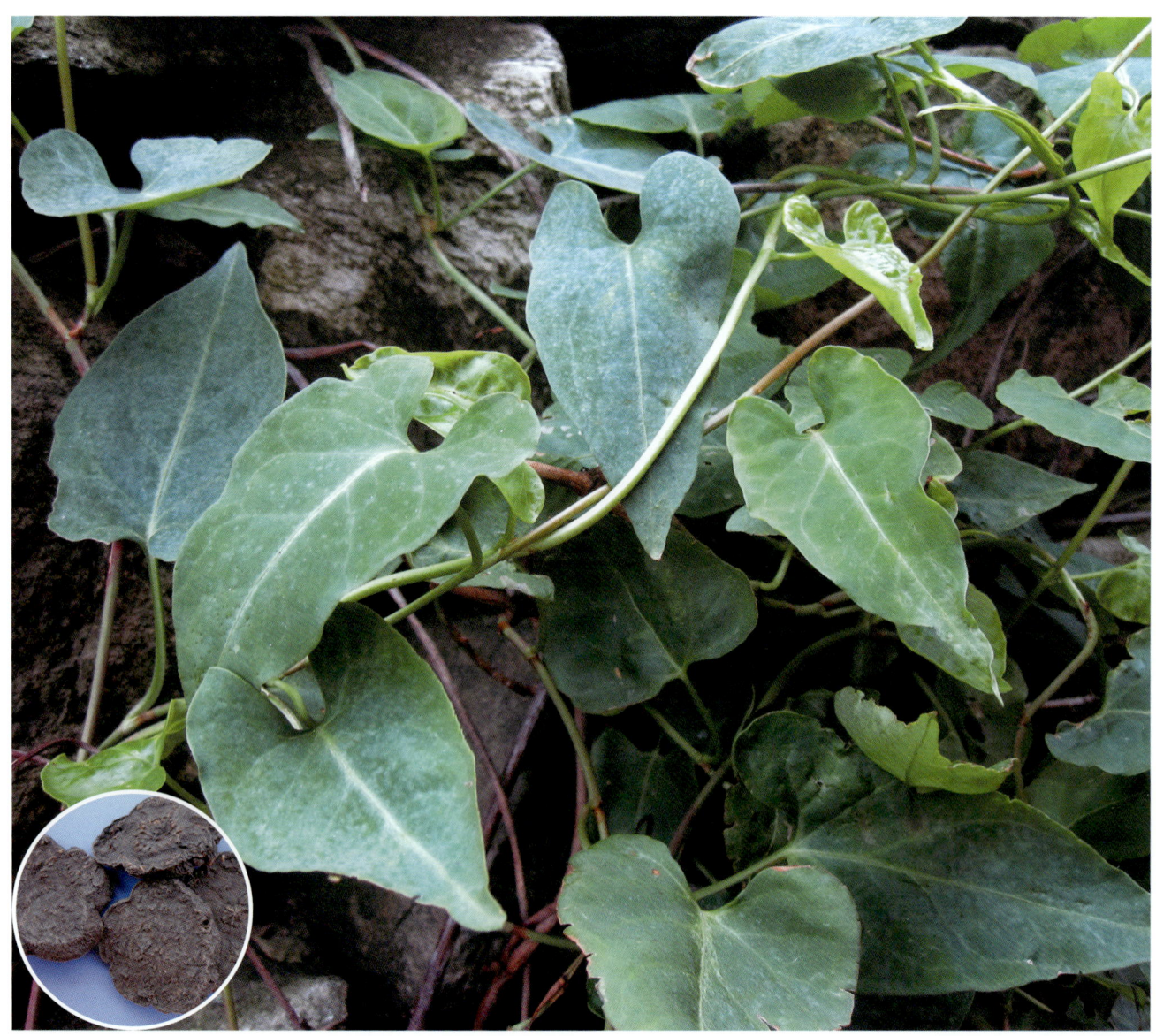

伸筋草

- **别名** 牛尾菜、水摇竹、大伸筋、百部伸筋、大顺筋藤。
- **来源** 本品为石松科多年生常绿草本蕨类植物石松 *Lycopodium japonicum* Thunb. 的干燥全草。

【形态特征】多年生草本,高15~30厘米;匍匐茎蔓生,营养茎常为二岐分枝。叶密生,针形,长3~5毫米,宽约1毫米,先端渐尖,具易落芒状长尾,全缘,中脉在叶背明显,无侧脉或小脉,孢子枝从第二第三年营养枝上长出,远高出营养枝,叶疏生。孢子囊穗长2~5厘米,单生或2~6个生长于长柄上。孢子叶卵状三角形,先端急尖而具尖尾,有短柄,黄绿色,边缘膜质,具不规则锯齿,孢子囊肾形。

【生境分布】生长于疏林下荫蔽处。分布于浙江、湖北、江苏等地。

【采收加工】四季均可采收,去除泥土杂质晒干,切段生用。

【性味归经】微苦、辛,温。归肝、脾、肾经。

【功能主治】祛风除湿,舒筋活络。用于关节酸痛,屈伸不利。

【用量用法】内服:3~12克,煎服。外用:适量,鲜草捣敷。

验方

①**风湿性关节炎**:伸筋草、独活、白术各9克,薏苡仁15克,水煎服;亦可与桑枝、威灵仙、五加皮等配伍应用。②**腓肠肌痉挛**:伸筋草30克,煎汤熏洗;亦可配木瓜、八角枫等水煎服。③**跌打损伤**:伸筋草、连钱草、酢浆草各适量,水煎服。④**带状疱疹**:伸筋草适量,研末,麻油调搽。

使用注意

孕妇及出血过多者忌服。

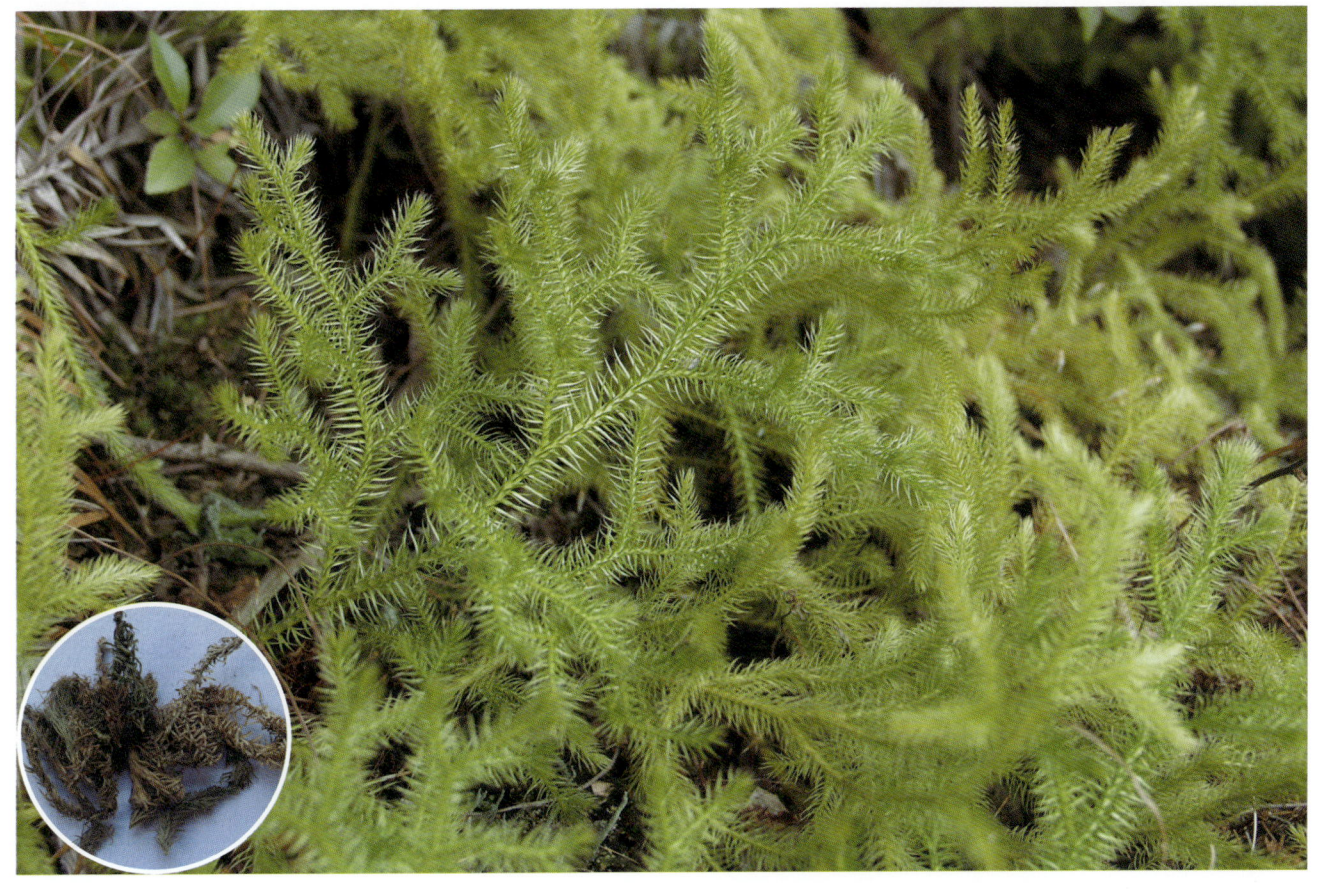

皂角刺

- **别名** 皂刺、天丁、皂针、皂荚刺、皂角针。
- **来源** 本品为豆科植物皂荚 *Gleditsia sinensis* Lam. 的干燥棘刺。

【形态特征】高达15厘米。刺粗壮，通常分枝，长可达16厘米，圆柱形。小枝无毛。一回偶数羽状复叶，长12~18厘米；小叶6~14片，长卵形、长椭圆形至卵状披针形，长3~8厘米，宽1.5~3.5厘米，先端钝或渐尖，基部斜圆形或斜楔形，边缘有细锯齿，无毛。花杂性，排成腋生的总状花序；花萼钟状，有4枚披针形裂片；花瓣4，白色；雄蕊6~8；子房条形，沿缝线有毛。荚果条形，不扭转，长12~30厘米，宽2~4厘米，微厚，黑棕色，被白色粉霜。花期4~5月，果期9~10月。

【生境分布】生长于路边、沟旁、住宅附近、山地林中。分布于江苏、湖北、河北、山西、河南、山东。此外，广东、广西、四川、安徽、浙江、贵州、陕西、江西、甘肃等地亦产。

【采收加工】全年均可采收，干燥，或趁鲜切片，干燥。

【性味归经】辛，温。归肝、胃经。

【功能主治】消肿托毒，排脓，杀虫。用于痈疽初起或脓成不溃；外治疥癣麻风。

【用量用法】内服：3~10克，煎服。外用：适量。

验方

①**小便淋闭**：皂角刺9克，金钱草、车前草各20克，草鞋根、雷公根、玉米须各15克，王不留行、桃仁各10克，水煎服，每日1剂，连服1~2周。②**泌尿系结石**：皂角刺9克，金钱草30克，海金沙20克，马蹄金、石苇、玉米须、车前草、滑石各15克，桃仁10克，水煎服，每日1剂，分3次服。③**肺痈**：皂角刺9克，芦根、广地丁、蒲公英、白及各15克，鱼腥草30克，桔梗、薏苡仁、古山龙、金银花、连翘各12克，水煎服，每日1剂，分3次服。④**输卵管阻塞性不孕**：皂角刺9克，当归、路路通、鸡血藤各15克，五指毛桃根、黄花倒水莲各20克，水煎服，每日1剂，分2次服。⑤**慢性盆腔炎**：皂角刺9克，鱼腥草、广地丁、夏枯草、败酱草、鸭跖草、蒲公英20克，红藤、野菊花各15克，延胡索10克，水煎服，每日1剂，分3次服。⑥**乳腺增生**：皂角刺9克，丹参、王不留行、半边莲、半枝莲、夏枯草、千斤拔各15克，土鳖虫、地龙、橘叶各10克，水煎服，每日1剂，分3次服。

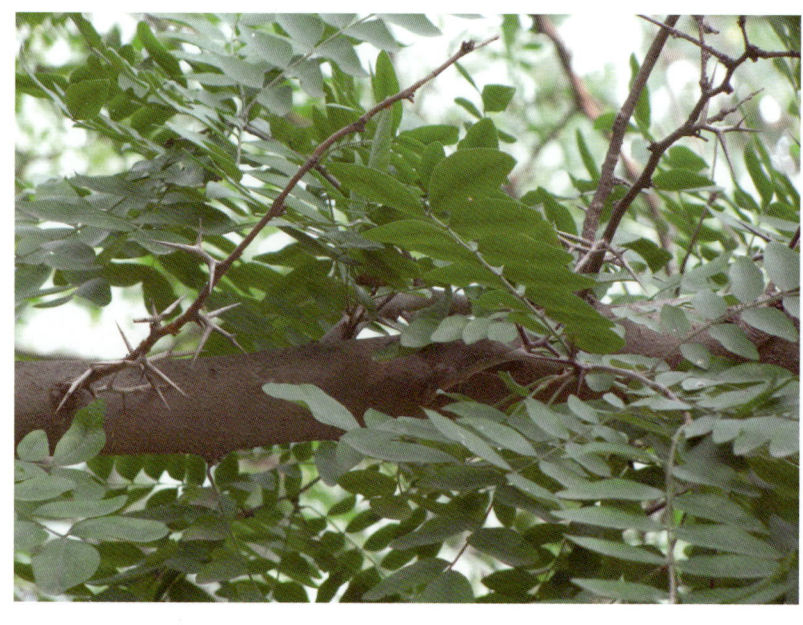
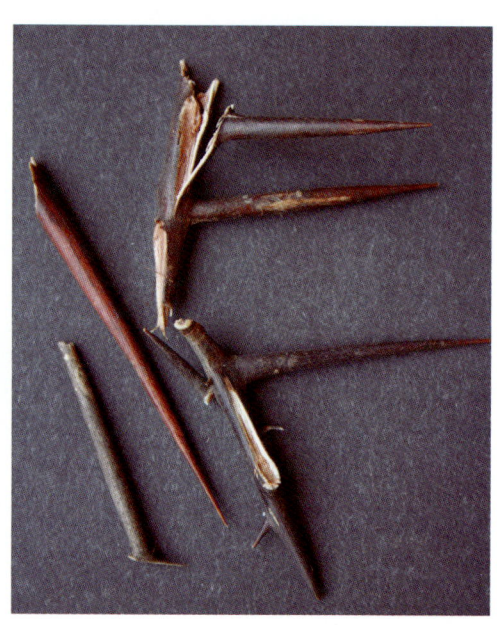

食疗药膳

●皂角刺橘皮蜜汁

原料：皂角刺、蜂蜜各30克，青皮、陈皮、王不留行各20克，郁金15克。

制法：先将皂角刺、青皮、陈皮、郁金分别拣杂，洗净，晒干或烘干，切碎或切成片，备用。将王不留行子择洗干净，晾干后敲碎或研碎，与切碎的皂角刺、青皮、陈皮、郁金一同放入砂锅，加水浸泡片刻，煎煮30分钟，用洁净纱布过滤，去渣，取滤汁放入容器，待其温热时兑入蜂蜜，拌和均匀即成。

用法：早晚2次分服。

功效：活血化瘀，行气止痛。

适用：乳腺癌气滞血瘀疼痛。

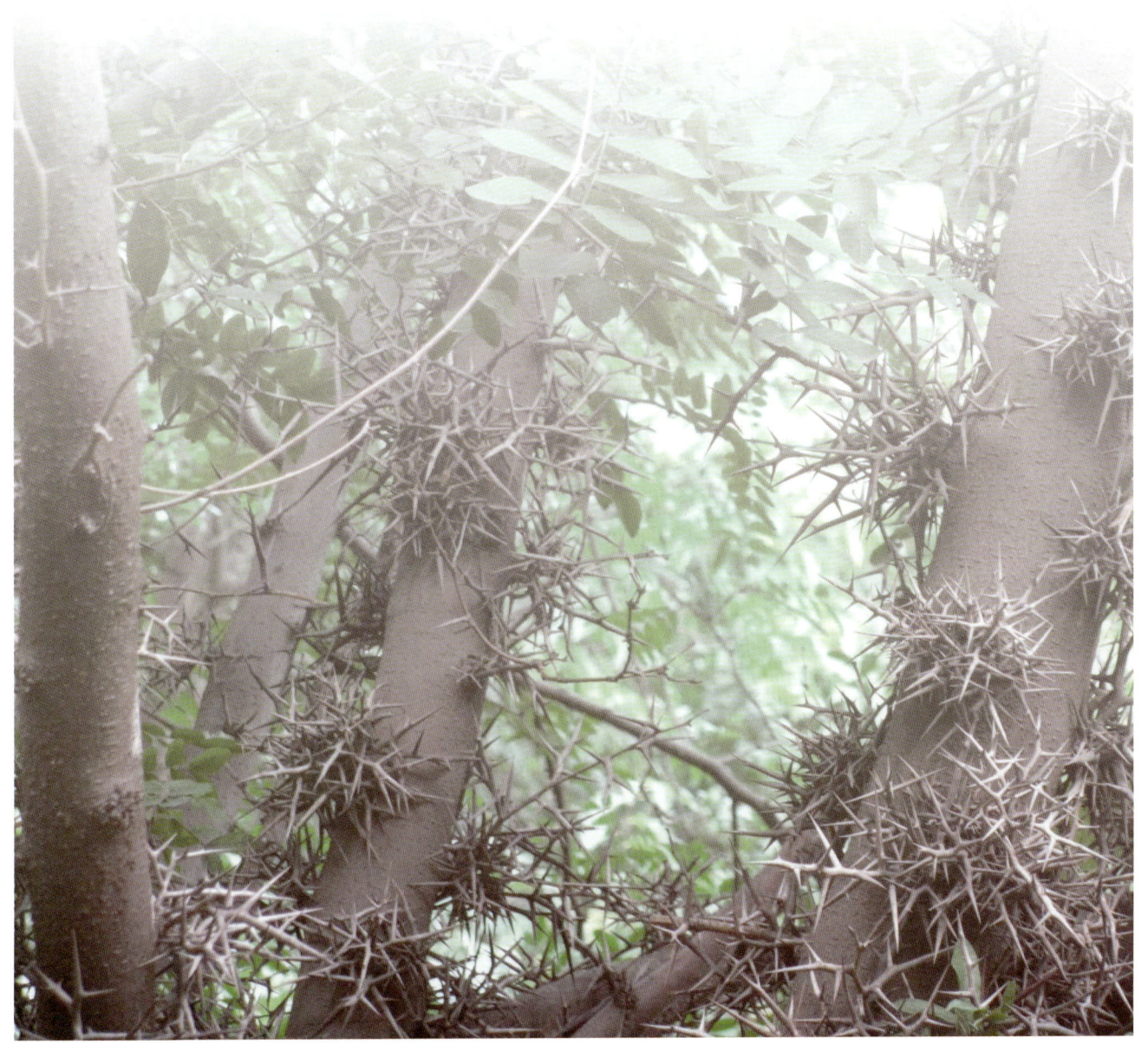

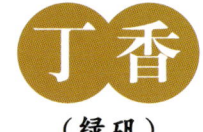

丁香（绿矾）

- **别名** 青矾、绛矾。
- **来源** 本品为硫酸盐类矿物水绿矾的矿石或化学合成品。

【形态特征】晶体结构属单斜晶系。晶体为短柱状、厚板状、细粒状或纤维状，集合体呈粒块状、纤维放射状块体或皮壳、被膜。呈各种色调的绿色；含铜时呈浅绿蓝色（铜绿矾），失水、羟基化或氧化为黄绿、绿黄到金丝雀黄、黄褐、红褐、褐红等色（过渡为水绿矾—纤铁矾即黄矾或局部含褐铁矿的集合体）；完全脱水的纯净绿矾为白色。条痕浅于颜色。新鲜晶体透明，罕见；通常半透明，风化表面不透明。玻璃状、丝绢状光泽或为土状光泽。晶体解理完全，断口呈贝壳状；风化者见不到清晰解理。

【生境分布】常生长于氧化带以下富含黄铁矿半分解矿石的裂隙中。分布于山东、湖南、甘肃、新疆、陕西、安徽、浙江、河南等地。

【采收加工】采得后，除去杂质。

【性味归经】酸，凉。归肝、脾经。

【功能主治】解毒燥湿，杀虫补血。用于黄肿胀满，疳积久痢，肠风便血，血虚萎黄，湿疮疥癣，喉痹口疮。

【用量用法】内服：0.8～1.6克，煎服，或入丸散。外用：适量。

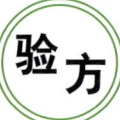

验方

①**疟疾呕吐（少阴疟）**：绿矾3克，干姜泡过，加姜制半夏15克，共研为末，每服1.5克，发病日清晨服，醋汤送下。②**大便不能**：绿矾3克，巴霜2个，同研细，放入鸡蛋内搅匀，封好蛋壳破口，湿纸包旧，煨熟，同酒吃下。③**白秃头疮**：绿矾、楝树子各适量，炼研搽擦。④**小儿头疮**：煅绿矾、淡豉（炒黑）各30克，腻粉6克，研匀搽疮上，搽前用桑木灰淋汤洗净头部。⑤**耳生烂疮**：大枣去核，填入绿矾，火煅后研细，香油调敷。⑥**癣疮作痒**：螺蛳14个，木槿树皮末30克，蒸熟，加入绿矾（煅过）9克，一起捣匀，搽患处。

使用注意
孕妇慎用。

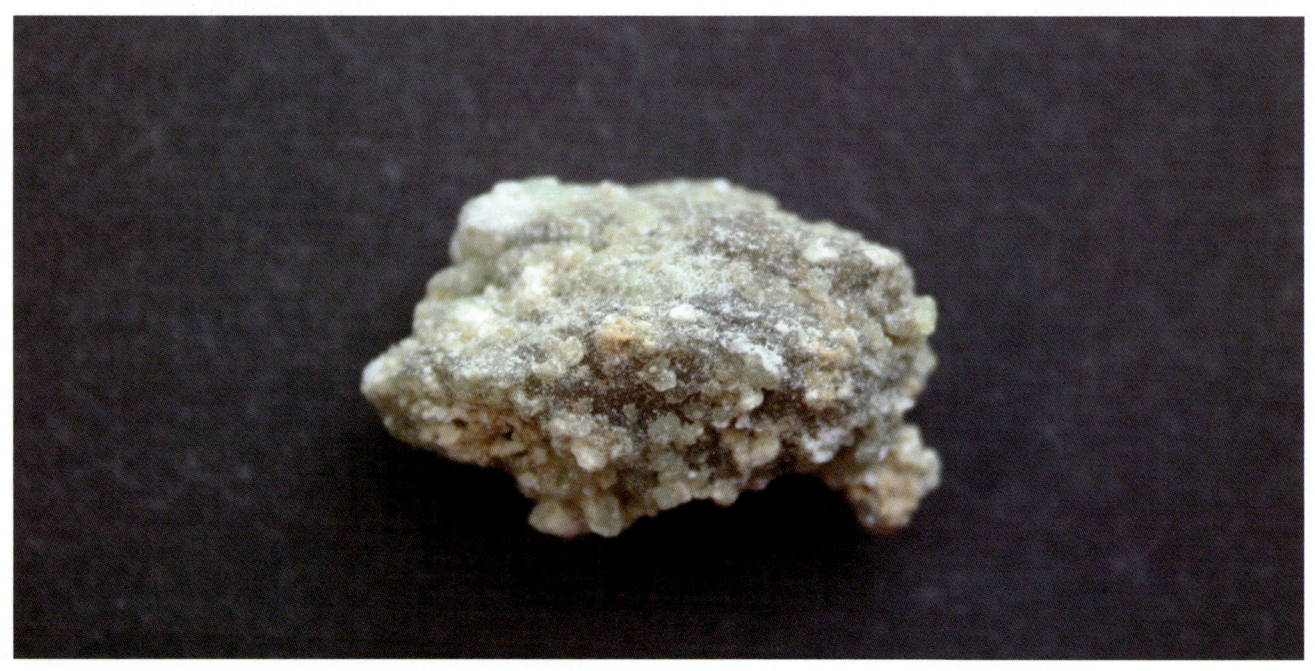

佛手

- **别名** 九爪木、五指橘、佛手柑。
- **来源** 本品为芸香科植物佛手 *Citrus medica* L. var. sarcodactylis Swingle 的干燥果实。

【形态特征】常绿小乔木或灌木。老枝灰绿色，幼枝略带紫红色，有短而硬的刺。单叶互生；叶柄短，长3～6毫米，无翼叶，无关节；叶片革质，长椭圆形或倒卵状长圆形，长5～16厘米，宽2.5～7厘米，先端钝，有时微凹，基部近圆形或楔形，边缘有浅波状钝锯齿。花单生，簇生或为总状花序；花萼杯状，5浅裂，裂片三角形；花瓣5，内面白色，外面紫色；雄蕊多数；子房椭圆形，上部窄尖。柑果卵形或长圆形，先端分裂如拳状，或张开似指尖，其裂数代表心皮数，表面橙黄色，粗糙，果肉淡黄色。种子数颗，卵形，先端尖，有时不完全发育。花期4～5月，果期10～12月。

【生境分布】生长于果园或庭院中。分布于广东、福建、云南、四川等地。

【采收加工】秋季果实尚未变黄或变黄时采收，纵切成薄片，晒干或低温干燥。

【性味归经】辛、苦、酸，温。归肝、脾、胃、肺经。

【功能主治】疏肝理气，和胃止痛，燥湿化痰。用于肝胃气滞，胸胁胀痛，胃脘痞满，食少呕吐，咳嗽痰多。

【用量用法】内服：3～10克，煎服。

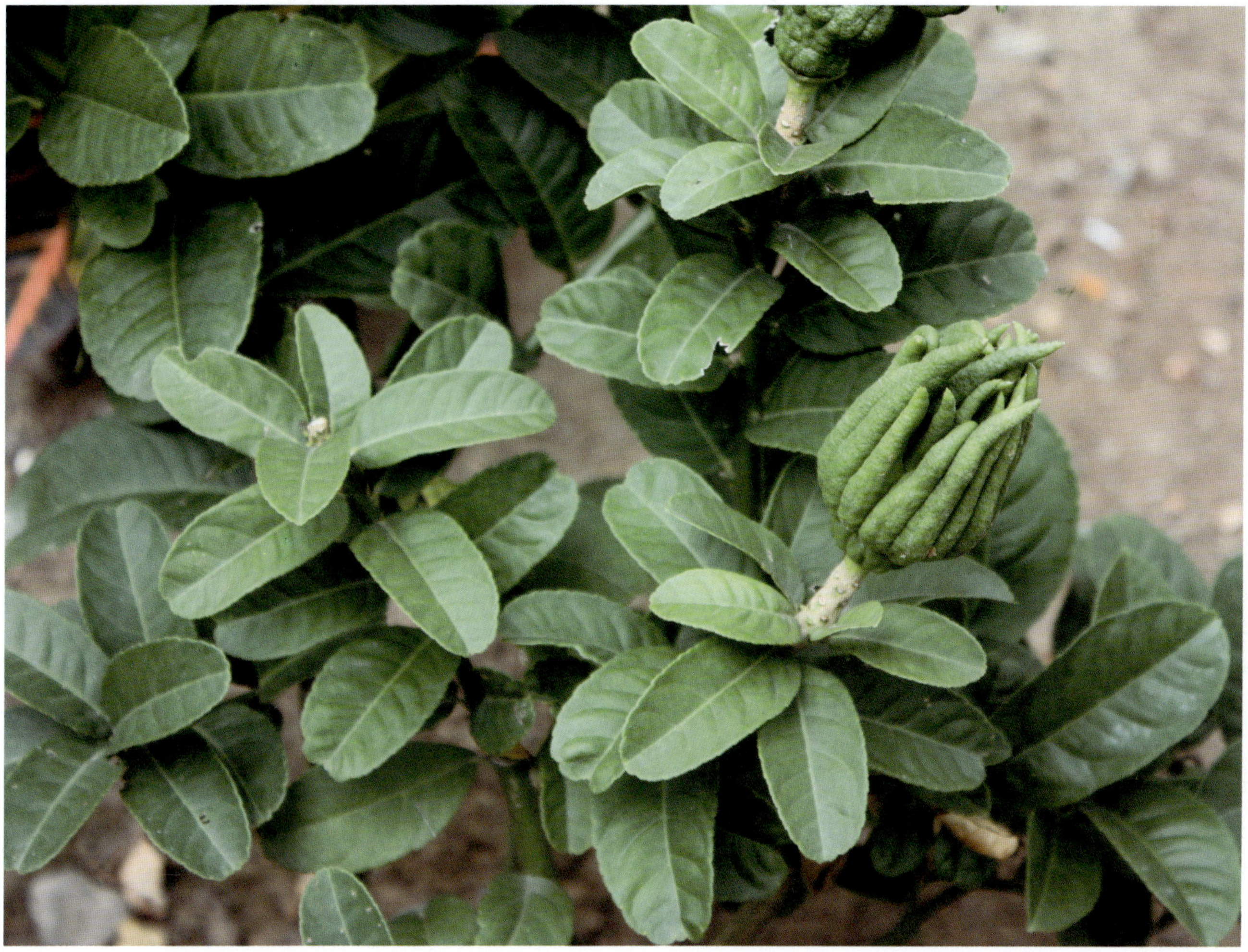

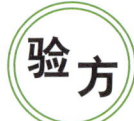

验方 ①**白带过多**：佛手20克，猪小肠适量，共炖，食肉饮汤。②**老年胃弱、消化不良**：佛手30克，粳米100克，共煮粥，早、晚分食。③**恶心呕吐**：佛手15克，生姜3克，陈皮9克，水煎服。④**哮喘**：佛手15克，姜皮3克，广藿香9克，水煎服。⑤**肝郁气滞、胸胁胀痛、饮食减少**：佛手10克，玫瑰花5克，沸水浸泡饮。⑥**肝气郁结、胃腹疼痛**：佛手10克，川楝子6克，青皮9克，水煎服。

食疗药膳

● 佛手延胡索山楂茶

原料：延胡索、佛手各6克，山楂10克。

制法：将以上3味水煎，取汁。

用法：代茶频饮，每日1剂。

功效：行血逐瘀。

适用：血瘀气闭型产后血晕。

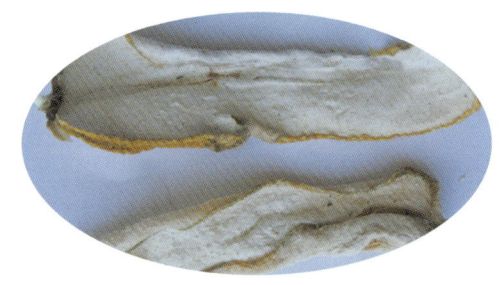

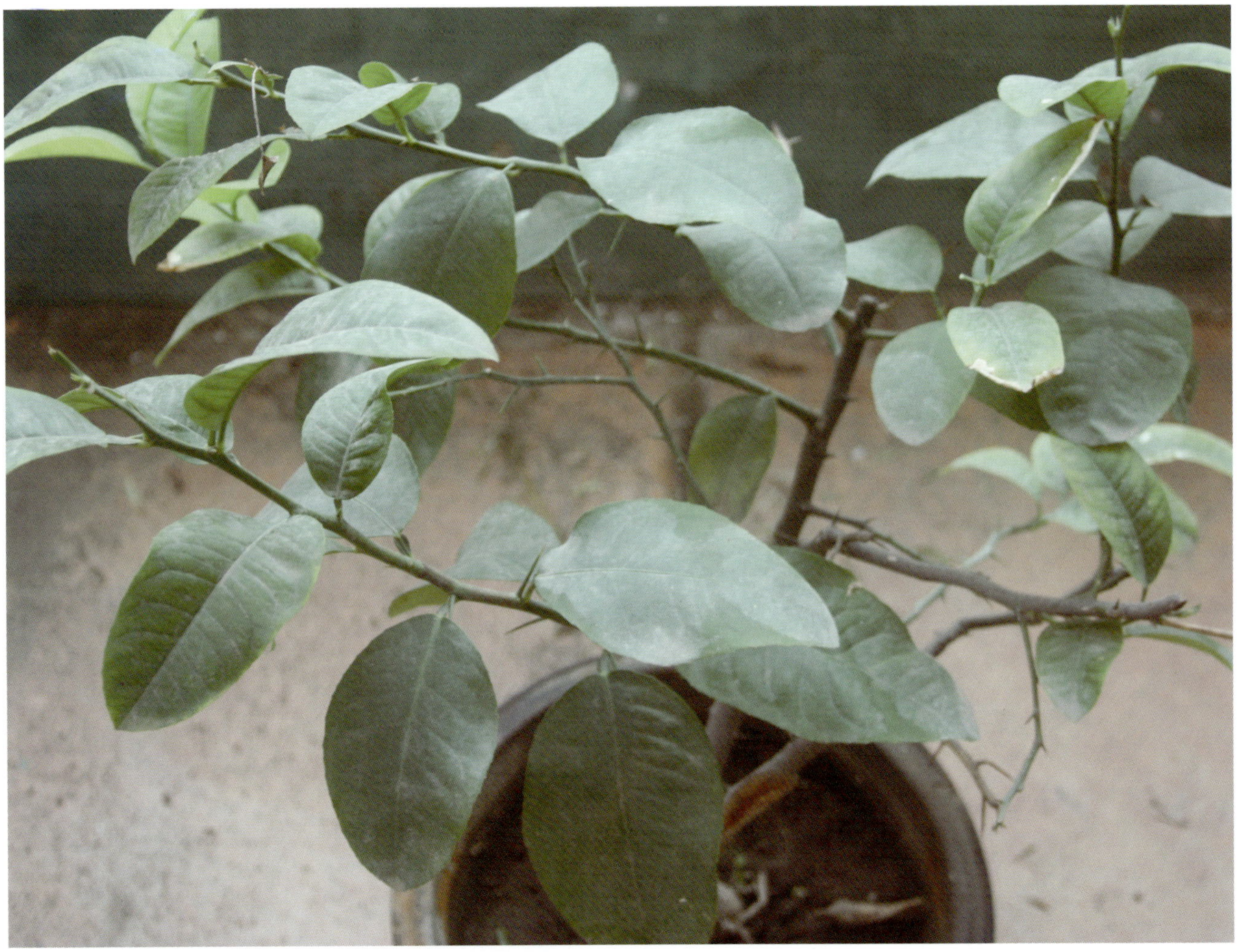

余甘子

- **别名** 油甘、牛甘、余甘果、余柑子、油柑子、油甘果、油甘子。
- **来源** 本品系藏族习用药材。为大戟科植物余甘子 *Phyllanthus emblica* L.的干燥成熟果实。

【形态特征】小枝被锈色短柔毛。叶互生，二列，条状长圆形，革质，全缘。花小，黄色，有短梗，簇生长于下部的叶腋。蒴果肉质，扁球形。种子稍带红色。花期3~4月。

【生境分布】一般在年均温20℃左右生长良好，0℃左右即有受冻现象。我国野生分布在云南、广西、福建、海南、台湾、海南、四川、贵州等省，江西、湖南、浙江等省部分地区也有分布。

【采收加工】冬季至次春果实成熟时采收，除去杂质，干燥。

【性味归经】甘、酸、涩，凉。归肺、胃经。

【功能主治】清热凉血，消食健胃，生津止咳。用于血热血瘀，消化不良，腹胀，咳嗽，喉痛，口干。

【用量用法】内服：3~9克，多入丸散服。

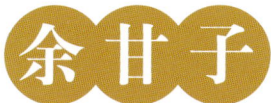

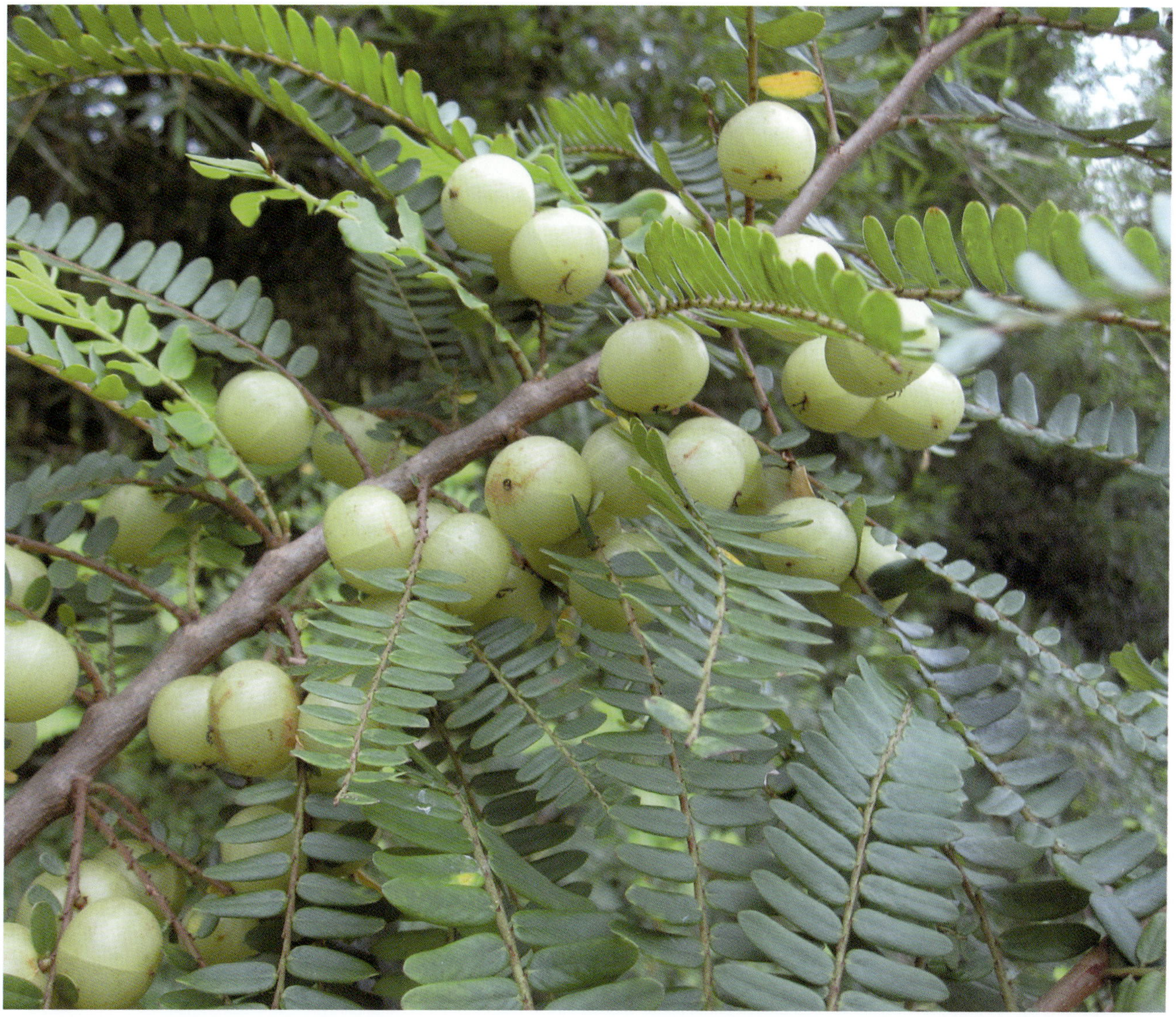

验方 ①感冒发热，咳嗽，咽喉痛，口干烦渴，维生素C缺乏症：鲜余甘子果10~30个，水煎服。②白喉：余甘子500克，玄参、甘草各50克，冷开水泡至起霜花，取霜用棉纸铺开晒干后，加马尾龙胆粉6克，冰片0.5克，炒白果仁粉15克，吹喉用。③哮喘：余甘子20个，先煮猪心肺，去浮沫再加橄榄煮熟连汤吃。④河豚中毒：余甘子生吃吞汁，并可治鱼骨哽喉。

食疗药膳

● 蜜饯余甘子

原料：余甘子、蜂蜜各适量。
制法：新鲜余甘子洗净晾干，放入蜂蜜中浸渍7日后即可用。
用法：每次食10~15枚。
功效：生津利咽，消痰止咳。
适用：肺燥咳嗽、咽喉炎等。

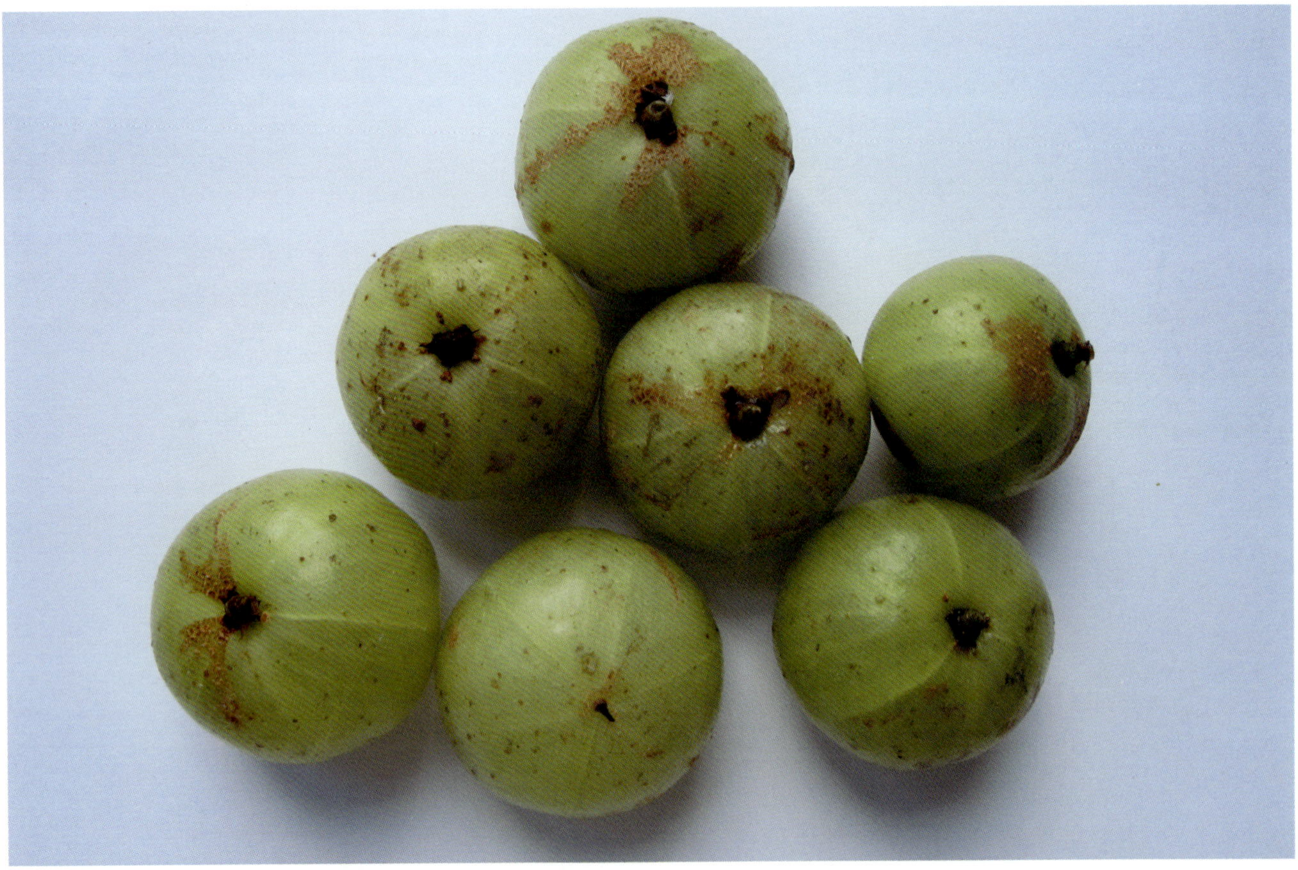

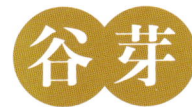 谷芽

- **别名** 蘖米、谷蘖、稻蘖、稻芽。
- **来源** 本品为禾本科植物粟 Setaria italica (L.) Beauv. 的成熟果实经发芽干燥的炮制加工品。

【形态特征】 粟茎秆圆柱形，高60~150厘米，基部数节可生出分蘖，少数品种上部的节能生出分枝。每节一叶，叶片条状披针形，长10~60厘米，有明显的中脉。须根系，茎基部的节还可生出气生根支持茎秆。穗状圆锥花序。穗的主轴生出侧枝，因第1级侧枝的长短和分布不同而形成不同的穗形。在第3级分枝顶部簇生小穗和刺毛（刚毛），这是粟种的特征。每个小穗具花2朵，下面的一朵退化，上面的一朵结实。籽粒为颖果，直径1~3毫米，重2~4克。成熟后稃壳呈白、黄、红、杏黄、褐黄或黑色。包在内外稃中的籽实俗称谷子，籽粒去稃壳后称为小米，有黄、白、青等色。

【生境分布】 栽培于水田中。我国各地均产。

【采收加工】 以成熟稻谷水浸约1日，捞起篓装或布包，经常洒水至发短芽，晒干。生用或炒用。

【性味归经】 甘，温。归脾、胃经。

【功能主治】 消食和中，健脾开胃。用于食积不消，腹胀口臭，脾胃虚弱，不饥食少。炒谷芽偏于消食，用于不饥食少。焦谷芽善化积滞，用于积滞不消。

【用量用法】 内服：9~15克，大剂量可用至30克，煎服。

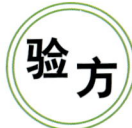 验方

①**食滞胀满，食欲不振：** 谷芽适量，水煎服。②**小儿外感风滞有呕吐、发热：** 谷芽、紫苏梗各15克，藿香6克，蝉蜕4.5克，防风0.5克，茯苓7克，薄荷3克（后下），黄连2.1克，水煎服。

使用注意

胃下垂者忌用。

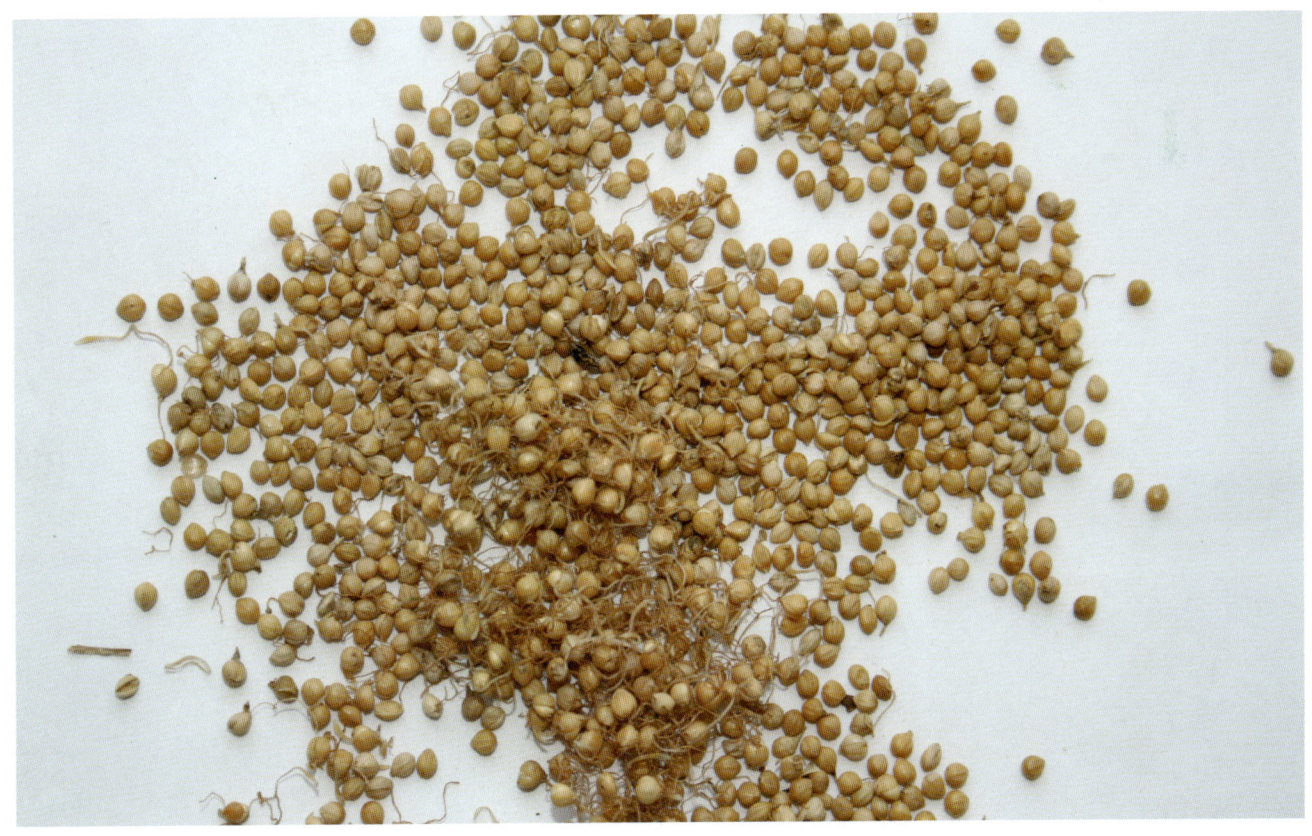

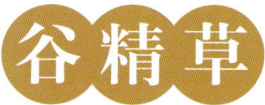 谷精草

- **别名** 谷精珠、戴星草、文星草、流星草、珍珠草、鱼眼草、天星草。
- **来源** 本品为谷精草科一年生草本植物谷精草*Eriocaulon buergerianum* Koern.的干燥带花茎的头状花序。

【形态特征】多年生草本；叶通常狭窄，密丛生；叶基生，长披针状线形，有横脉。花小，单性，辐射对称，头状花序球形，顶生，总苞片宽倒卵形或近圆形，花苞片倒卵形，顶端聚尖，蒴果膜质，室背开裂；种子单生，胚乳丰富。蒴果长约1毫米，种子长椭圆形，有毛茸。

【生境分布】生长于溪沟、田边阴湿地带。分布于浙江、江苏、安徽、江西、湖南、广东、广西等地。

【采收加工】秋季采收，将花序连同花茎拔出，除去泥土和须根，晒干，切段，生用。

【性味归经】辛、甘、平。归肝、肺经。

【功能主治】疏散风热，明目退翳。用于风热目赤，肿痛羞明，眼生翳膜，风热头痛。

【用量用法】内服：5～10克，煎服。

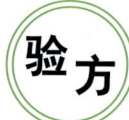 验方

①**偏正头痛：** 谷精草适量，研为末，加白面糊调匀摊纸上贴痛处，干了再换。②**鼻血不止：** 谷精草为末，每次10克，熟面汤送下。③**夜盲症：** 谷精草、苍术各15克，夜明砂9克，猪肝200克，同煮，空腹食肝喝汤。④**目中翳膜：** 谷精草、防风各等份，为末，米汤冲服。

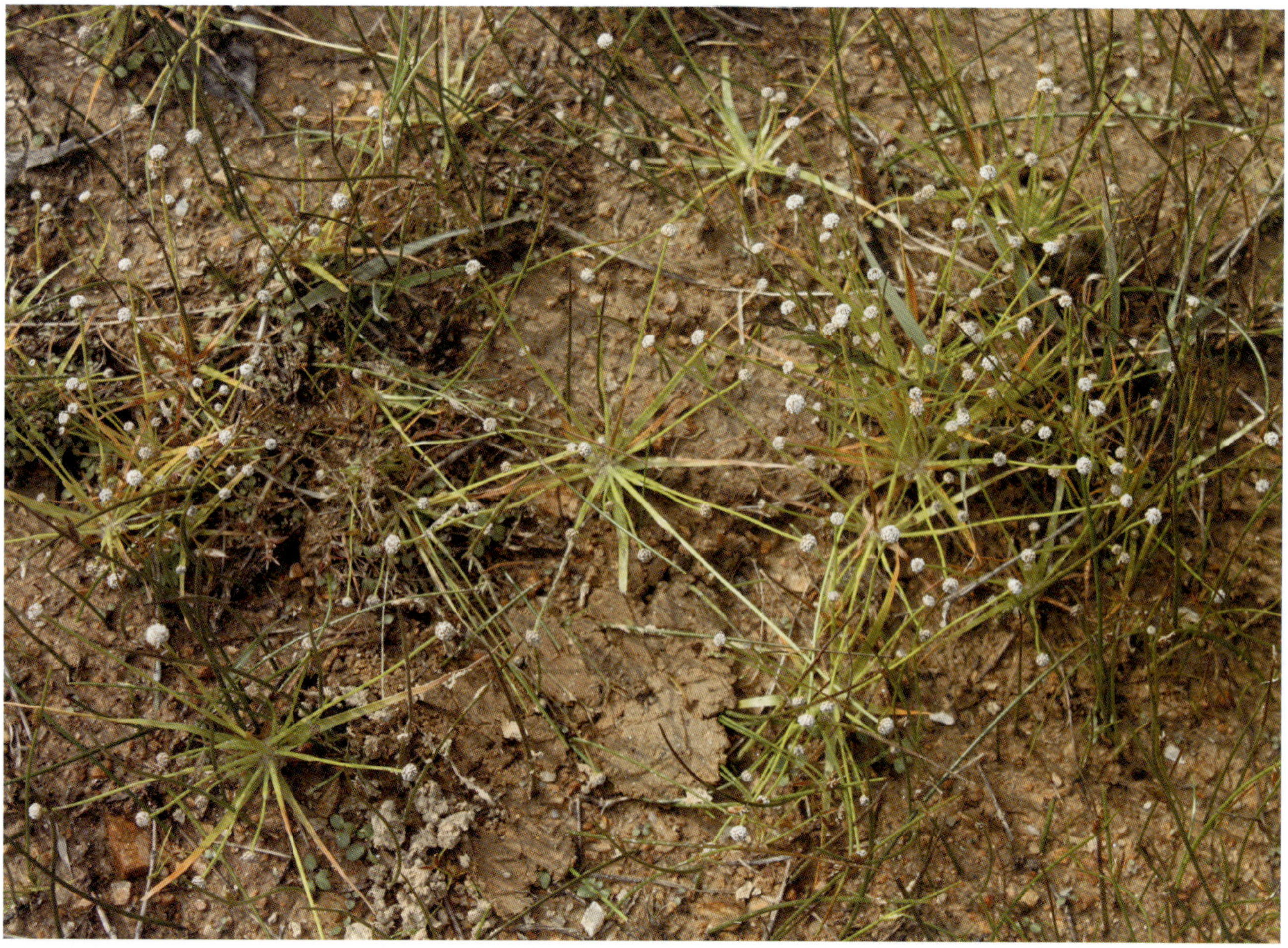

食疗药膳

●谷精夜明蒸鸡肝

原料：谷精草15克，夜明砂10克，鸡肝连肫1副。
制法：鸡肝去污膜洗净，同谷精草，夜明砂同蒸（注意碗内放少量开水），隔水蒸熟。
用法：食肝喝汁。
功效：补肝明目。
适用：夜盲症、眼干燥等。

●谷精草猪肝汤

原料：谷精草、石决明子各15克，蛇蜕、蝉蜕各10克，猪肝60克。
制法：先将前4味研为细末，每用6克，猪肝用竹刀劈开，掺药末，卷麻扎定，米泔水煮熟。
用法：分次，就盐细嚼，煮肝汤送下。
功效：清肝明目，补肝。
适用：小儿疳气斑疹、目昏翳膜、一切病眼等。

使用注意
阴虚血亏目疾者不宜用。

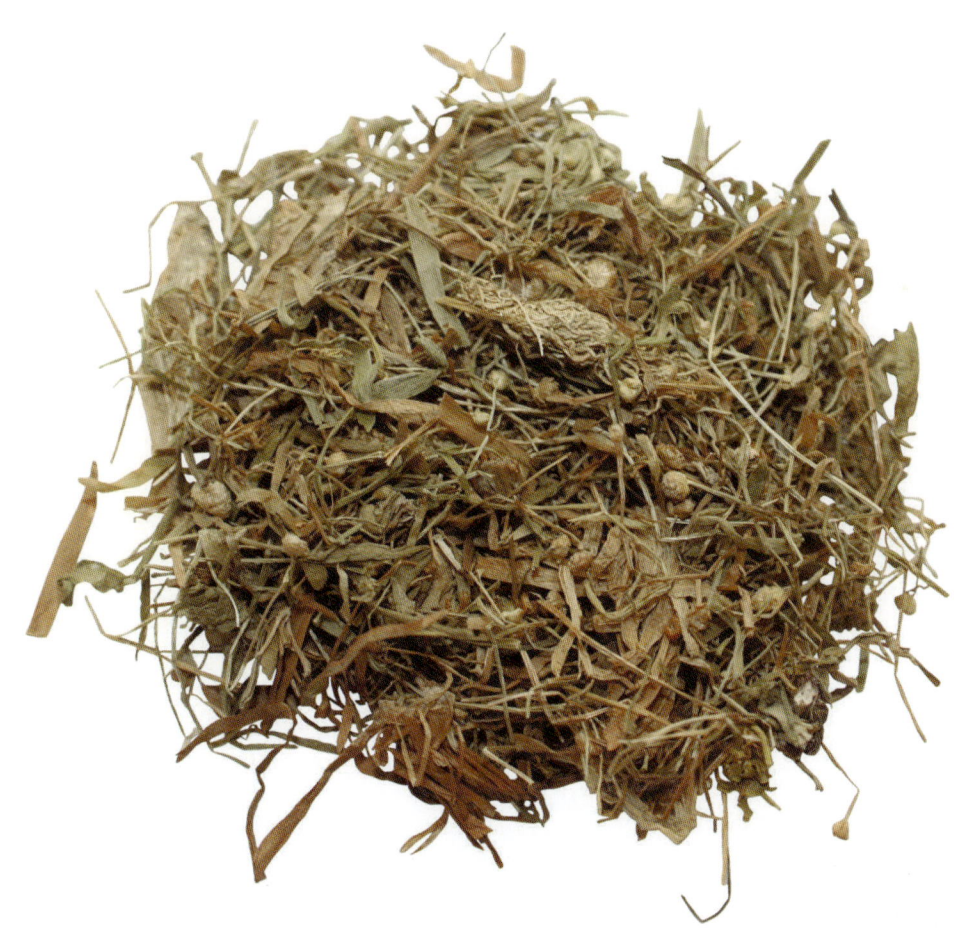

龟甲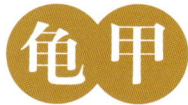

- **别名** 龟板、下甲、血板、烫板、乌龟壳、乌龟板。
- **来源** 本品为龟科动物乌龟 *Chinemys reevesii*（Gray）的背甲及腹甲。

【形态特征】乌龟体呈扁圆形，腹背均有坚硬的甲，甲长约12厘米，宽8.5厘米，高5.5厘米。头形略方，头部光滑，后端具小鳞，鼓膜明显。吻端尖圆，颌无齿而形成角质喙；颈能伸缩。甲由真皮形成的骨板组成，骨板外被鳞甲，也称角板；背面鳞甲棕褐色，顶鳞甲后端宽于前端；中央为5枚脊鳞甲，两侧各有4枚肋鳞甲，缘鳞甲每侧11枚，肛鳞甲2枚。腹面鳞甲12枚，淡黄色。背腹鳞甲在体侧相连。尾短而尖细。四肢较扁平，指、趾间具蹼，后肢第5趾无爪，余皆有爪。多群居，常栖息在川泽湖池中，肉食性，常以蠕虫及小鱼等为食。生活力很强，数月断食，可以不死。

【生境分布】生长于江河、水库、池塘、湖泊及其他水域。分布于河北、河南、江苏、山东、安徽、广东、广西、湖北、四川、陕西、云南等地。

【采收加工】全年均可捕捉，以秋冬二季为多，捕捉后杀死，或用沸水烫死，剥取背甲及腹甲，除去残肉，晒干。

【性味归经】咸、甘，微寒。归肝、肾、心经。

【功能主治】滋阴潜阳，益肾强骨，养血补心，固经止崩。用于阴虚潮热，骨蒸盗汗，头晕目眩，虚风内动，筋骨痿软，心虚健忘，崩漏经多。

【用量用法】内服：9~24克，煎服，宜先煎；或入丸、散、熬膏服。

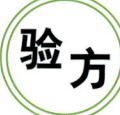 ①**白带过多兼见面色苍白、手脚发冷、腰酸脚软、精神萎靡**：龟甲、海螵蛸各500克，熬浓汁，调和成丸，如绿豆大，每次5克，每日2次，开水送下。②**女性不孕症**：龟板（炙）、枸杞子、乌药、菟丝子、益智仁、五味子、车前子、覆盆子各12克，水煎服，每日1剂，日服2次。③**月经过多**：龟板、牡蛎各90克，研末，每次2~3克，酒调服，每日3次。

食疗药膳

●淡菜龟板瘦肉粥

原料：淡菜50克，龟板20克，猪瘦肉50克。

做法：将龟板放入砂锅内加水煮20分钟后入淡菜、猪瘦肉煮熟后调味食用。

用法：每日1次。

功效：调经止痛。

适用：肾阴虚型功能性子宫出血，症状表现为月经量多色鲜血、头晕耳鸣、腰膝酸软、心烦，舌质红、苔少、脉细数等。

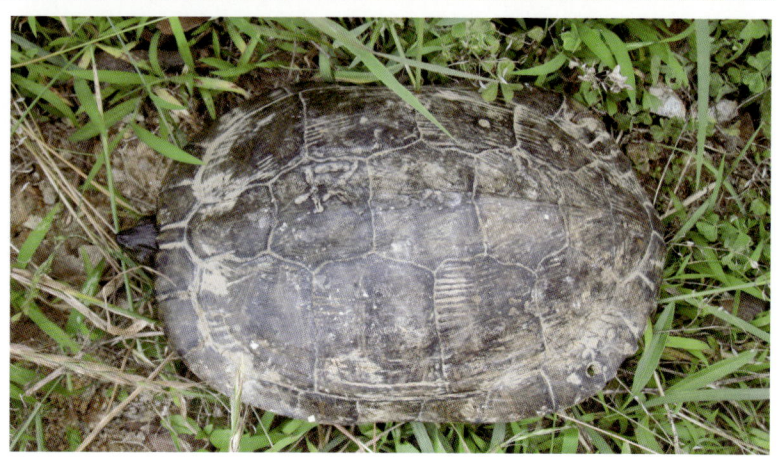

●灵龟大枣汤

原料：灵芝30克，乌龟1只，大枣15枚，调料适量。
制法：将乌龟放入沸水中烫死，捞出，剁去头、爪，揭去龟甲，剖腹除去内脏，洗净，切成小块，放入炒锅中，加麻油、盐炒片刻，加清水适量，与灵芝、大枣同煮汤，待汤沸后用小火炖至肉烂熟，加味精调味即可。
用法：每日1剂，一次食完，每周2～3剂。
功效：养心安神，滋阴补肾，防癌抗癌。
适用：癌症患者辅助食疗。

●清炖乌龟

原料：乌龟1只，姜片、葱段、料酒、味精各适量。
制法：将乌龟宰杀，去内脏，洗净切块后放砂锅中，加姜片、葱段、料酒、味精和水适量，煮至熟烂即可。
用法：佐餐经常食用。
功效：利小便。
适用：小儿遗尿。

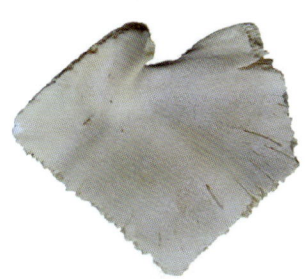

●红烧龟肉

原料：乌龟1只（250～500克），黄酒适量，姜、葱、花椒、冰糖、酱油少许。
制法：将乌龟去头、内脏，洗净，切块。先以素油煸炒，加姜、葱、花椒、冰糖等调料。再烹酱油、黄酒后放入龟肉块，翻炒，加水以小火煨炖，至熟烂即可。
用法：分顿服用。
功效：止血。
适用：低热、咯血、便血者。

●乌龟炖鸡汤

原料：乌龟1只，母鸡1只（约750克），生姜12克，白胡椒10克，红糖50克，白糖500克。
制法：将鸡宰杀后，去毛及肠杂；龟去甲，洗净。将龟、胡椒、生姜（切片）及红糖纳入鸡腹内，置于砂锅中，加白酒，加盖（不再加水），用泥封固，小火煨炖，至肉烂为度。
用法：2～3日内服完，隔半月后如法炮制再服。
功效：滋肾填精，益虚健体。
适用：肾精亏虚少精子。

●龟板海参汤

原料：龟板（炙酥）、白及各15克，海参60克。
制法：将龟板、白及洗净，海参用温水浸软，去内脏，用清水漂洗干净，切块。把用料一齐放入砂锅内，加清水适量，大火煮沸，改小火煮1.5～2小时，调味即可饮用。
用法：每日1剂，每日2次。
功效：益气滋阴，敛肺止血。
适用：肺结核咯血者。

使用注意

脾胃虚寒及孕妇不宜用。

辛夷

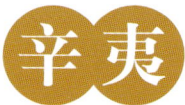

- **别名** 木栏、桂栏、杜兰、木兰、紫玉兰、毛辛夷、辛夷桃。
- **来源** 本品为木兰科植物望春花 *Magnolia biondii* Pamp.、玉兰或武当玉兰的干燥花蕾。

【形态特征】望春花：落叶乔木，干直立，小枝除枝梢外均无毛；芽卵形，密被淡黄色柔毛。单叶互生，具短柄；叶片长圆状披针形或卵状披针形，长10～18厘米，宽3.5～6.5厘米，先端渐尖，基部圆形或楔形，全缘，两面均无毛，幼时下面脉上有毛。花先叶开放，单生枝顶，直径6～8厘米，花萼线形，3枚；花瓣匙形，白色，6片，每3片排成1轮；雄蕊多数；心皮多数，分离。武当玉兰：与望春花相似，但叶倒卵形或倒卵状长圆形，长7～15厘米，宽5～9厘米，先端钝或突尖，叶背面中脉两侧和脉腋密被白色长毛。花大，直径12～22厘米，萼片与花瓣共12片，二者无明显区别，外面粉红色，内面白色。玉兰：叶片为倒卵形或倒卵状矩圆形，长10～18厘米，宽6～10厘米，先端宽而突尖，基部宽楔形，叶背面及脉上有细柔毛。春季开大形白色花，直径10～15厘米，萼片与花瓣共9片，大小近相等，且无显著区别，矩圆状倒卵形。

【生境分布】生长于较温暖地区，野生较少。分布于河南、四川、安徽、浙江、陕西、湖北等省。

【性味归经】辛，温。归肺、胃经。

【功能主治】散风寒，通鼻窍。用于风寒头痛，鼻塞流涕，鼻鼽，鼻渊。

【用量用法】内服：3～10克，煎服（内服煎剂煎煮时应用纱布将本品包裹）。外用：适量。

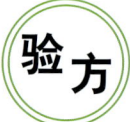

验方 ①**感冒头痛鼻塞**：辛夷花、白芷、苍耳子各9克，水煎服。②**鼻炎、鼻窦炎**：辛夷15克，鸡蛋3个，同煮，吃蛋饮汤。③**鼻塞**：辛夷、皂角、石菖蒲各等份，为末，绵裹塞鼻中。④**过敏性鼻炎**：辛夷3克，藿香10克，开水冲泡，浸闷5～10分钟，频饮，每日1～2剂。⑤**鼻炎**：辛夷花6克，苏叶9克，姜、葱适量，上几味共制成粗末，用纱布包好，以沸水冲泡服。

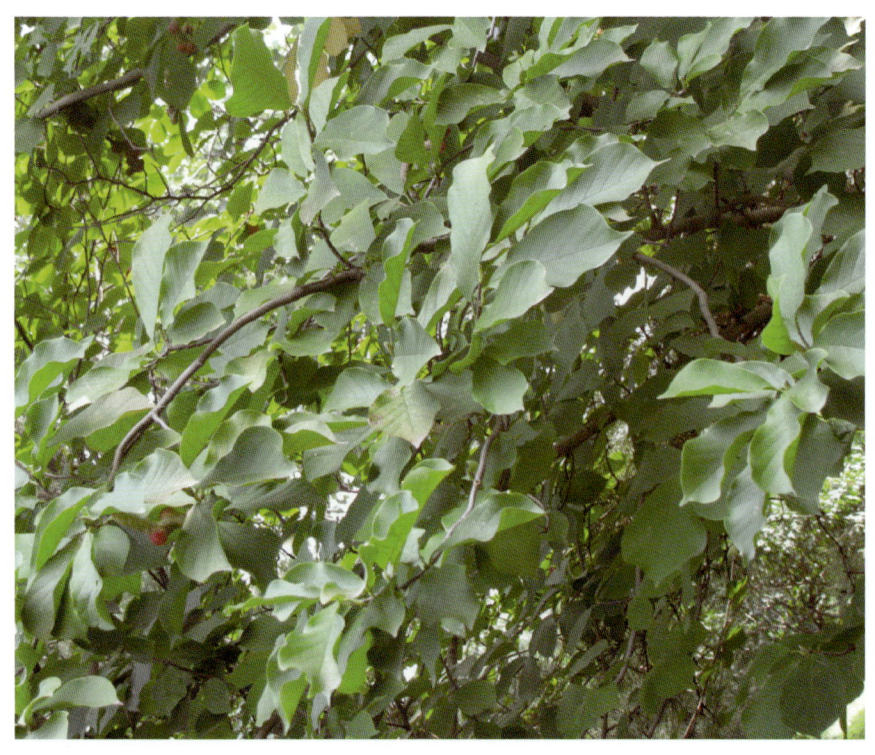
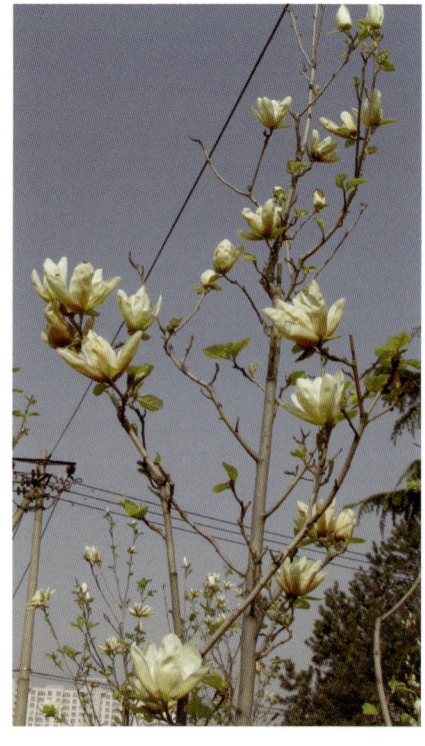

食疗药膳

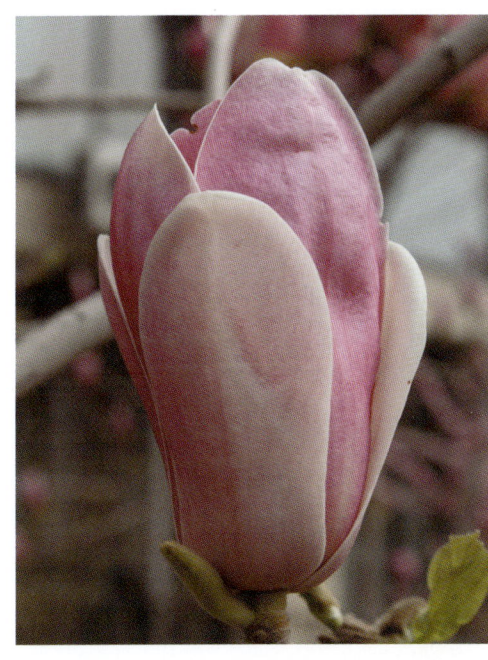

●辛夷粥
原料：辛夷10克，粳米50克，白糖少许。
制法：将辛夷洗净，放入砂锅中浸泡1小时后，小火煮熬20分钟后去辛夷取汁，用药汁煮粳米熬成粥。
用法：每日早餐服用。
功效：散风寒，通鼻窍。
适用：头痛、鼻窦炎、鼻塞不通、齿痛等。

●辛夷苏叶茶
原料：辛夷花6克，苏叶9克，姜、葱适量。
制法：将上2味共制成粗末，用纱布包好，以沸水冲泡。
用法：每日1剂，代茶频饮。
功效：疏散风寒，宣通鼻窍。
适用：鼻炎。

●辛夷热红茶
原料：辛夷花3克，红茶2克，红糖15克。
制法：先将辛夷花拣去杂质，晒干，与红茶同放入杯中，用刚煮沸的水冲泡，加盖焖15分钟，加入适量红糖，拌匀即成。
用法：代茶频饮。一般可冲泡3～5次，红糖视冲泡次数分配。
功效：散风寒，通鼻窍。
适用：风寒型单纯性慢性鼻炎。

●辛夷煎蛋
原料：辛夷花15克，鸡蛋2个。
制法：先将鸡蛋洗净，入沸水锅煮熟，待凉，去壳。将辛夷花拣杂，放入砂锅，加清水浸泡片刻，煎煮15分钟，过滤取汁，回入砂锅，放入熟鸡蛋，用小火煮15分钟即成。
用法：早晚2次分服，每日1剂。
功效：散风寒，通鼻窍。
适用：风热型单纯性慢性鼻炎。

●辛夷菊花茶
原料：辛夷、菊花各15克。
制法：辛夷、菊花用滚开水浸15分钟。
用法：代茶频饮。
功效：通鼻窍。
适用：鼻炎、鼻窦炎等。

使用注意
阴虚火旺者忌服。

羌活

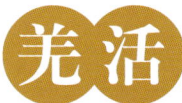

- **别名** 羌青、羌滑、黑药、护羌使者、胡王使者、退风使者。
- **来源** 本品为伞形科植物羌活或宽叶羌活 Notopterygium franchetii H.de Boiss. 的干燥根茎和根。

【形态特征】 羌活为多年生草本，高60~150厘米；茎直立，淡紫色，有纵沟纹。基生叶及茎下部叶具柄，基部两侧成膜质鞘状，叶为2~3回羽状复叶，小叶3~4对，卵状披针形，小叶2回羽状分裂至深裂，最下一对小叶具柄；茎上部的叶近无柄，叶片薄，无毛。复伞形花序，伞幅10~15；小伞形花序约有花20~30朵，花小，白色。双悬果长圆形，主棱均扩展成翅，每棱槽有油管3个，合生面有6个。宽叶羌活与上种区别点为：小叶长圆状卵形至卵状披针形，边缘具锯齿，叶脉及叶缘具微毛。复伞形花序，伞幅14~23；小伞形花序上生多数花，花淡黄色。双悬果近球形，每棱槽有油管3~4个，合生面有4个。

【生境分布】 生长于海拔2600~3500米的高山、高原之林下、灌木丛、林缘、草甸。分布于四川、甘肃、青海、云南等地。

【采收加工】 春、秋季采挖，除去茎叶、细根、泥土，晒干或烘干。

【性味归经】 辛、苦，温。归膀胱、肾经。

【功能主治】 解表散寒，祛风除湿，止痛。用于风寒感冒，头痛项强，风湿痹痛，肩背酸痛。

【用量用法】 内服：3~10克，煎服。

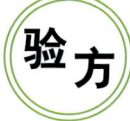

验方

①**眼胀**：羌活适量，水煎服。②**产后腹痛**：羌活100克，煎酒服。③**风湿性关节炎**：羌活、当归、桂枝各6克，松子仁10~15克，加黄酒和水等量合煎，每日1剂，分2次服。④**头痛**：羌活12克，绿豆根15克，五味子3克，水煎服，每日1~2次。⑤**感冒发热、扁桃体炎**：羌活5克，板蓝根、蒲公英各6克，水煎，每日1剂，分2次服。

使用注意

本品气味浓烈，温燥性强，易耗阴血，故表虚汗出、阴虚外感、血虚痹痛者需慎用。过量应用，易致呕吐，脾胃虚弱者不宜服用。

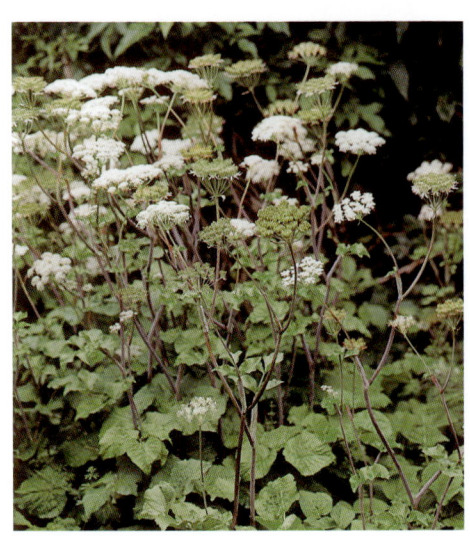
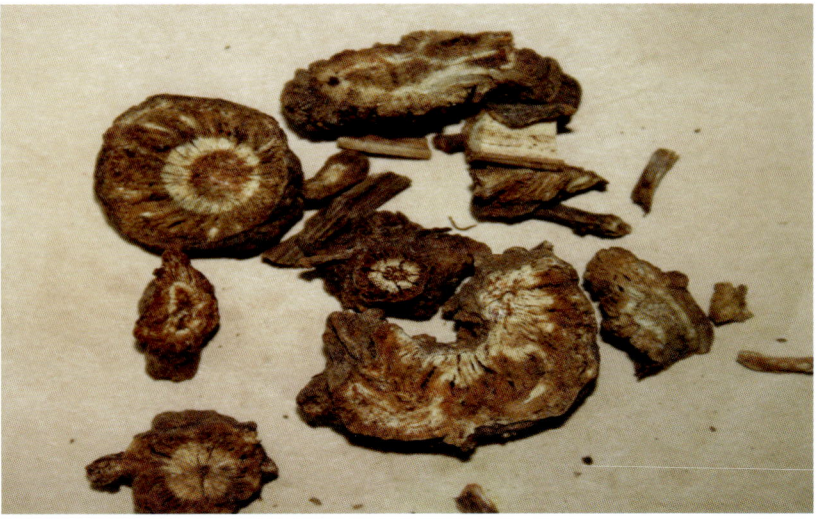

沙苑子

- **别名** 潼蒺藜、夏黄草、蔓黄芪、沙苑蒺藜。
- **来源** 本品为豆科植物扁茎黄芪 *Astragalus complanatus* R.Br. 的干燥成熟种子。

【形态特征】多年生草本。茎较细弱，略扁，基部常倾卧，有白色柔毛。羽状复叶互生；小叶椭圆形，下面有白色柔毛；托叶小，披针形。总状花序腋生，有花3~7朵；花萼钟形，与萼筒近等长，有白色柔毛；花冠蝶形，浅黄色。荚果膨胀，纺锤形，长2~3.5厘米，先端有喙。

【生境分布】生长于山野、路旁；多栽培。主产陕西大荔、兴平等地。四川也有出产。

【采收加工】秋末冬初，种子成熟时采收，连茎割取，晒干后，打下种子，除去杂质。

【性味归经】甘，温。归肝、肾经。

【功能主治】补肾助阳，固精缩尿，养肝明目。用于肾虚腰痛，遗精早泄，遗尿尿频，白浊带下，眩晕，目暗昏花。

【用量用法】内服：9~15克，煎服；或入丸、散。

验方

①**肾虚腰背酸痛**：沙苑子15克，水煎服。②**白癜风**：沙苑子10克，研为末，猪肝1具煮熟后切成片，蘸药末1日服完。③**遗精**：沙苑子、菟丝子各25克，补骨脂、枸杞子、杜仲各15克，水煎服，每日1剂。④**目昏不明**：沙苑子、青葙子各15克，茺蔚子10克，共研细末，每次5克，每日2次。⑤**遗尿**：沙苑子、覆盆子、补骨脂各9克，生山药15克，水煎服，每日1剂。或用沙苑子15克，熟地10克，团鱼1个（750克），蒸服。

使用注意

本品为温补固涩之品，阴虚火旺及小便不利者忌服。

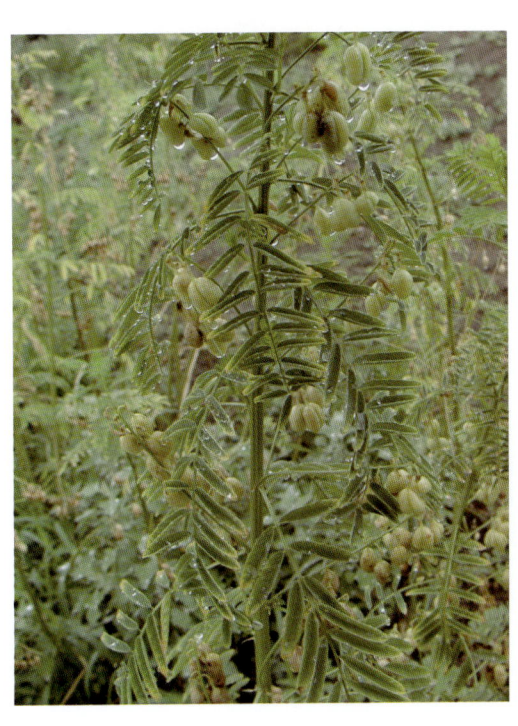
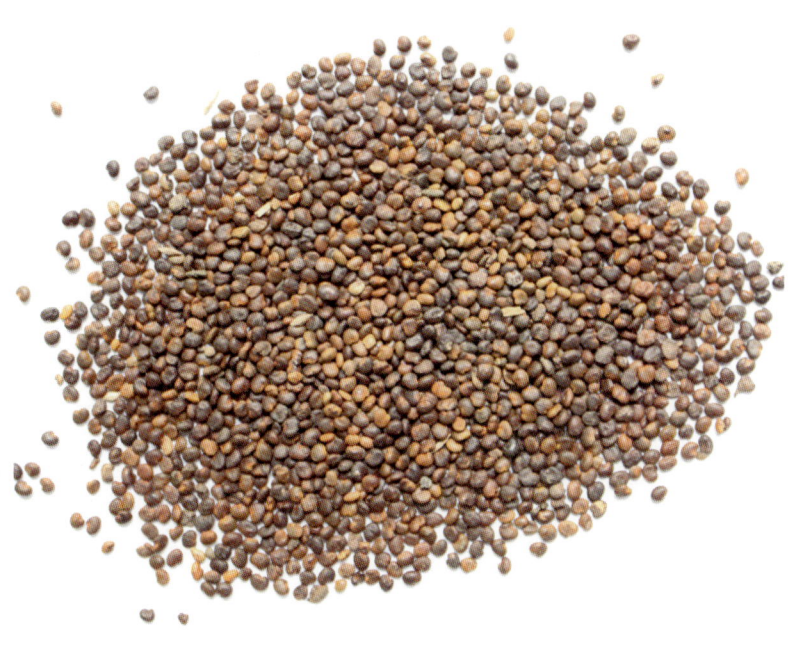

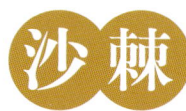

沙棘

- **别名** 达尔、醋柳、沙枣、醋柳果、酸刺子、酸柳柳。
- **来源** 本品系蒙古族、藏族习用药材。为胡颓子科植物沙棘 *Hippophae rhamnoides* L. 的干燥成熟果实。

【形态特征】 落叶灌木或乔木，高1~5米，高山沟谷可达18米。棘刺较多，粗壮，顶生或侧生；嫩枝褐绿色，密被银白色而带褐色鳞片或有时具白色星状毛，老枝灰黑色，粗糙；芽大，金黄色或锈色。单叶通常近对生；叶柄极短；叶片纸质，狭披针形或长圆状披针形，长3~8厘米，宽约1厘米，两端钝形或基部近圆形，上面绿色，初被白色盾形毛或星状毛，下面银白色或淡白色，被鳞片。花黄色，花瓣4瓣，花蕊淡绿色，花苞球状，嫩绿色；果实圆球形，直径4~6毫米，橙黄色或橘红色；果梗长1~2.5毫米。种子小，黑色或紫黑色，有光泽。花期4~5月，果期9~10月。

【生境分布】 生长于海拔800~3600米的阳坡、沙漠地区河谷阶地、平坦沙地和砾石质山坡。分布于华北、西北及四川等地。

【采收加工】 秋、冬二季果实成熟或冻硬时采收，除去杂质，干燥或蒸后干燥。

【性味归经】 酸、涩，温。归脾、胃、肺、心经。

【功能主治】 健脾消食，止咳祛痰，活血散瘀。用于脾虚食少，食积腹痛，咳嗽痰多，胸痹心痛，瘀血经闭，跌仆瘀肿。

【用量用法】 内服：3~10克，煎服。

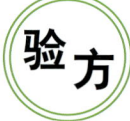

验方

①**慢性气管炎**：沙棘精每次口服15毫升，每日3次，3周为1个疗程。②**慢性肝炎**：沙棘糖浆每次30毫升，每日3次口服。冲剂每次15克，每日3次温开水冲服小儿剂量酌减。③**反流性食管炎**：沙棘籽油，每次3~5毫升，每日3次，饭前半小时口服，夜晚入睡前加服1次。④**造血功能障碍**：沙棘油10毫升，每日3次口服，3~6月为1个疗程。

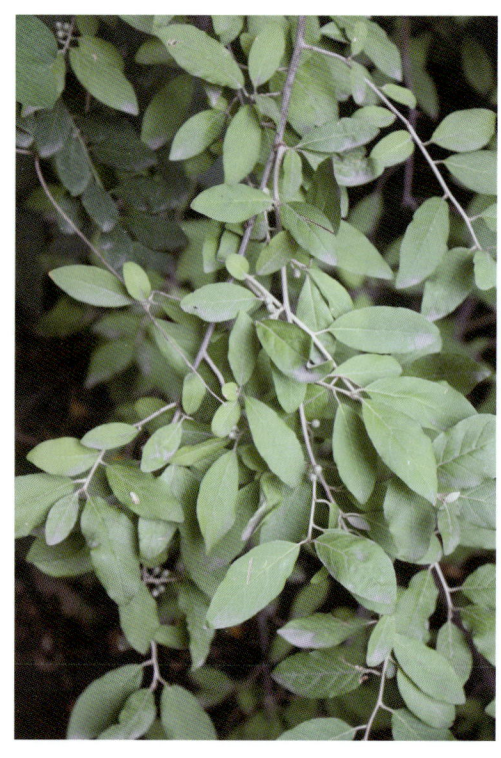
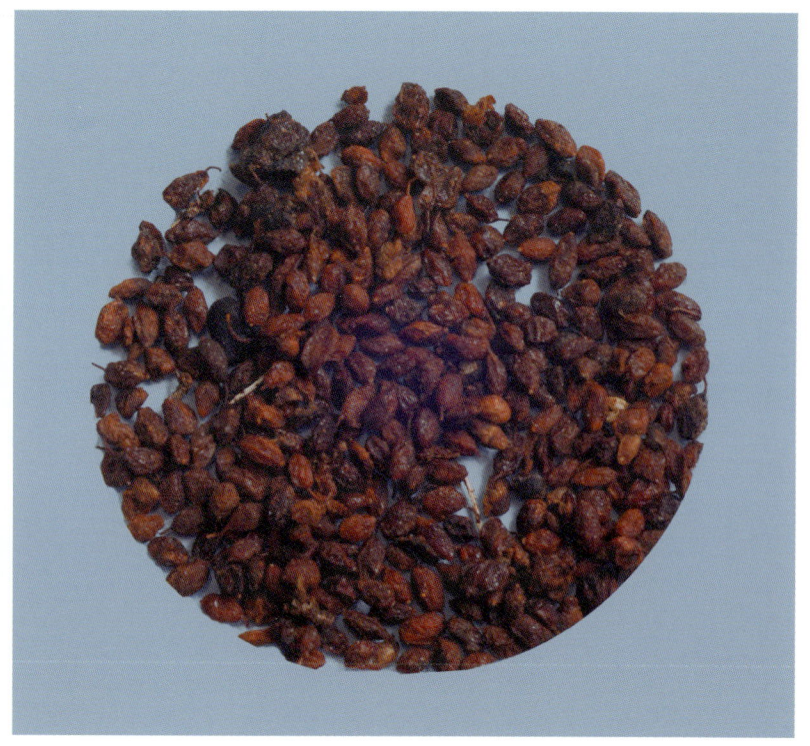

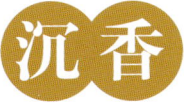 沉香

- **别名** 蜜香、沉水香。
- **来源** 为双子叶植物药瑞香科乔木植物白木香 Aquilaria Sinensis（Lour.）Gilg 含有树脂的木材。

【形态特征】常绿乔木，高达30米。幼枝被绢状毛。叶互生，稍带革质；具短柄，长约3毫米；叶片椭圆状披针形、披针形或倒披针形，长5.5~9厘米，先端渐尖，全缘，下面叶脉有时被绢状毛。伞形花序，无梗，或有短的总花梗，被绢状毛；花白色，与小花便等长或较短；花被钟形，5裂，裂片卵形，长0.7~1厘米，喉部密被白色绒毛的鳞片10枚，外被绢状毛，内密被长柔毛，花冠管与花被裂片略等长；雄蕊10，着生长于花被管上，其中有5枚较长；子房上位，长卵形，密被柔毛，2室，花柱极短，柱头扁球形。

【生境分布】生长于中海拔山地、丘陵地。分布于海南、广东、云南、台湾等地。

【采收加工】全年均可采收，割取含树脂的木材，除去不含树脂的部分，阴干。

【性味归经】辛、苦，微温。归脾、胃、肾经。

【功能主治】行气止痛，温中止呕，纳气平喘。用于胸腹胀闷疼痛，胃寒呕吐呃逆，肾虚气逆喘急。

【用量用法】内服：1~5克，煎服，宜后下；或磨汁冲服；或入丸、散剂，每次0.5~1克。

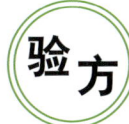 验方

①**腹胀气喘，坐卧不安**：沉香、枳壳、木香各25克，莱菔子（炒）50克，每次25克，姜三片，水煎服。②**哮喘**：沉香100克，莱菔子（淘净，蒸熟，晒干）250克，研为细末，调生姜汁为细丸，每次3克，开水送下。③**哮喘气逆**：沉香1.5克，侧柏叶3克，共研为粉末，临睡前顿服。

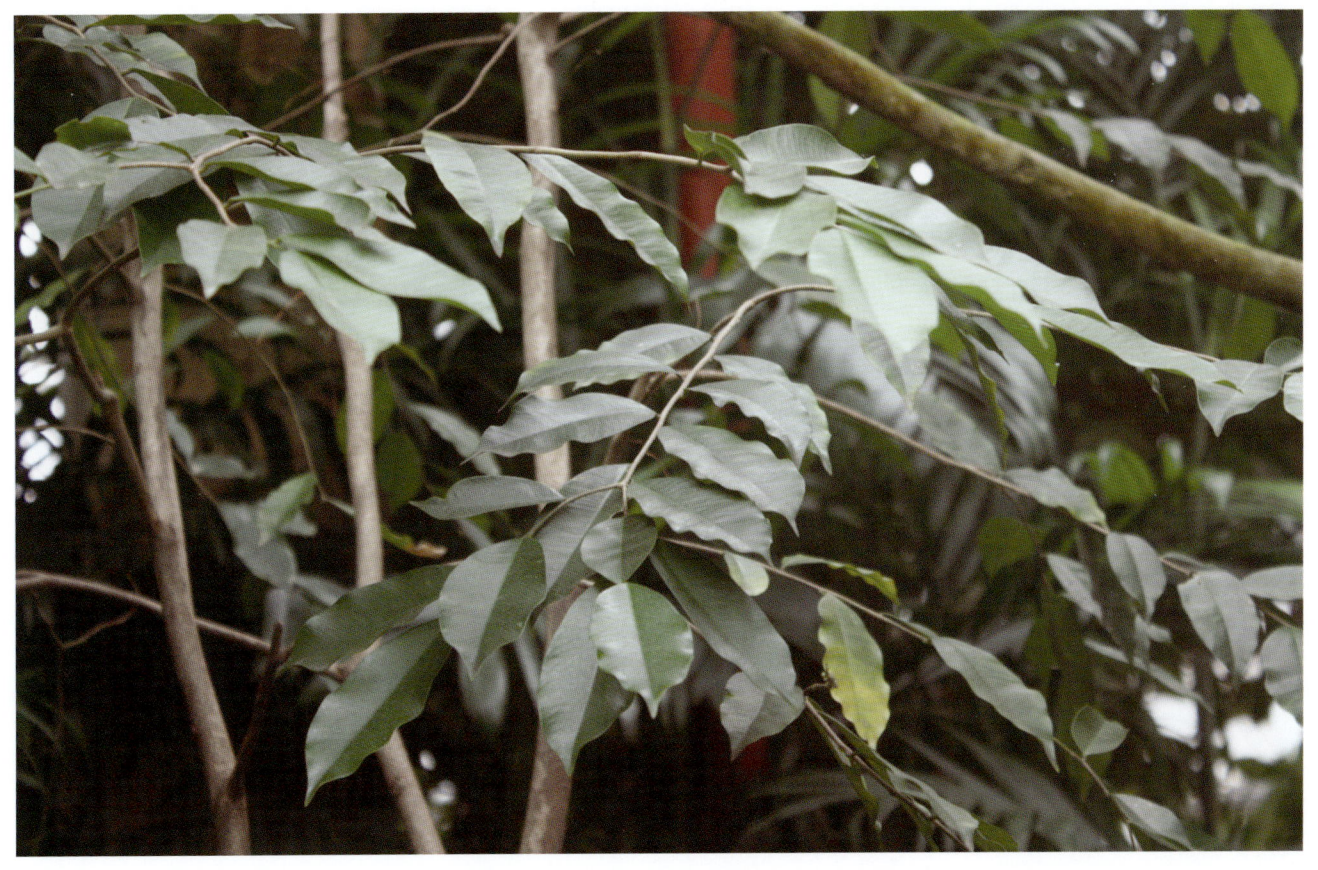

食疗药膳

●沉香煮猪心

原料：沉香、半夏各3克，猪心1个。
制法：先将沉香研末，同半夏一起放入猪心内，煨熟即可。
用法：去半夏，食猪心。每食适量。
功效：降逆化痰。
适用：咳喘痰多。

●熟地枸杞沉香酒

原料：沉香12克，熟地黄、枸杞子各120克，白酒2000毫升。
制法：将上药加工捣碎，放入酒坛，倒入白酒，密封坛口，置于阴凉处，经常摇动，浸泡10日后过滤去渣即成。
用法：每日3次，每次10～15毫升。
功效：补益肝肾。
适用：肝肾阴虚所致脱发、白发、健忘、不孕等。

使用注意
阴虚火旺、气虚下陷者慎用。

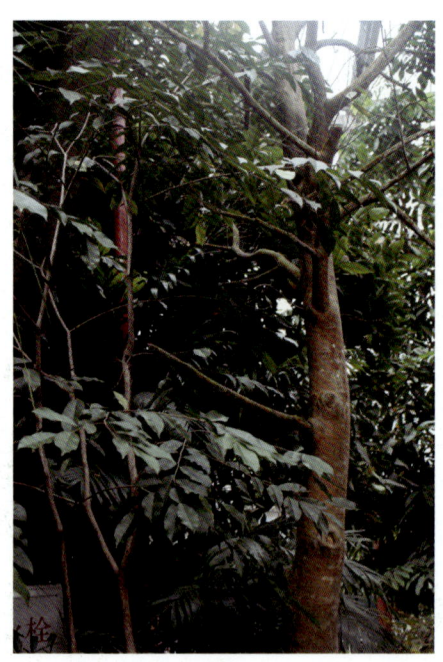
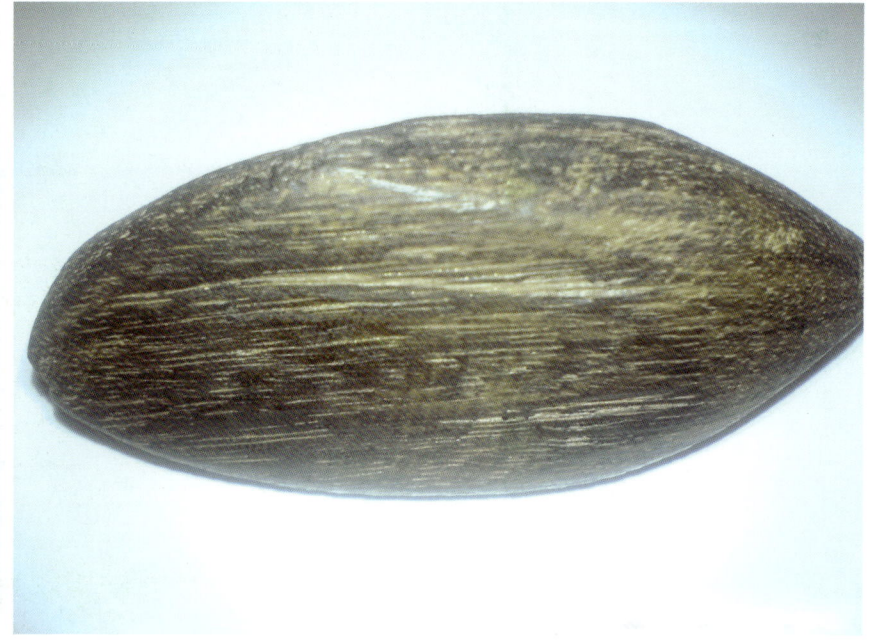

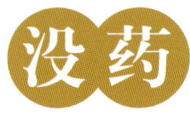

没药

- **别名** 末药、明没药、生没药、生明没药。
- **来源** 本品为橄榄科植物地丁树 Commiphora myrrha Engl.或哈地丁树的干燥树脂。

【形态特征】本植物为灌木或矮乔木，高3米。树干粗，具多数不规则尖刺状粗枝；树皮薄，光滑，常有片状剥落。叶单生或丛生，多为3出复叶，小叶倒长卵形或倒披针形，中央1片较大；叶柄短。总状花序腋生或丛生长于短枝上，花杂性，萼杯状，宿存；花冠4瓣，白色，雄蕊8；子房3室。核果卵形，棕色。种子1~3枚。本品呈不规则颗粒状或粘结成团块，状似红砂糖。大小不一，一般直径为2.5厘米。表面红棕色或黄棕色，凹凸不平，被有粉尘。

【生境分布】生长于海拔500~1500米的山坡地。分布于非洲索马里、埃塞俄比亚以及印度等地。

【采收加工】每年11月至翌年2月，采集由树皮裂缝处渗出于空气中变成红棕色坚块的油胶树脂，去净树皮及杂质，打碎后炒用。

【性味归经】辛、苦，平。归心、肝、脾经。

【功能主治】散瘀定痛，消肿生肌。用于胸痹心痛，胃脘疼痛，痛经经闭，产后瘀阻，癥瘕腹痛，风湿痹痛，跌打损伤，痈肿疮疡。

【用量用法】内服：3~5克，炮制去油，多入丸散用。一般不入煎剂。

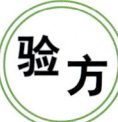

①**高脂血症**：没药胶囊（每粒含没药浸膏0.1克），每次2~3粒，每日3次，全日量相当于原生药2~3克，连用2个月。②**软组织损伤**：没药、乳香、土鳖虫、三七各50克，纯蜂蜜2000克，中药研粉，置蜂蜜于铝锅内煎熬后加入药粉，搅拌均匀离火，放进24厘米×50厘米的纱条，浸透后装入盘内备用，用时先行手法整复术，使其筋脉通顺后，外敷浸药纱条3~5层，绷带包扎，5日换药1次。③**乳痈**：没药、乳香、大黄、蜂房各10克，蜂蜜适量，前4味药混合研为细末后加适量蜂蜜捣如泥状，敷盖于乳房结块处，约超出肿胀范围5厘米左右，敷料覆盖，胶布固定。④**睾丸肿痛**：没药、乳香各9克，当归、玄胡、赤芍、桃仁、川牛膝、穿山甲各10克，甘草3克，水煎分2次服。⑤**血栓性外痔**：没药、乳香各20克，大枣20枚，将上3味药捣碎成膏并完全融合为一体，备用，用时取上药适量做成饼状，敷贴于外痔表面，再外敷纱布，用胶布固定，每日换药1次。⑥**药物性唇周炎**：制没药、枯矾、滑石、赤石脂各6克，冰片1克，将前4味药研成细面后，和冰片研匀，装瓶密封备用，用生理盐水先清洗患部，再用上药粉干扑，敷料外贴，早晚各换药1次。

食疗药膳

使用注意

孕妇及胃弱者慎用。

● **没药鸡子酒**

原料：没药（研末）15克，生鸡蛋3个，白酒500毫升。
制法：先将鸡蛋打破，取白去黄，盛碗内，入没药，将酒煮热，投入碗中与鸡蛋白、没药共搅令匀。
用法：不拘时温服。
功效：舒筋止痛。
适用：坠落车马筋骨疼痛不止。

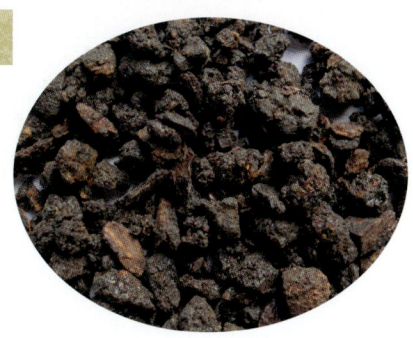

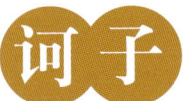

诃子

- **别名** 诃黎、诃梨、诃黎勒、随风子。
- **来源** 本品为使君子科落叶乔木植物诃子 Terminalia chebula Retz.的成熟果实。

【形态特征】 为落叶乔木，新枝绿色，被褐色短柔毛。单叶互生或近对生，革质，椭圆形或卵形，全缘，叶基两边各有1枚腺体。圆锥花序顶生，有数个穗状花序组成；花小，两性，无柄，淡黄色，萼杯状。核果，倒卵形或椭圆形，无毛，干时有5纵棱，呈黑褐色。

【生境分布】 生长于疏林中或阳坡林缘。分布于云南、广东、广西等地。

【采收加工】 秋末冬初果实成熟时采摘，将诃子掏净，晒干。生用或炒用。

【性味归经】 苦、酸、涩，平。归肺、大肠经。

【功能主治】 涩肠止泻，敛肺止咳，降火利咽。用于久泻久痢，便血脱肛，肺虚喘咳，久嗽不止，咽痛音哑。

【用量用法】 内服：3～10克，煎服。

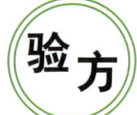

①**大叶性肺炎**：诃子肉、瓜蒌各15克，百部9克，为1日量，水煎分2次服。②**急慢性湿疹**：诃子10克，捣烂，加水1500毫升，小火煎至500毫升，再加米醋500毫升，煮沸即可，取药液浸渍或湿敷患处，每次30分钟，每日3次，每日1剂。
③**失音**：诃子肉12克，桔梗15克，甘草5克，射干10克，前三味各一半炒一半生用，合射干共水煎服。

使用注意

咳嗽、泻痢初起者不宜用。

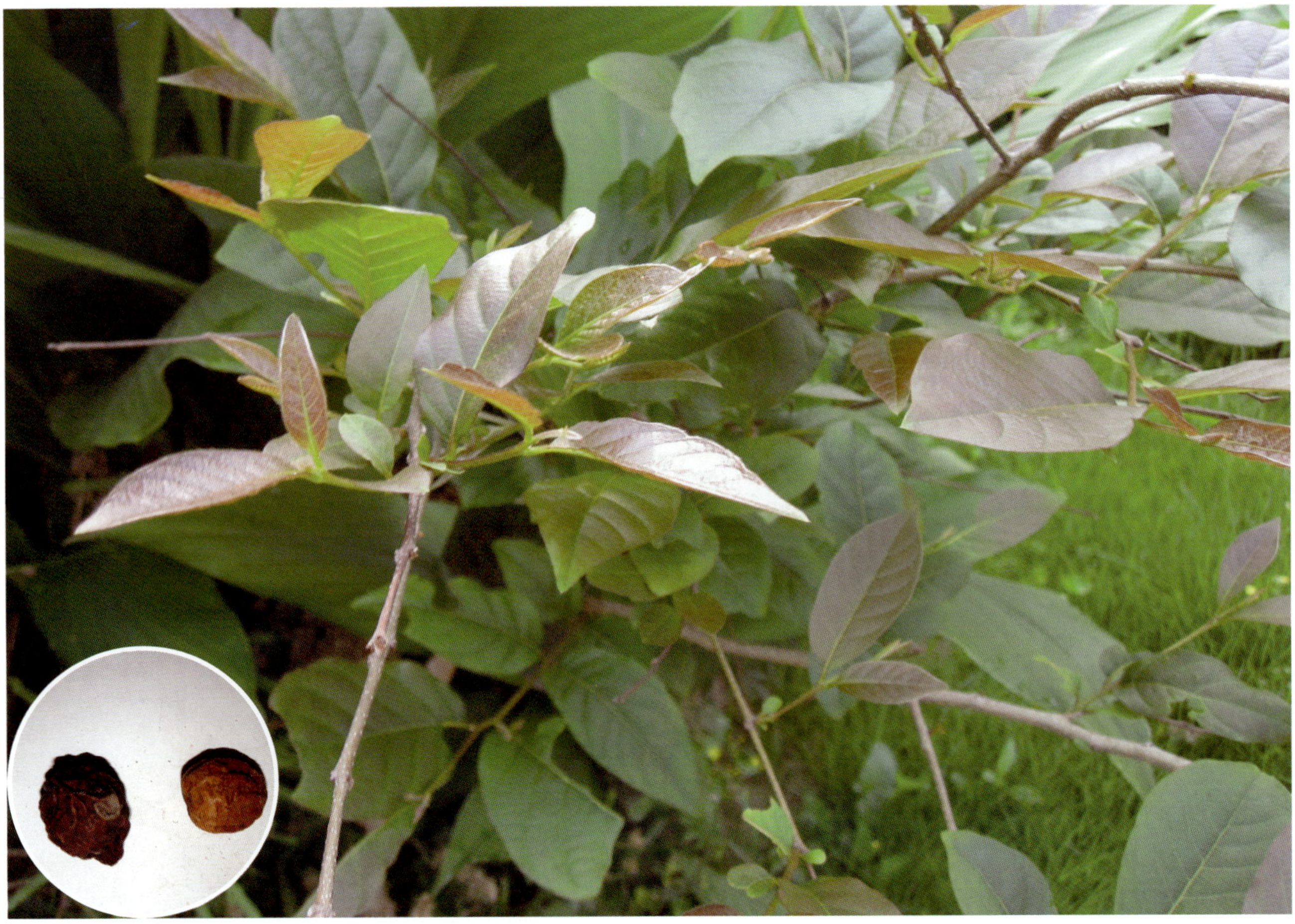

补骨脂

- **别名** 骨脂、故子、故纸、故脂子、破故脂、破故纸、破骨子。
- **来源** 本品为豆科植物补骨脂Psoralea corylifolia L.的干燥成熟果实。

【形态特征】一年生草本，高60～150厘米，全株有白色毛及黑褐色腺点，茎直立。叶互生，多为单叶，仅枝端的叶有时侧生1枚小叶；叶片阔卵形至三角状卵形，先端钝或圆，基部圆或心形，边缘有不整齐的锯齿。花多数，密集成近头状的总状花序，腋生；花冠蝶形，淡紫色或白色。荚果近椭圆形，果皮黑色，与种子黏贴。

【生境分布】生长于山坡、溪边、田边。主要分布于河南、四川两省，陕西、山西、江西、安徽、广东、贵州等地也有分布。

【采收加工】秋季果实成熟时采收，晒干。

【性味归经】辛、苦，温。归肾、脾经。

【功能主治】温肾助阳，纳气平喘，温脾止泻；外用消风祛斑。用于肾阳不足，阳痿遗精，遗尿尿频，腰膝冷痛，肾虚作喘，五更泄泻；外用治白癜风，斑秃。

【用量用法】内服：6～10克，煎服；或入丸、散。外用：适量，20%～30%酊剂搽患处。

验方

①**肾虚遗精：** 补骨脂、青盐各等份，研末，每次6克，每日2次。 ②**五更（黎明）泄泻：** 补骨脂12克，五味子、肉豆蔻各10克，吴茱萸、生姜各5克，大枣5枚，水煎服，每日1剂。 ③**阳痿：** 补骨脂50克，杜仲、核桃仁各30克，共研细末，每次9克，每日2次。 ④**白癜风：** 补骨脂、白鲜皮、刺蒺藜、生地各15克，白芷、菟丝子、赤芍、防风各10克，僵蚕6克，红花6～10克，丹参15～20克，水煎服，每日或隔日1剂。

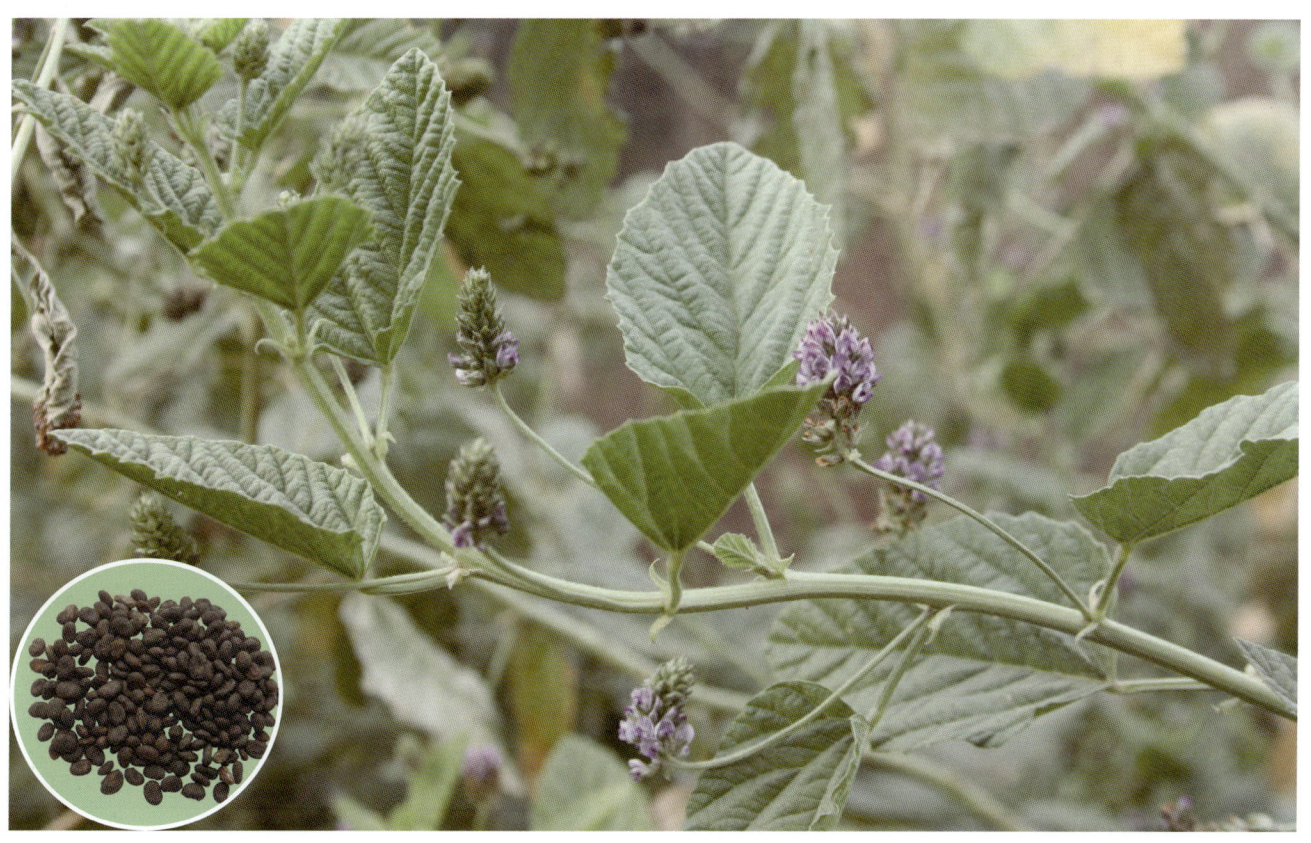

食疗药膳

●补骨脂白果煮猪腰

原料：补骨脂10克，白果20克，猪腰子2个，鸡精、料酒、姜、葱、盐各适量。

制法：将白果去壳，浸泡软，去心；补骨脂洗净，去杂质；猪腰子一切两半，除去白色臊腺，切成腰花；姜切片，葱切段。将白果仁、补骨脂、猪腰子、姜、葱、料酒同放炖锅内，加入清水，置大火烧沸，再用小火煮50分钟，加入盐、鸡精即成。

用法：每日1次，每次吃猪腰1个。

功效：敛肺补肾，纳气平喘。

适用：喘促日久、动则喘甚、气不得续、汗出肢冷、面浮胫肿等。

●菟丝补骨瘦肉汤

原料：补骨脂10克，猪瘦肉60克，菟丝子15克，红枣4个。

制法：补骨脂、菟丝子、红枣（去核）洗净；猪瘦肉洗净、切块。把全部用料放入锅内，加清水适量，大火煮沸后，小火煲1小时，调味供用。

用法：佐餐食用。

功效：补肾延寿，美发养颜。

适用：早衰发白属肾阳虚者，症见未老先衰、须发花白、形态虚弱、头晕耳鸣、腰膝酸软、小便频数，或小便余沥、遗精早泄、皮肤色斑等。

使用注意

本品温燥，伤阴助火，故阴虚火旺、大便秘结者不宜。外用治白癜风，在局部用药后，应照射日光5～10分钟，弱光可照20分钟，紫外线可照2～5分钟，之后洗去药液，以防起泡。可连续使用数月。如发生红斑、水泡，应暂停用药，待恢复后可继续使用。

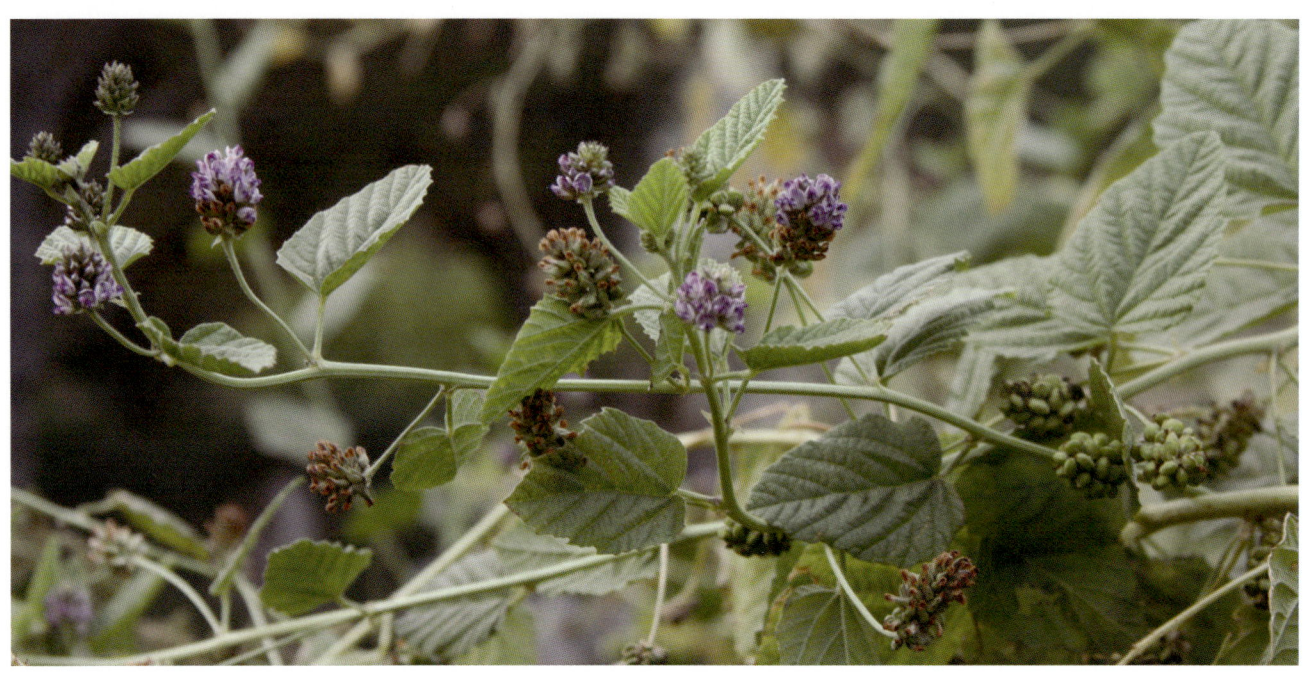

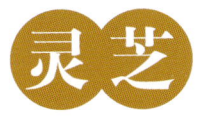

灵芝

- **别名** 赤芝、红芝、木灵芝、菌灵芝、万年蕈、灵芝草。
- **来源** 本品为多孔菌科真菌赤芝 Ganoderma lucidum（Leyss.ex Fr.） Karst. 或紫芝的干燥子实体。

【形态特征】大多为一年生，少数为多年生。菌盖的质地为革质、木质或木栓质，其大小差异甚大。子实体最大的是树舌，直径可达1米以上；最小的灵芝子实体直径只有2~3厘米。菌盖形状有圆形、半圆形、马蹄形、漏斗形数种，表面有或无光泽，有或无辐射状皱纹与环带。菌肉木材色、浅白色或褐色。子实体腹面有菌管，每毫米有菌管4~6个。管孔内着生孢子，孢子卵形、壶形或椭圆形，孢子壁双层。菌丝在斜面培养基上呈贴生，生长后期表面菌丝纤维化，呈浅棕色或灰褐色，坚牢。灵芝属真菌的子实体一年生或多年生，有柄或无柄，木栓质或木质，常具坚硬皮壳。菌盖表面有或无漆样光泽。菌肉1层或具不同颜色的2~3层。菌管一层或多层，管口通常略呈圆形或其他形状。菌柄侧生、偏生、中生、背生、背侧生或平侧生。皮壳构造常呈拟子实层型、毛皮层型或其他类型。假芝属真菌的子实体，一年生，多数有柄，纸质、革质、木栓质或木质。菌盖圆形或其他形状，单生或合生，表面颜色从淡黄色、淡乳黄色至淡黑色，各种色彩大多呈暗色，若干种有光光泽有或无环带，或皱或平滑。菌肉质地均匀、硬或绵软，淡白色至暗褐色，遇氢氧化钾溶液变黑或不变黑，厚度不等。菌管单层，长度不等，管口圆形或多角形，管口直径大者可达2毫米，孢子近球形至球形，偶尔近椭圆形，双层壁，内壁有或无小刺。典型种有假芝。

【生境分布】全国大部分地区有栽培，南方庐山最为出名。

【采收加工】全年采收，除去杂质，剪除附有朽木、泥沙或培养基质的下端菌柄，阴干或在40℃~50℃烘干。

【性味归经】甘，平。归心、肺、肝、肾经。

【功能主治】补气安神，止咳平喘。用于心神不宁，失眠心悸，肺虚咳喘，虚劳短气，不思饮食。

【用量用法】内服：6~12克，煎服。

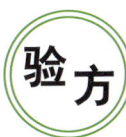

①**神经衰弱，心悸头晕，夜寐不宁：**灵芝1.5~3克，水煎服，每日2次。②**慢性肝炎、肾盂肾炎、支气管哮喘：**灵芝焙干研末，开水冲服。③**过敏性哮喘：**灵芝、紫苏叶各6克，半夏4.5克，厚朴3克，茯苓9克，水煎加冰糖服。④**慢性支气管炎：**灵芝300克，熬煮制成干膏30克，每日3克。

食疗药膳

● 灵芝酒

原料：灵芝150克，白酒2500毫升。
制法：将灵芝放入酒坛，倒入白酒，密封坛口，每日摇晃1次，浸泡15日后即成。
用法：每日2次，每次10~20毫升。
功效：养血安神，益精悦颜。
适用：失眠、神经衰弱、消化不良等。

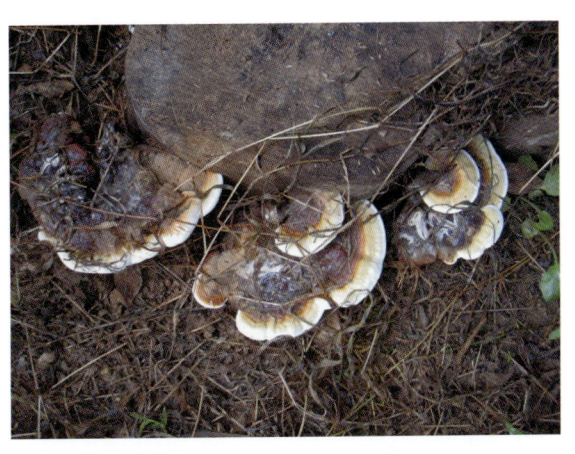

●灵芝米酒

原料：灵芝100克，好米酒1000毫升。
制法：灵芝切块，浸泡于酒内封盖，7日后饮用。
用法：每日早、晚各1次，每次饮服1～2小杯。
功效：助眠，益智。
适用：失眠、健忘等。

●灵芝牛肉干

原料：灵芝150克，牛肉1000克，八角茴香、桂皮、花椒、豆蔻、砂仁、盐、酱油、葱花、姜末、红糖、味精等少量。
制法：选纯正灵芝洗净，晒干或烘干，研成细末待用。将鲜嫩牛肉切成条状，放入灵芝末与上述佐料，加入适量净水煨煮牛肉至九成熟，待汤汁浓稠时，将牛肉捞出，晾干片刻，上炉烤干（最好用烤箱烤），即成灵芝牛肉干。
用法：不拘时随意食用。
功效：强心降压。
适用：阴阳两虚型的高血压病患者，对高血压和有心脏病患者疗效更佳。

●灵芝烤黄鸡

原料：灵芝、葱各20克，黄鸡肉500克，料酒、姜各10克，酱油、白糖各15克，盐、味精各5克。
制法：将灵芝洗净，喷水润透，切片烘干，研成细粉，备用。黄鸡宰杀后，去毛、内脏及爪，洗净，沥干水分，备用；姜切片，葱切段。灵芝粉、料酒、酱油、白糖、盐、味精、姜、葱调匀，抹在黄鸡上，腌渍1小时，沥干水分，置烤箱中烤熟即成。

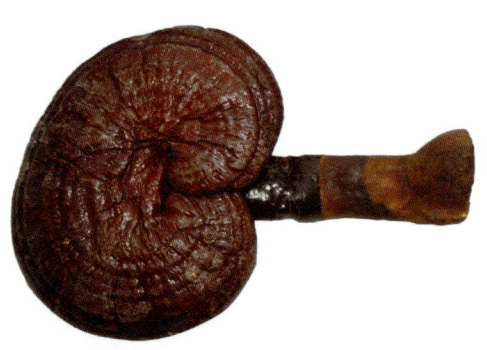

用法：佐餐食用。
功效：益精气，止咳喘，安神。
适用：老年慢性气管炎、支气管哮喘、各种癌症等。

●灵芝炖乌龟

原料：灵芝30克，乌龟1只，红枣10枚，盐、味精、麻油各适量。
制法：灵芝、乌龟削净切块、红枣共放于砂锅中，注入清水600毫升，烧开后，小火炖至渐烂，入盐、味精，淋麻油。
用法：分2次趁热食龟肉和枣，喝汤。
功效：降低胆固醇。
适用：高脂血症。

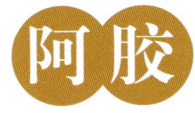

- **别名** 驴皮胶、傅致胶、盆覆胶。
- **来源** 本品为马科动物驴 Equus asinus L. 的皮经煎煮、浓缩而制成的固体胶。

【形态特征】驴为我国的主要役用家畜之一。一般体重约200千克左右。头大，眼圆，耳长。面部平直，头颈高扬，颈部较宽厚，肌肉结实。鬣毛稀少。四肢粗短，蹄质坚硬。尾基部粗而末梢细。体形成横的长方形。毛色有黑色、栗色、灰色三种。毛厚而短。全身背部及四肢外侧、面颊部如同身色，唯颈背部有一条短的深色横纹。咀部有明显的白色咀圈。耳廓背面如同身色，内面色较浅，尖端色较深，几呈黑褐色。腹部及四肢内侧均为白色。

【生境分布】分布于山东的东阿市、浙江。上海、北京、天津、武汉、沈阳、河南禹州等地也产。

【采收加工】将驴皮漂泡，去毛，切成小块，再漂泡洗净，分次水煎，滤过，合并滤液，用小火浓缩（或加适量黄酒，冰糖，豆油），至稠膏状，冷凝切块，阴干。

【性味归经】甘，平。归肺、肝、肾经。

【功能主治】补血滋阴，润燥，止血。用于血虚萎黄，眩晕心悸，肌痿无力，心烦不眠，虚风内动，肺燥咳嗽，劳嗽咯血，吐血尿血，便血崩漏，妊娠胎漏。

【用量用法】内服：3～9克，烊化兑服。

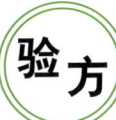

①月经不调：阿胶5克，加蛤粉（炒成珠）适量，共研为末，热酒送服。②多年咳嗽：阿胶（炒）、人参各100克，研细。每次15克，加豉汤一碗、葱白少许，煎服，每日3次。③安胎：阿胶（炙）、当归、人参、川芎、艾叶各6克，大枣4枚，加入酒和水各300毫升，加热煮后五味药至减半，滤去药渣，兑入阿胶溶化，分2次服用。

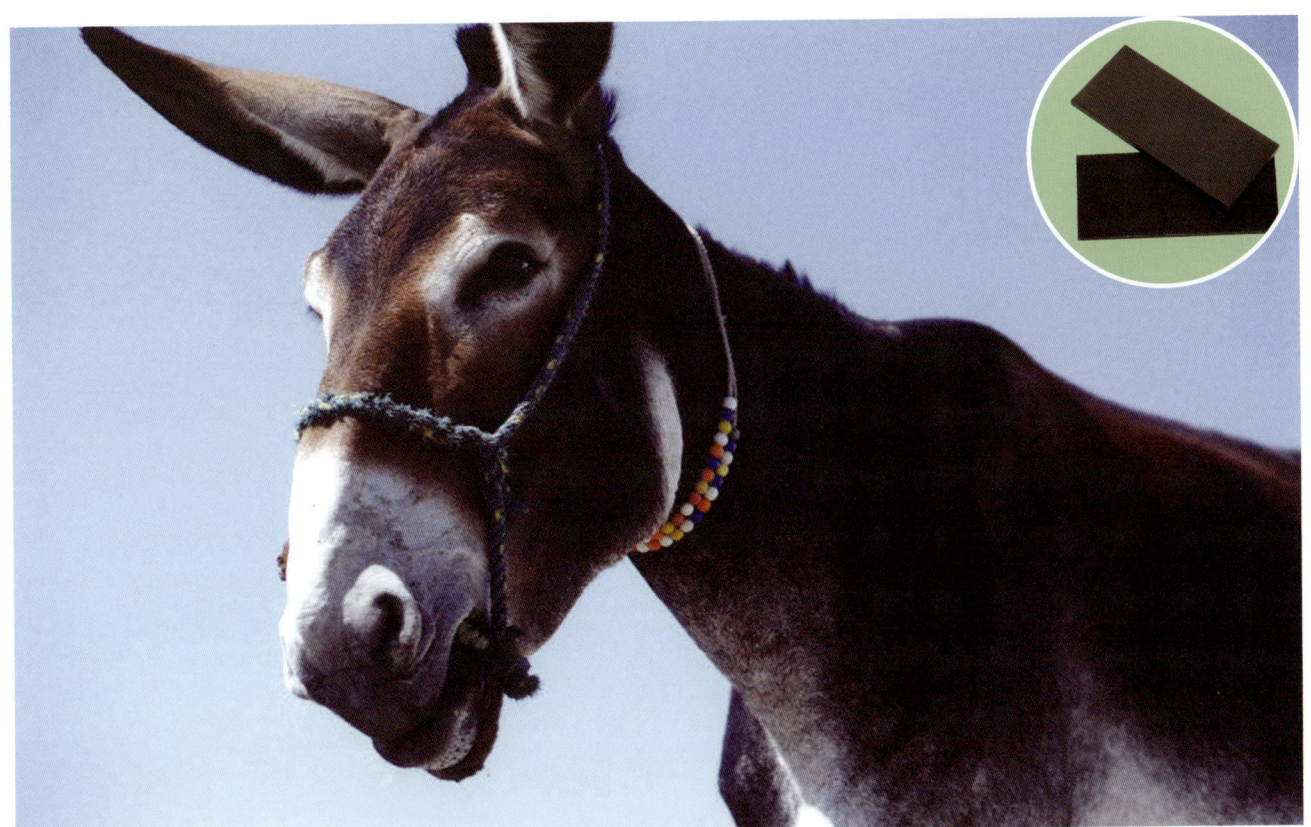

食疗药膳

●阿胶黄酒

原料：阿胶400克，黄酒1500毫升。

制法：用酒在慢火上煮阿胶，令胶化尽，再将酒煮至1000毫升，取下候温。

用法：分作4服，空腹时细细饮服，不拘时候，服尽仍不愈者，再依前法制之。

功效：润肺止咳。

适用：阴虚咳嗽、虚劳咯血、吐血等。

使用注意

脾胃虚弱、食少便溏者不宜。

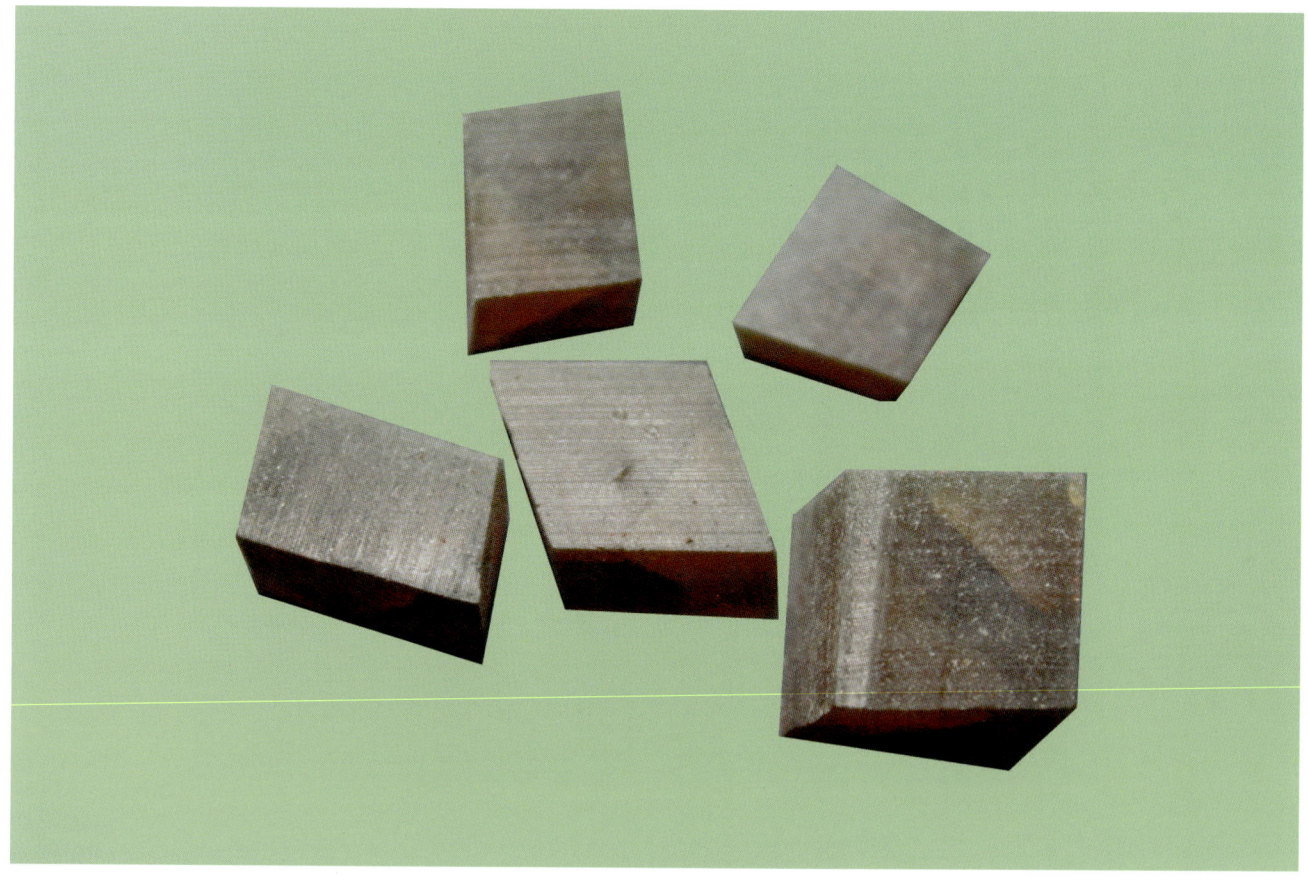

阿魏

- **别名** 阿虞、薰渠、哈昔尼。
- **来源** 本品为伞形科植物新疆阿魏 *Ferula sinkiangensis* K. M. Shen 或阜康阿魏的树脂。

【形态特征】多年生草本，初生时只确有根生叶，至第5年始抽花茎；花茎粗壮，高达2米，具纵纹。叶近于肉质，早落，近基部叶为3～4回羽状复叶，长达50厘米，叶柄基部略膨大；最终裂片长方披针形或椭圆披针形，灰绿色，下面常有毛。花单性或两性，复伞形花序，中央花序有伞梗20～30枝，每枝又有小伞梗多枝；两性花与单性花各成单独花序或两性花序中央着生1个雌花序，两性花黄色。双悬果背扁，卵形、长卵形或近方形，背面有毛，棕色。

【生境分布】生长于多沙地带。产于我国新疆。

【采收加工】春末夏初盛花期至初果期，分次由茎上部往下斜割，收集渗出的乳状树脂，阴干。

【性味归经】苦、辛，温。归脾、胃经。

【功能主治】消积开胃，祛痰除湿，杀虫。本品辛能行滞，苦能燥湿，温可散寒。归脾、胃经，能行脾、胃之食物积滞，温胃散寒，健脾开胃。温燥寒湿以祛痰湿之邪。用于肉食积滞，瘀血癥瘕，腹中痞块，虫积腹痛。

【用量用法】内服：1～1.5克，或入丸、散。外用：适量。

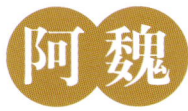

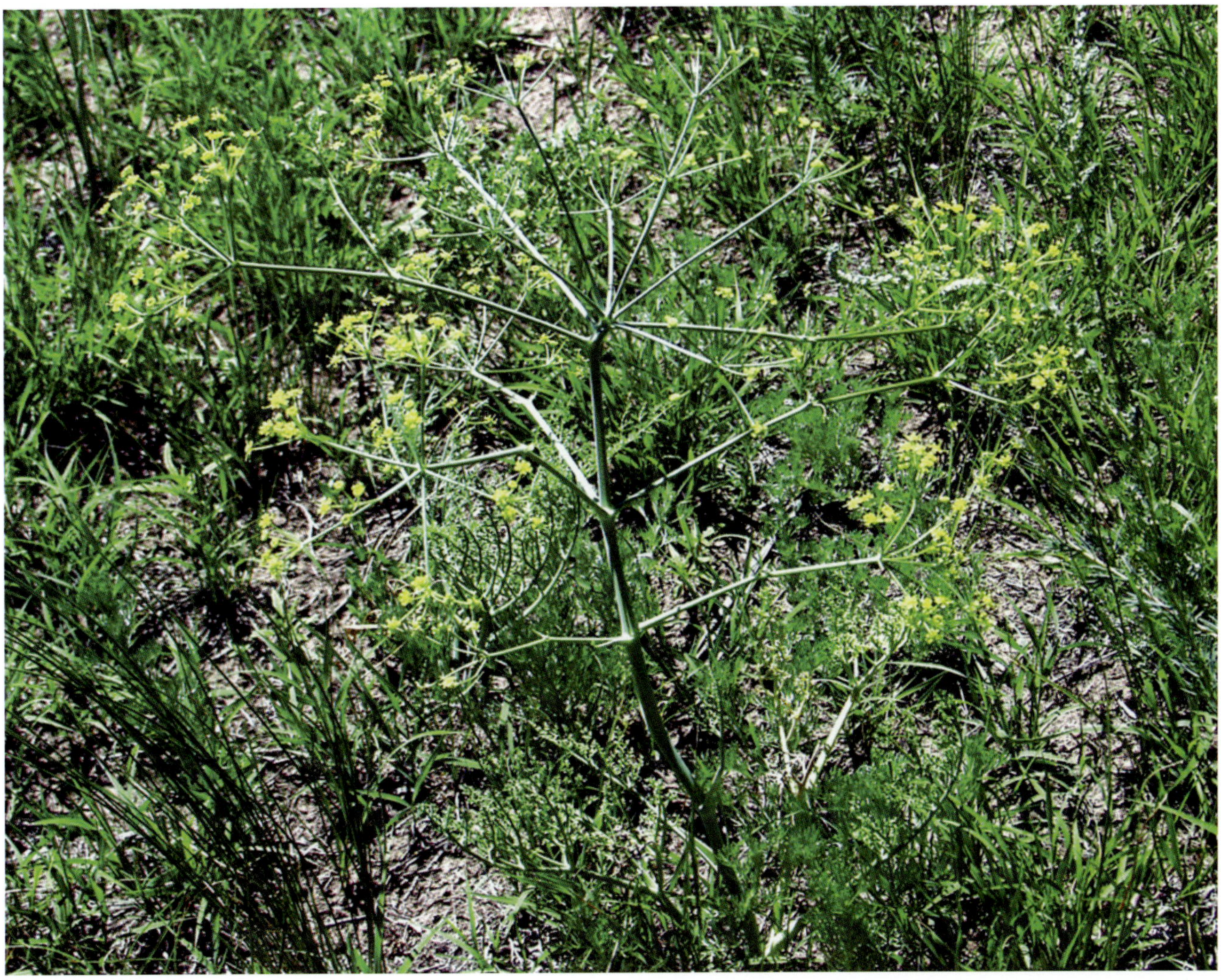

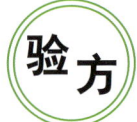 ①**疟疾**：阿魏、干姜各3克，细辛2.5克，肉桂1.5克，白芥子6克，共为细末，用风湿膏两张，将药粉分放在两张膏药上，再用斑蝥2只，去头足壳，压碎、每张膏药放1只，病发前6小时贴"神阙""命门"两穴，贴24小时取下。②**血管瘤**：阿魏、柴胡、甘草各15克，当归尾、赤芍各6克，桔梗3克，水煎服，每日1剂，须连续服15～30剂。③**牙齿虫痛**：阿魏、臭黄各等份，研为细末，加糊做成丸子，如绿豆大，每取1丸，棉裹纳入齿痛一侧的耳中。

食疗药膳

● 雌鸡粥

原料：阿魏适量，黄雌鸡1只，肉苁蓉50克，生薯药50克，大米60克。

制法：先将鸡烂煮，擘去骨取汁，下米及鸡肉、肉苁蓉等，共煮粥。

用法：空腹食用，每日1次。

功效：益下元，壮气海。

适用：五劳七伤。

使用注意

脾胃虚弱及孕妇忌服。

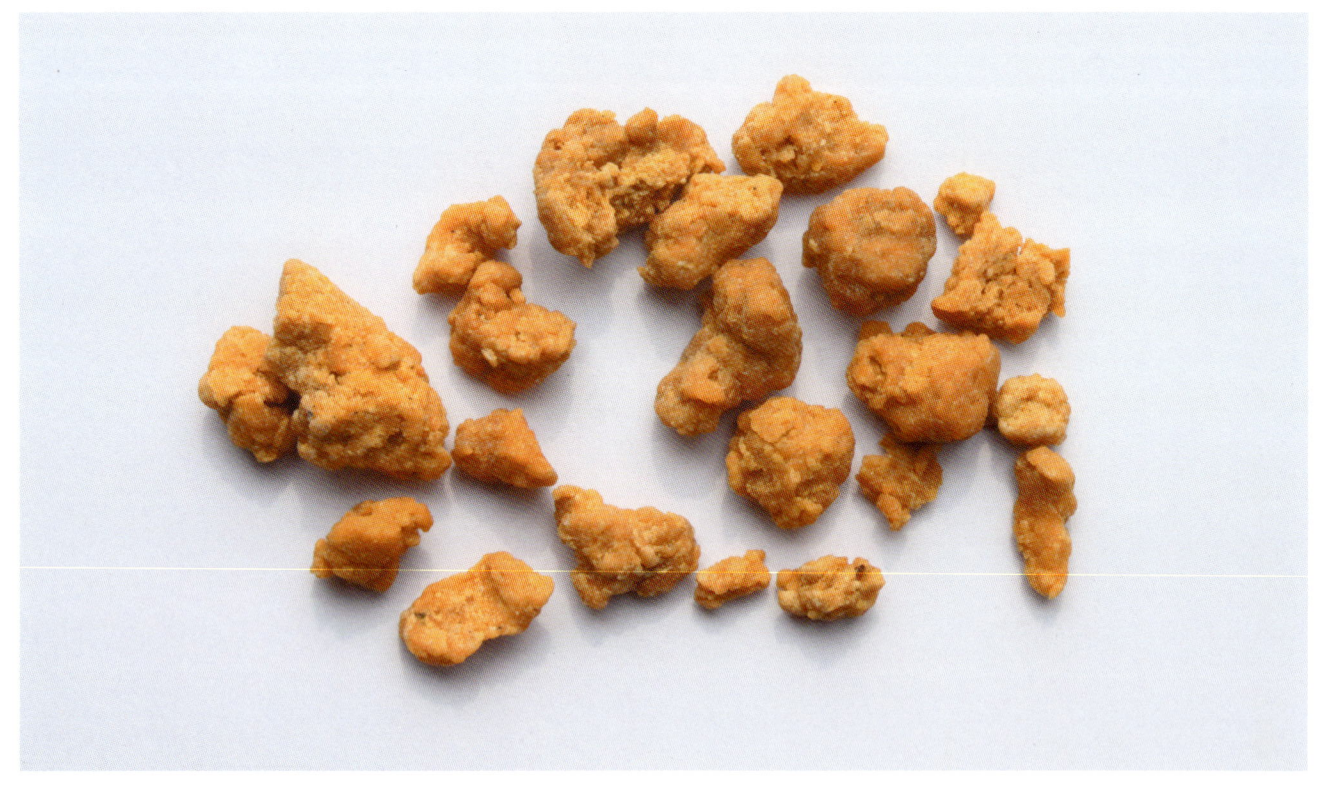

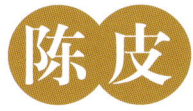

- **别名** 橘皮、贵老、柑皮、红皮、黄橘皮、广橘皮、新会皮、广陈皮。
- **来源** 本品为芸香科植物橘 Citrus reticulata Blanco 及其栽培变种的干燥成熟果皮。药材分为"陈皮"和"广陈皮"。

【形态特征】常绿小乔木，高约3米。小枝柔弱，通常有刺。叶互生，叶柄细长，翅不明显，叶革质，披针形或卵状披针形，长5.5～8厘米，宽2.5～4厘米，先端渐尖，基部楔形，全缘或有钝齿，上面深绿色，下面淡绿色，中脉稍突起。春季开黄白色花，单身或簇生叶腋，芳香。萼片5，花瓣5，雄蕊18～24，花丝常3～5枚合生，子房9～15室，柑果扁圆形或圆形，直径5～7厘米，橙黄色或淡红色，果皮疏松，肉瓣极易分离。种子卵形，白黄色，先端有短嘴状突起。

【生境分布】栽培于丘陵、低山地带、江河湖泊沿岸或平原。分布于广东 福建 四川 重庆 浙江 江西 湖南等地。其中以广东新会、四会、广州近郊产者质佳，以四川、重庆等地产量大。

【采收加工】采摘成熟果实，剥取果皮，晒干或低温干燥。

【性味归经】苦、辛，温。归肺、脾经。

【功能主治】理气健脾，燥湿化痰。用于脘腹胀满，食少吐泻，咳嗽痰多。

【用量用法】内服：3～10克，煎服。

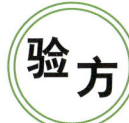

①**霍乱呕吐**：陈皮15克，广藿香10克，因寒者，配干姜、砂仁各5克；因热者，配黄连、滑石、黄芩各5克。水煎服。②**萎缩性胃炎**：陈皮30克，炒小茴香12克，干姜3克，早、晚水煎服，每日2剂。③**风寒感冒**：陈皮15～20克，生姜数片，葱头适量，煎水，加少许白糖，早上空腹服用。④**急性乳腺炎肝郁证**：陈皮、青皮、麦芽各12克，蒲公英60克，乳香、没药9克，水煎服。

使用注意

气虚体燥、阴虚燥咳、吐血及内有实热者慎服。

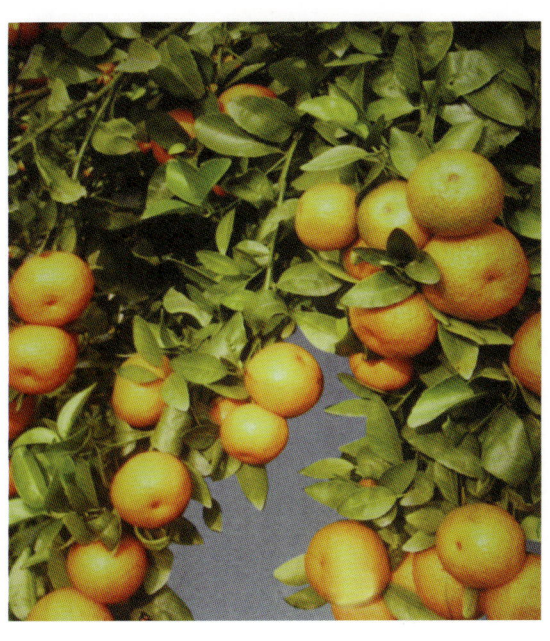
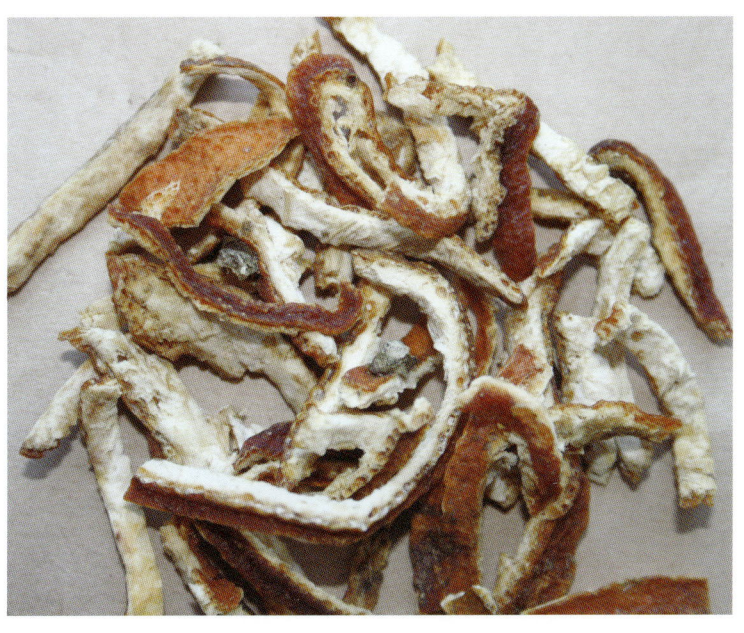

附子

- **别名** 侧子、刁附、虎掌、漏篮子、黑附子、明附片、川附子、熟白附子。
- **来源** 本品为毛茛科植物乌头 *Aconitum carmichaelii* Debx. 的子根的加工品。

【形态特征】本植物为多年生草本，高60～150厘米。主根纺锤形至倒卵形，中央的为母根，周围数个子根（附子）。叶片五角形，3全裂，中央裂片菱形，两侧裂片再2深裂。总状圆锥花序狭长，密生反曲的微柔毛；萼片5，蓝紫色（花瓣状），上裂片高盔形，侧萼片近圆形；花瓣退化，其中两枚变成蜜叶，紧贴盔片下有长爪，距部扭曲；雄蕊多数分离，心皮3～5，通常有微柔毛。种子有膜质翅。根呈瘦长圆锥形，中部多向一侧膨大，顶端有残存的茎基，长2～7.5厘米，直径1.5～4厘米。外表棕褐色，皱缩不平，有瘤状侧根及除去子根后的痕迹。

【生境分布】生长于山地草坡或灌木丛中。分布于四川，湖北、湖南等省也有栽培。

【采收加工】6月下旬至8月上旬采挖，除去母根、须根及泥沙，习称"泥附子"，加工成下列品种：选择个大、均匀的泥附子，洗净，浸入食用胆巴的水溶液中，过夜，再加食盐，继续浸泡，每日取出晒晾，并逐渐延长晒晾时间，直到附子表面出现大量结晶盐粒（盐霜）、体质变硬为止，习称"盐附子"。取泥附子，按大小分别洗净，浸入食用胆巴的水溶液中数日，连同浸液煮至透心，捞出，水漂，纵切成约0.5厘米的厚片，再加水浸漂，用调色液使附片染成浓茶色，取出，蒸到出现油面、光泽后，烘至半干，再晒干或继续烘干，习称"黑附片"。选择大小均匀的泥附子，洗净，浸入食用胆巴的水溶液中数日，连同浸液煮至透心，捞出，剥去外皮，纵切成约0.3厘米的薄片，用水浸漂，取出，蒸透，晒至半干，以硫黄熏后晒干，习称"白附片"。

【性味归经】辛、甘，大热；有毒。归心、肾、脾经。

【功能主治】回阳救逆，补火助阳，散寒止痛。用于亡阳虚脱，肢冷脉微，心阳不足，胸痹心痛，虚寒吐泻，脘腹冷痛，肾阳虚衰，阳痿宫冷，阴寒水肿，阳虚外感，寒湿痹痛。

【用量用法】内服：3～15克，煎服，宜先煎0.5～1小时，至口尝无麻辣感为度。

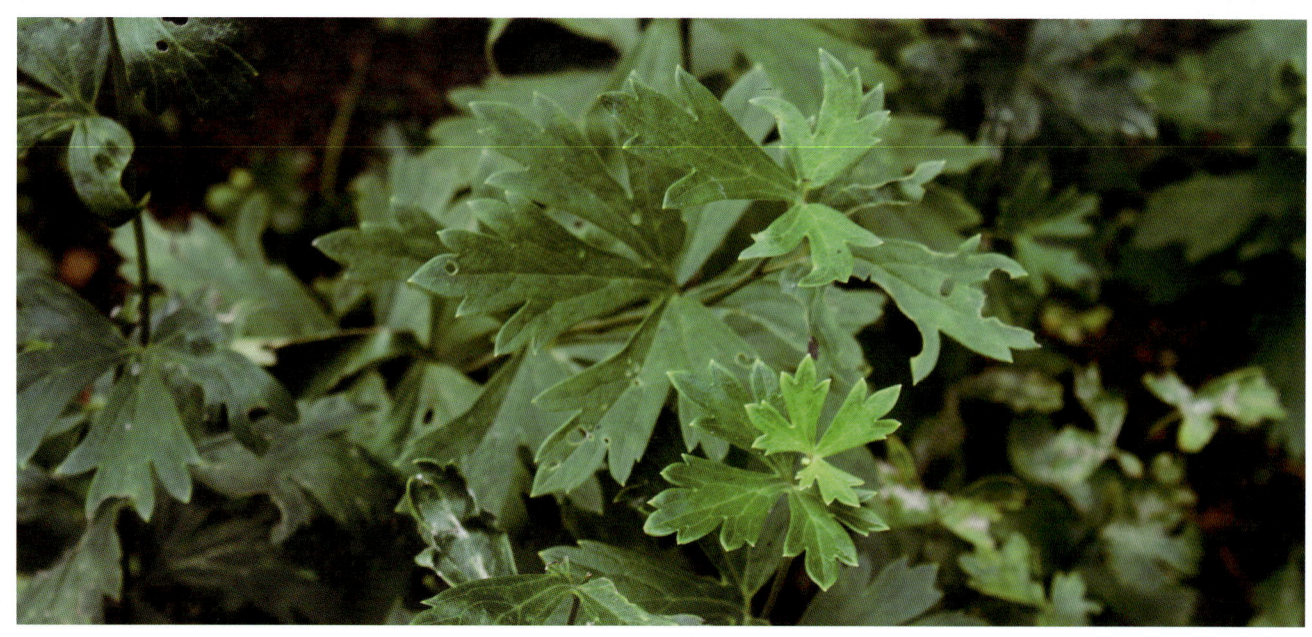

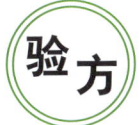

验方

①**血栓闭塞性脉管炎**：附子、大黄、丹参、细辛、赤芍、黄芪、肉桂、甘草、当归、海马、桃仁、银花各适量，水煎服，并外敷荜茇膏。②**风湿性关节炎、肌肉风湿病**：附子、甘草、白术、桂枝配伍，如《伤寒论》甘草附子汤。③**小儿长期腹泻**：熟附子、伏龙肝、赤石脂、丁香、肉蔻、莲肉、黄芩等同用。④**胃下垂**：淡附片9～30克（先煎30分钟），炒白术9～15克，焦艾叶12～30克，水煎服，每日1剂，连服50日。

食疗药膳

● **附子生姜炖狗肉**

原料：熟附子10克，生姜100克，狗肉500克。

制法：先将狗肉洗净，切块；生姜切片，备用。先用砂锅加水煨炖狗肉，煮沸后加入生姜片，熟附子，加盐、生油、料酒、五香八角、葱段等，共炖2小时左右，至狗肉熟烂即成。

用法：佐餐当菜食用。

功效：温阳散寒，温化寒痰。

适用：阳虚型老年慢性支气管炎，对兼见寒痰伏肺的老年慢性支气管炎病人尤为适宜。

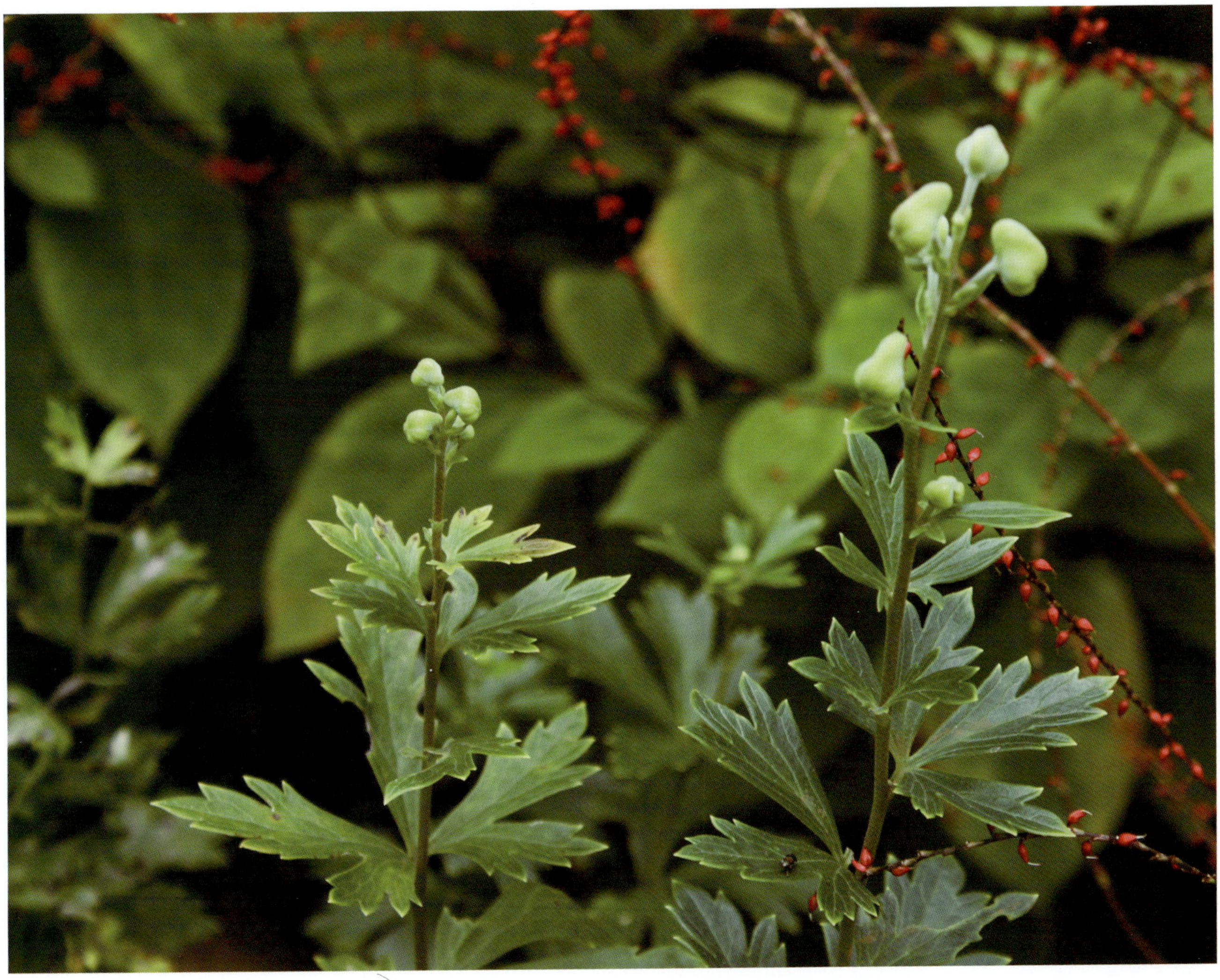

●附子粥

原料：炮附子、炮姜各10克，粳米100克。

制法：先将附子、炮姜捣细，过箩为末与粳米同煮为粥。

用法：可供冬季早餐食用。阴虚火旺者忌食。

功效：温中，散寒，止痛。

适用：脾肾阳虚、畏寒肢冷、腹中冷痛尿频、阳痿及大便溏泄等。

●附子酒

原料：生附子片30克，白酒250毫升。

制法：先将附片捣粗末，入白酒中浸泡，春冬5日，夏秋3日。

用法：每日2次，每次10～15毫升。

功效：壮阳，散寒，通络。

适用：偏风、半身不遂及大风冷、痰癖胀满等。

●附子粟米粥

原料：炮附子12克，粟米30克，北枣10克。

制法：先将附子研为细末，与粟米、北枣共煮成稀粥。

用法：空腹温服，每日1次，连服几日。

功效：温阳散寒，补虚。

适用：翻胃呕逆、手足易冷、畏寒等。

使用注意

本品辛热燥烈，凡阴虚阳亢及孕妇忌用。反半夏、瓜蒌、贝母、白蔹、白及。因有毒，内服须经炮制。若内服过量，或煮煎方法不当，可引起中毒。

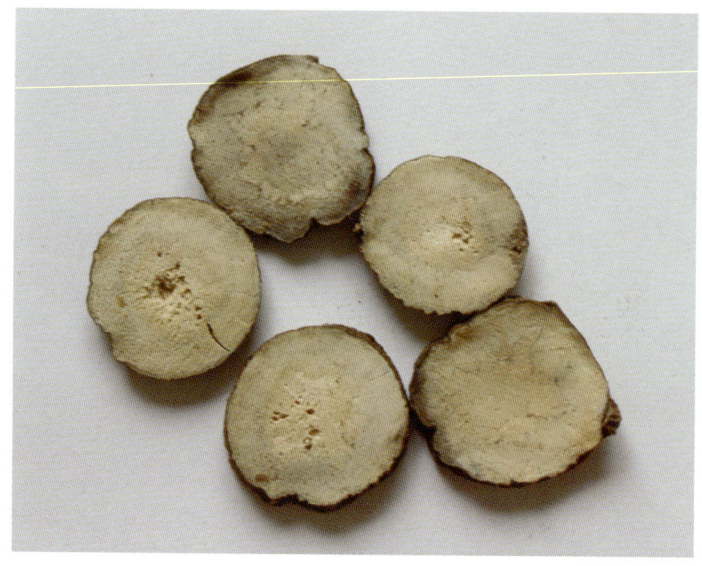
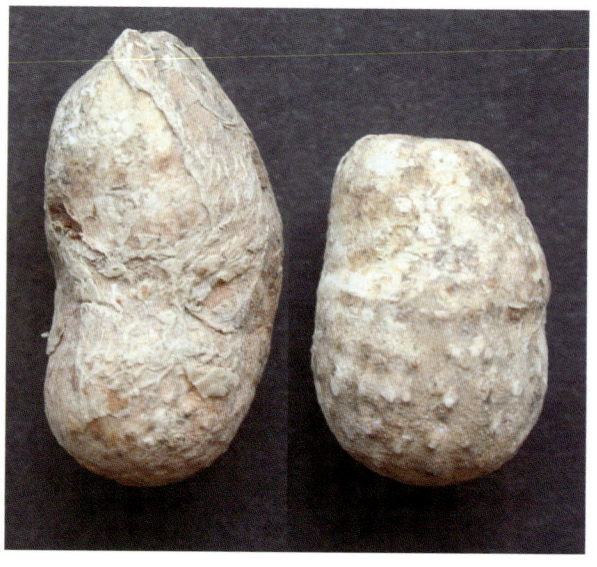

忍冬藤

- **别名** 忍冬、银花藤、金银藤、金钗股、金银花藤。
- **来源** 本品为忍冬科植物忍冬 Lonicera japonica Thunb. 的干燥茎枝。

【形态特征】多年生半常绿缠绕木质藤本，长达9米。茎中空，多分枝，幼枝密被短柔毛和腺毛。叶对生；叶柄长4～10厘米，密被短柔毛；叶纸质，叶片卵形、长圆卵形或卵状披针形，长2.5～8厘米，宽1～5.5厘米，先端短尖、渐尖或钝圆，基部圆形或近心形，全缘，两面和边缘均被短柔毛。花成对腋生，花梗密被短柔毛和腺毛；总花梗通常单生长于小枝上部叶腋，与对柄等长或稍短，生长于下部者长2～4厘米，密被短柔毛和腺毛；苞片2枚，叶状，广卵形或椭圆形，长约3.5毫米，被毛或近无毛；小苞片长约1毫米，被短毛及腺毛；花萼短小，萼筒长约2毫米，无毛，5齿裂，裂片卵状三角形或长三角形，先端尖，外面和边缘密被毛；花冠唇形，长3～5厘米，上唇4浅裂，花冠筒细长，外面被短毛和腺毛，上唇4裂片先端钝形，下唇带状而反曲，花初开时为白色，2～3日后变金黄色；雄蕊5，着生长于花冠内面筒口附近，伸出花冠外；雌蕊1，子房下位，花柱细长，伸出。浆果球形，直径6～7毫米，成熟时蓝黑色，有光泽。花期4～7月，果期6～11月。

【生境分布】生长于山野中，亦有栽培。分布辽宁、河北、河南、山东、安徽、江苏、浙江、福建、广东、广西、江西、湖南、湖北、四川、贵州、云南、陕西、甘肃等地。

【采收加工】秋、冬二季采割，晒干。

【性味归经】甘，寒。归肺、胃经。

【功能主治】清热解毒，疏风通络。用于温病发热，热毒血痢，痈肿疮疡，风湿热痹，关节红肿热痛。

【用量用法】内服：9～30克，煎服。

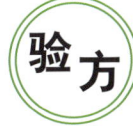

验方

① **风湿性关节炎**：忍冬藤30克，白薇、豨莶草各12克，鸡血藤、老鹳草各15克，水煎服。

② **传染性肝炎**：忍冬藤60克，加水1000毫升，煎至400毫升，早晚分服，15日为1个疗程，疗程间隔1～3日。

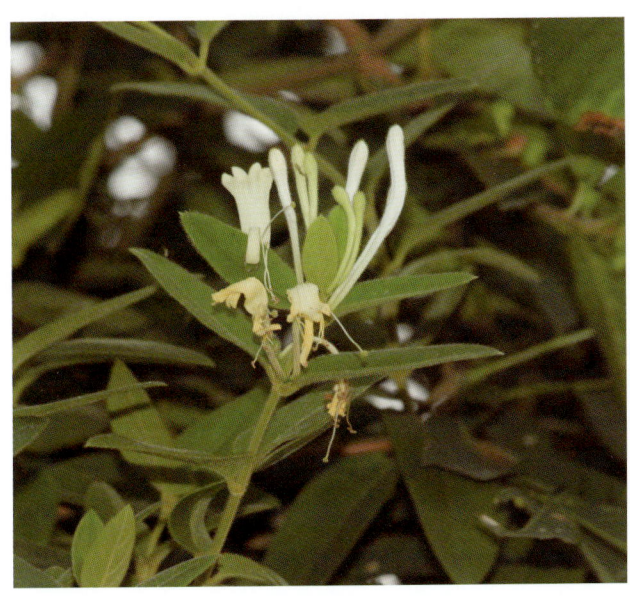
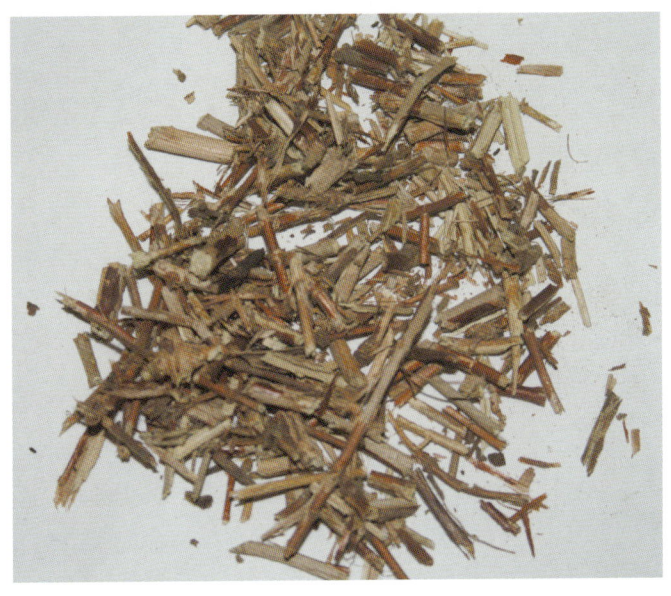

鸡内金

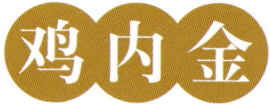

- **别名** 鸡肫、鸡胗、鸡肫皮、鸡黄皮。
- **来源** 本品为雉科动物鸡 *Gallus gallus domesticus* Brisson 的干燥砂囊的角质内壁。

【形态特征】 嘴短而坚，略呈圆锥状，上嘴稍弯曲。鼻孔裂状，被鸡内金有鳞状瓣。眼有瞬膜。头上有肉冠，喉部两侧有肉垂，通常呈褐红色；肉冠以雄者为高大，雌者低小；肉垂也以雄者为大。翼短；羽色雌、雄不同，雄者羽色较美，有长而鲜丽的尾羽；雌者尾羽甚短。足健壮，跗、跖及趾均被有鳞板；趾4，前3趾，后1趾，后趾短小，位略高，雄者跗跖部后方有距。

【生境分布】 各地均产。

【采收加工】 将鸡杀死后，立即剥下鸡肫内壁，洗净，干燥。

【性味归经】 甘，平。归脾、胃、小肠、膀胱经。

【功能主治】 健脾消食，固精止遗，通淋化石。用于食积不消，呕吐泻痢，小儿疳积，遗尿，遗精，石淋涩痛，胆胀胁痛。

【用量用法】 内服：3~10克，水煎服。研末1.5~3克，研末冲服比煎剂效果好。

验方 ①疳积：鸡内金30克，烘干研细末，每次3克，温开水送服，每日2次，连服5~7日。②夜梦遗精：鸡内金50克，焙干研为细末，每日早、晚空腹各3克，用白酒或黄酒送下。③扁平疣：鸡内金100克，浸泡于装有300毫升米醋的广口瓶内，浸泡30小时。用消毒棉球蘸药液搽擦患处，每日3次，10日为1个疗程。

使用注意

脾虚无积滞者慎用。

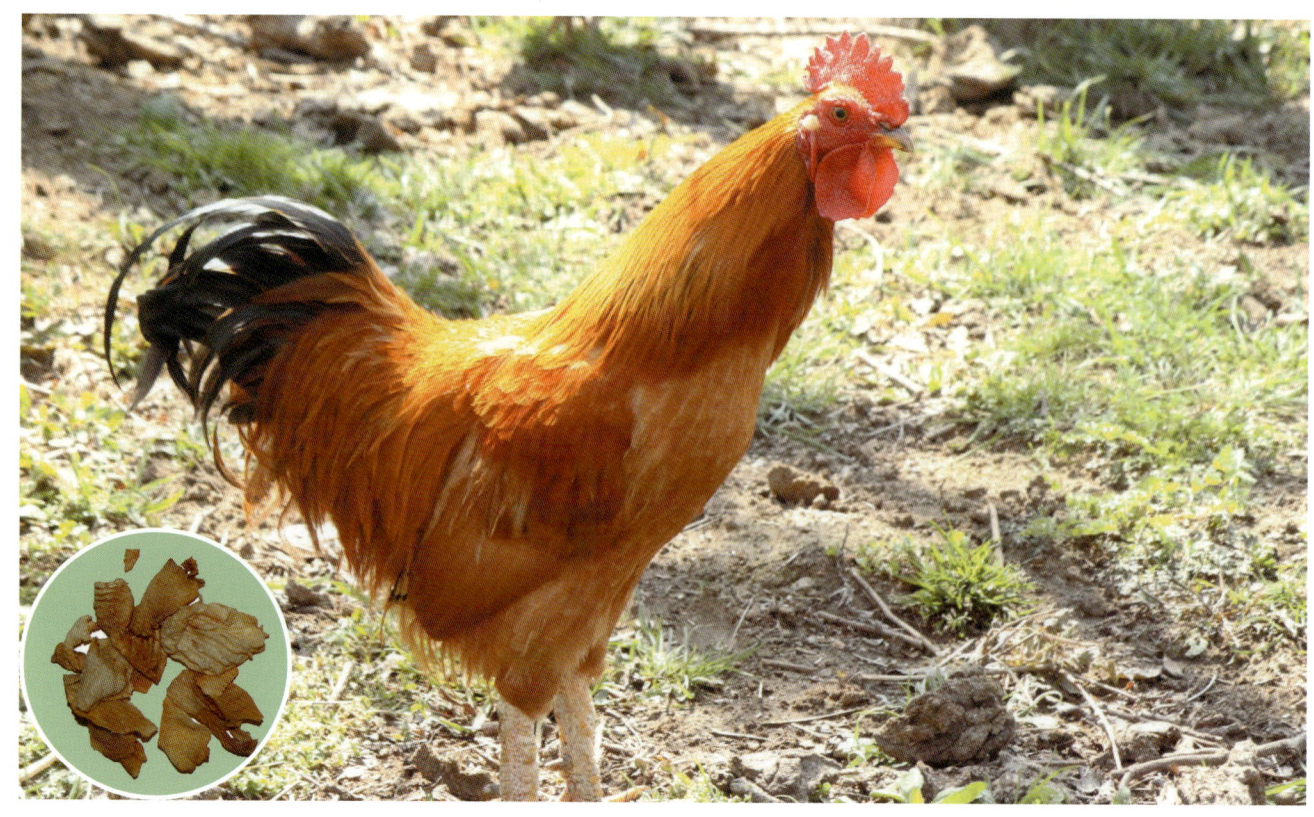